## 疼痛病学诊疗手册

# 手术与创伤后疼痛病分册

总主编　刘延青
主　编　金　毅　李伟彦
副主编　马　柯　吕　岩　冯智英　申　文

人民卫生出版社

图书在版编目（CIP）数据

疼痛病学诊疗手册．手术与创伤后疼痛病分册/金毅,李伟彦
主编.—北京:人民卫生出版社,2017
ISBN 978-7-117-24694-1

Ⅰ.①疼… Ⅱ.①金…②李… Ⅲ.①疼痛-诊疗-手册②创
伤-疼痛-诊疗-手册 Ⅳ.①R441.1-62②R640.5-62

中国版本图书馆 CIP 数据核字（2017）第 142548 号

| 人卫智网 | www.ipmph.com | 医学教育、学术、考试、健康,购书智慧智能综合服务平台 |
| 人卫官网 | www.pmph.com | 人卫官方资讯发布平台 |

疼痛病学诊疗手册
手术与创伤后疼痛病分册

主　　编：金　毅　李伟彦
出版发行：人民卫生出版社（中继线 010-59780011）
地　　址：北京市朝阳区潘家园南里 19 号
邮　　编：100021
E - mail：pmph @ pmph.com
购书热线：010-59787592　010-59787584　010-65264830
印　　刷：北京盛通印刷股份有限公司
经　　销：新华书店
开　　本：850×1168　1/32　印张：16
字　　数：323 千字
版　　次：2017 年 7 月第 1 版　2017 年 7 月第 1 版第 1 次印刷
标准书号：ISBN 978-7-117-24694-1/R·24695
定　　价：59.00 元

# 编　委

许　华　第二军医大学长海医院

文平山　第二军医大学长海医院

吕　岩　第四军医大学西京医院

袁宏杰　第四军医大学西京医院

程志祥　南京医科大学第二附属医院

倪红艳　南京医科大学第二附属医院

刘文涛　南京医科大学基础学院

杨颜菁　南京医科大学基础学院

金　毅　南京总医院

李伟彦　南京总医院

贾宏彬　南京总医院

刘红军　南京总医院

纪木火　南京总医院

童建华　南京总医院

程祝强　南京总医院

徐霜霜　南通市第一人民医院

孙　涛　山东省立医院

刘志华　山东省立医院

杜冬萍　上海交通大学附属第六人民医院

浦少锋　上海交通大学附属第六人民医院

马　柯　上海交通大学附属新华医院

骆艳丽　上海同济大学附属同济医院

# 序

2007年7月16日，卫生部以卫医发【2007】227号文件发布通知：在中国二级以上医疗机构里，增加一级诊疗科目"疼痛科"，代码："27"，诊疗范围为慢性疼痛的诊断治疗。至此结束了"慢性疼痛科科治，科科难诊治"的尴尬历史，同时也开创了我国诊治慢性疼痛病的一级诊疗科目"疼痛科"，使其名正言顺的跻身于一级临床科室之列，开启了卫生部领导赋予的"为民除痛，造福社会"嘱托的新纪元。

目前，从事疼痛病诊疗工作的医生，由于历史原因，其中之多数出身于多学科多领域，虽早已获得从医资质，但多来自不同专业，大多数未经过疼痛科专业培训。所以要真正培养成为疼痛专科医师，我国亟需建立新型二级学科——疼痛病学。因为在新形势下，面对占人群35%的慢性疼痛病患者的诊治之需，同时要担当如此之大的社会责任，适时的跟进、积极的创新，不断的学习疼痛病学新理论，新知识，掌握新技术，规范行医等实属必要。也唯如此，才能对充满变数的疼痛病症能得心应手的去为患除痛，完成时代赋予我们的历史使命。由此可见，建立疼痛病学是现代医学发展之必然要求，也是培养疼痛专科医师，以诊疗疼痛病患者之必需的学科。尽管在疼痛科建科后，出版了一些有关疼痛病诊疗的专著，适时地指导了临床疼痛工作，也收到了明显的经济和社会效益。但随着疼痛科的不断壮大发展、疼痛科医生队伍的不断扩充、疼痛病诊疗理念的不断更新、疼痛病诊疗技术的不断改进，疼痛病学应用而生。本书正是在这样的背景下，组织了疼痛科一线工作的专家、教授们，着力编写我国第一部疼痛病学诊疗手册，一方面为广大疼痛科医师提供日常工作的案头工具书，另一方面也为我国临床医学增添新的二级学科—疼痛病学奠定理论基础。本书的参编作者多数是国内大型医院疼痛科的一线专家，他们在疼痛科领域都有较深的造诣，分别撰写了各自颇有专长的章节，汇成此丛书，透过字里行间，不难看到他们对疼痛病学事业的不倦追求。

医学是经典的科学，但从来不排斥创新。医学实践的目的之一就是要以最小的代价获得最大的疗效。很多医学上的困惑都是源于实践中需要解决的难题，使有志之士产生解决这些难题的冲动。这种冲动是一种无形的动力，鞭策医生在医学实践中不断探索。多年来一群年轻的疼痛科医生，虽然面临着种种困惑，但却始终保持着一种热情和冲动去解决这些困惑，他们在疼痛病学领域中不停地探索、创新，应该说本丛书涉猎的内容正是这种努力创新的缩影。

编著本书目的是为从事疼痛科工作的医师们和那些关注疼痛病学相关学科的同道们及拟步入疼痛科工作的有志青年们，提供一本内容翔实、简明扼要的手册型读本。以此作为疼痛科医师的案头工具书，更好地服务于广大疼痛病患者。本书力求化繁为简、注重科学实用，参考文献多是近年新作，插图大多是在日常工作中的实例，希望把内容新颖、图文并茂的最新力作奉献给广大读者。在本书即将出版之际，特此致谢为完成本书编写辛勤耕耘，不辞辛苦的广大编著者。同时大力致谢人民卫生出版社给予我们的悉心指导和鼎力支持。

我热切希望本书的出版能加强同行间的学术交流，推动我国疼痛病学的健康发展，最终实现建立我国临床医学二级学科—疼痛病学专业的目标。谨以此序祈盼本书早日与读者见面，愿为我国疼痛病学专业的建设和发展而努力奋斗！

**刘延青**
首都医科大学附属北京天坛医院
2015 年 9 月 30 日国庆前夕

# 编委会名单

# 前　言

　　不仅在中国，世界上很多国家，近年来在慢性疼痛疾病的基础研究、临床诊断和治疗的不同领域均获得了较为迅猛的发展。作为困扰公共健康的慢性顽疾之一，慢性疼痛病是如此常见，人民有权利获得足够的疼痛治疗，卫生系统亦有义务提供针对性的疼痛病相关治疗，才能更好地为患者提供优质的公共卫生服务。世界卫生组织（World Health Organization，WHO）和国际疼痛研究会（International Association for the Study Pain，IASP）充分考虑了现有的国际疾病分类（international classification of diseases，ICD）中关于慢性疼痛病有关的规范法则尚不够完整充分，不仅阻碍了疼痛病学的发展，也阻碍与慢性疼痛病治疗相关的卫生医疗费用的支付。基于此，即将出台的第 11 版国际疾病分类（ICD11）制定了一套新的实用的慢性疼痛病分类法，将慢性疼痛病分为慢性原发性疼痛（chronic primary pain，CPP）、慢性癌性疼痛（chronic cancer pain，CCP）、手术与创伤后慢性疼痛（chronic postsurgical and posttraumatic pain）、慢性神经病理性疼痛（chronic neuropathic pai，CNP）、慢性头痛和颌面部疼痛

（chronic headache and orofacial pain）、慢性内脏痛（chronic visceral pain，CVP）、慢性骨骼肌痛（chronic musculoskeletal pain，CMP）七大类。每一类疼痛疾病都具有自己特有的病理生理机制和临床特征，因而均为一个独立性的疾病。这其中，手术后和创伤后慢性疼痛被定义为手术后或者组织创伤后（涉及任何创伤，包括烧伤）出现的，且在手术后或者组织创伤后持续3个月以上的疼痛。这类疼痛发生在日常医疗卫生行为和日常生活中，发生率高，但往往不被知晓，疼痛程度严重而常常被忽略。尤其有些慢性手术后疼痛和创伤后持续性疼痛会迁延不愈，最终形成了复杂的外周敏化和中枢敏化，发展成为慢性神经病理性疼痛，给患者带来精神和肉体的双重痛苦，也给其家庭及社会医疗体系带来了沉重的经济负担和治疗压力。因此，有必要对此类疼痛疾病进行深入地了解，无论是流行病学特点、病理生理机制，还是治疗原则和进展，均需要清晰有条理地、尽可能详尽地撰写一本专业书籍，能供临床上各个学科的医师参考，也只有如此，在治疗此类疼痛疾病的时候才能有章可循，有法可依。

为此我们组织了全国各省市从事疼痛诊疗工作的中青年专家，撰写了《疼痛病学诊疗手册——手术与创伤后疼痛病分册》，将国内外有关手术与创伤后疼痛病诊疗的新知识与进展同各位撰写者本人的临床实践积累相结合，重点讨论了手术后疼痛和各种创伤后疼痛疾病的发病、诊断和治疗，力图使之成为一本关于手术与创伤后疼痛诊治的专业参考书。相信本卷书的出版，会对有志于从事疼痛诊疗事业的不同科室的医生均有一定的帮助。

金　毅　李伟彦　马　柯

2017 年 6 月 20 日

# 目 录

# 第一章

# 总　　论

## 第一节　疼痛的分类

### 一、疼痛的概念

　　疼痛是人类最原始、最普遍存在的一种痛苦，它始终伴随着人类的进步和医学的发展。随着医学的不断进展，IASP 将疼痛定义为：疼痛是与组织损伤或潜在的组织损伤相关联的一种不愉快的主观感觉和情感体验。疼痛的同时可伴有代谢、内分泌、呼吸、循环功能和心理学等多系统的改变。它包括伤害性刺激作用于机体所引起的痛感觉，以及机体对伤害性刺激的痛反应，包括躯体运动性反应和（或）内脏植物性反应，常伴随有强烈的情绪色彩。

　　疼痛是一种感觉，一种思想，很难客观地去界定和测量。急性疼痛通常象征着危险的信号，促使人们紧急行动，避险去害；但慢性疼痛往往是一类疾病，若得不到及时有效的治疗，会导致机体功能失调和免疫力低下而诱发各种并发症，成为难治性的疼痛病。慢性疼痛不仅使患者丧失工作能力，导致经济收入下降或者失去工作，而且使其人格独立性受到威胁，患者会感到对生活失去兴趣和意义，严重者导致家庭破裂、自杀甚至危及社会。因此，1999 年维也纳召开的"第九届世界疼痛大会"首次提出"疼痛不仅仅是一种症状，也是一种疾病"，"免除疼痛是全人类的权利"。鉴于疼痛在临床诊断和治疗中的重要性，疼痛已被现代医学列为体温、脉搏、呼吸、血压之后的第五大生命体征。

## 二、疼痛的分类

疼痛有很多分类方法，如急性疼痛和慢性疼痛；良性疼痛和恶性疼痛；轻度疼痛或者中度、重度疼痛；按照疼痛的原因，可以分为先天性疼痛、获得性疼痛，后者包括感染性、内分泌代谢性、过敏性（自主免疫性）、创伤性、胶原血管性、退行性、医源性、肿瘤性、神经性和精神性等。以下介绍几种临床疼痛病诊断和治疗中常用的分类法。

### （一）急性疼痛和慢性疼痛

根据疼痛的持续时间分为急性疼痛（acute pain，AP）和慢性疼痛（chronic pain，CP）。常见的急性疼痛有手术后疼痛、分娩痛、创伤性疼痛等。传统上，急性疼痛和慢性疼痛的区别在于：急性疼痛往往发作于若干时间间隔在内的单个连续时间段，这个时间段通常代表急性疼痛发作的时间或者急性疼痛转化为慢性疼痛的转折点；急性疼痛多起源于新近的躯体组织损伤，由损伤部位的伤害性感受器被激活而引起的疼痛。急性疼痛的持续时间较短且有限，通常在潜在的病理学改变解除后可自行缓解。一般来讲，急性疼痛往往是疾病或者疾病治疗（如手术）过程中的一个症状，是一种保护机制，提醒患者去寻求医学帮助。而慢性疼痛除了与既往的机体组织损伤有关，还受到很多因素的影响，包括患者的机体、神经组织修复能力、免疫炎症反应、心理因素等。因此，慢性疼痛不仅仅是一种症状，更是一类疾病，对患者的生理、心理、日常生活和社会角色造成较大的伤害。

以往判断慢性疼痛的标准为疼痛超过6个月。随着对慢性疼痛的日趋关注及对其危害性的高度重视，目前，IASP已经将其修改为3个月。也就是说急性疼痛通常指时间不超过3个月的疼痛，而超过3个月即为慢性疼痛。这是目前比较公认的急性疼痛和慢性疼痛的分界线。

然而，很多文献对以3个月或者其他固定的时间段来界定急性疼痛和慢性疼痛尚存在争议。有文献指出慢性疼痛和急性疼痛的本质区别不是时间的长短，而是慢性疼痛时机体不能将其生理功能恢复到正常的平衡状态，其治疗仅仅是暂时地缓解疼痛而不能消除潜在的病理过程，治疗停止后慢性疼痛还会持续。慢性疼痛治疗效果时常不尽人意，应激、环境及情感因素与原发伤害相互作用共同决定疼痛的强度和持续时间，而且心理疗法如认知和行为治疗可以改善疼痛。因此，判断慢性疼痛的另一种标准是"疼痛的持续时间超过了预期的愈合时间"。此标准较少受到时间段的约束，因为即使疼痛的持续时间较短，根据该标准也可以界定为慢性疼痛。遗憾的是，组织愈合所需的时间往往难以确定。

## （二）伤害感受性疼痛、神经病理性疼痛和混合型疼痛

按照疼痛发生的病理生理机制，疼痛可分为伤害感受性疼痛（nociceptive pain）、神经病理性疼痛（neuropathic pain，NP）和混合性疼痛。

伤害感受性疼痛是指皮肤、筋膜、肌肉、肌腱及骨组织等受到伤害性的刺激，使得伤害性感受器被激活所致，如外伤骨折后疼痛。通常是由于过热、过冷及过强的机械刺激超过伤害性感受器的阈值并使之激活，通过神经传导系统将这一伤害性信息传至大脑皮层最终形成痛觉。产生伤害感受性疼痛的神经生物学基础是神经系统对组织损伤及潜在组织损伤的感知能力。伤害感受性疼痛常伴有保护性的逃避反射及痛苦的情绪。当下次再次遇到此类刺激，机体会保护性地提前出现逃避反射。

IASP 于 1994 年将 NP 定义为"由神经系统的原发损害或功能障碍所引发或导致的疼痛"（Pain initiated or caused by a primary lesion or dysfunction in the nervous system）。2008 年，IASP 神经病理性疼痛特别兴趣小组（the special interest group on neuropathic pain，NeuPSIG）将该定义更新为："由躯体感觉系统的损害或疾病导致的疼痛"（neuropathic pain is defined as pain caused by a lesion or disease of the somatosensory system）。新定义变化如下：①用"损害"或"疾病"取代了"功能障碍"。②用"躯体感觉系统"取代了"神经系统"。新定义进一步强调了感觉神经系统在疼痛形成机制中独特的和无可取代的作用。

神经病理性疼痛不是单纯的一种疾病，而是

多种疾病和损伤导致的综合征，可表现为不同的症状和体征。而且不同的疾病其病理生理机制也不相同，有些是已经被研究的，而有些是尚不清楚的。了解疾病发生的机制，不仅可以很好的医治患者而且可以设计出更为合理的治疗方案。目前，神经病理性疼痛的治疗不尽人意，超过2/3的 NP 患者的疼痛状态并没有得到很好地控制，出现这一现状最根本的原因是我们还不能个体化地治疗。表 1-1 列举了 NP 的常见类型。

NP 的疼痛表现往往不同于伤害感受性疼痛，患者疼痛性质不全相同，以牵扯样痛、电击样痛、针刺样痛、撕裂样痛、烧灼样痛、重压性痛、膨胀样痛及麻木样痛较多见。其疼痛的特点如下：①自发痛：在没有任何损伤性刺激情况下局部或区域可出现疼痛。②触诱发痛：疼痛部位可因轻轻地触碰，如接触衣服或床单、或温度的微小变化等非伤害性刺激而诱发疼痛。③痛觉过敏：对正常致痛刺激的疼痛反应增强。④感觉异常：可有感觉异常、感觉迟钝、瘙痒感或其他一些不适的感觉。

神经病理性疼痛的疼痛及异常感觉区域应该符合躯体感觉神经的解剖分布，与确定的病变部位一致。建议使用 ID Pain 患者自评诊断量表对慢性疼痛患者进行神经病理性疼痛的筛查，利兹（leeds assessment of neuropathic symptoms and signs，LANSS）量表和（或）DN4（douleurneuropathique 4 questions）量表来鉴别神经病理性疼痛与伤害感受性疼痛。Kehlet H 等提出的神经病理性疼痛和伤害感受性疼痛的鉴别点详见表1-2。由于神经病理性疼痛常伴有抑郁、焦虑及睡眠、社会功能、生活质量的损害，应选择相应的量表如健康调查简表（the MOS item short from health survey，SF-36）、Nottingham 健康概况（Nottingham Health Profile，NHP）或生活质量（qualify of life，QOL）指数等进行评估。推荐使用视觉模拟量表（visual analogue scale，VAS）和数字评价量表（numerical rating scale，NRS）测量疼痛的强度。

但是，临床上很多疼痛，尤其是慢性难治性疼痛，往往是夹杂着 NP 和伤害感受性疼痛，即混合型疼痛。Saunder 等首次提出了总疼痛（total pain）的概念，总疼痛是包括各种对身体有害刺激因素所引起的疼痛的总称，如躯体的、心理的、精神的、社会的及经济的等诸多因素，这也是很多慢性疼痛难以治疗的原因所在。临床医生不仅需要帮助患者治疗躯体疾病，更需要注重患者的身心健康，也同时提醒我们慢性疼痛患者常常需要多学科诊治。

表 1-1　神经病理性疼痛的常见类型

| 周围性神经病理性疼痛 | | 中枢性神经病理性疼痛 |
| --- | --- | --- |
| 带状疱疹后神经痛 | 化疗后神经病变 | 脑卒中后疼痛 |
| 糖尿病性周围神经病变 | 放疗后神经病变 | 脊髓空洞症疼痛 |
| 三叉神经痛 | 残肢痛 | 缺血性脊髓病疼痛 |
| 舌咽神经痛 | 肿瘤压迫或浸润引起的神经病变 | 压迫性脊髓病疼痛 |

| 周围性神经病理性疼痛 | | 中枢性神经病理性疼痛 |
|---|---|---|
| 根性神经病变 | 酒精性多发神经病变 | （如脊髓型颈椎病、肿瘤） |
| （颈、胸或腰骶） | 梅毒性神经病变 | 放射后脊髓病疼痛 |
| 嵌压性神经病变 | HIV 性神经病变 | 脊髓损伤性疼痛 |
| （如腕管综合征等） | 营养障碍性神经病变 | 多发性硬化性疼痛 |
| 创伤后神经痛 | 毒物接触性神经病变 | 帕金森病性疼痛 |
| 手术后慢性疼痛 | 免疫性神经病变 | 幻肢痛 |
| | | 脊髓炎疼痛 |

表 1-2　神经病理性疼痛和炎性痛的鉴别

| | 神经病理性痛 | 伤害感受性疼痛 |
|---|---|---|
| 阳性症状和体征： | | |
| 　受损区自发痛 | 有 | 有 |
| 　热痛觉过敏 | 罕见 | 常见 |
| 　冷诱发痛 | 常见 | 罕见 |
| 　感觉异常 | 常见 | 绝不 |
| 　残余痛 | 常见 | 罕见 |
| 　爆发痛 | 常见 | 罕见 |
| 　灼痛 | 常见 | 罕见 |
| 　跳痛 | 罕见 | 常见 |
| 阴性症状和体征： | | |
| 　神经受损区感觉缺失 | 有 | 没有 |
| 　神经受损区自主运动受损 | 没有 | 没有 |

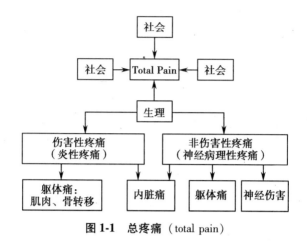

**图 1-1 总疼痛**（total pain）

# 第二节 手术后慢性疼痛的流行病学及易发因素

## 一、手术后慢性疼痛的定义

手术后慢性疼痛（chronic post-surgical pain, CPSP）是手术后并发的一类疼痛综合征，常常影响患者睡眠、工作、情绪、社交及生活质量，甚至苦不堪言。由于文献更多提及 CPSP，创伤后慢性疼痛综合征的症状体征诊治可以见 CPSP，但创伤过程中往往伴随着显著的精神创伤和应激。因此，较 CPSP 更应该注重精神因素的治疗和管理。

以往 IASP 将 CPSP 定义为手术后超出正常组织修复时间（3 个月）且并没有明显生物学作用的疼痛状态。这一定义并不被广泛应用，主要有以下两个问题：首先，此定义并没有排除术前疼痛状态，有些 CPSP 可能仅仅是术前疼痛状态的延续；其次并不是所有的 CPSP 都出现在同一时间，有的出现于手术后数月，而有的出现于手术后数年。相比之下 Macrae 的定义更容易被接纳。Macrae 将其特征归纳为以下几点：CPSP 是在手术后发展的疼痛持续至少 2 个月，并排除其他原因所致疼痛（如恶性肿瘤的延续或复发，慢性感染或慢性术前疼痛状态的延续）。

## 二、手术后慢性疼痛的流行病学

CPSP 已被认定为手术后的一种重要并发症，以往没有被重视，现在流行病学调查发现其发生率并不低（表 1-3）。Johansen A 等实施的一项手术后 CPSP 调查发现，其发生率是 40.4%，其中重度疼痛的发生率是 6.6%。不同部位的手术 CPSP 的发生率相差很大，髋、下肢手术的发生率较高，约 63.4%，腹盆腔手术后较低，约 20.3%。其中，6.5% 将手术归为其疼痛的病因或病因之一，而仅有不到 50% 的患者会将 CPSP 归为慢性疼痛的一种。可见，CPSP 的发生率可能更高并且没有引起患者足够的重视。除了手术部位之外，因手术方式、麻醉方式、研究的时间窗等不同，手术后慢性疼痛的发生率差别较大，但总体发生率波动于 10%~50%。下面介绍几种常见的 CPSP 的发病情况。

### （一）胸科手术后慢性疼痛综合征（post-thoracotomy pain syndrome，PTPS）

胸科手术常见发生 CPSP 的是开胸手术和胸腔镜下手术（video-assisted thoracoscopic surgery，VATS）。PTPS 发生率波动在 14%~83%，重度

疼痛占 4%~12%。疼痛表现多样，有钝痛、跳痛、压痛、针刺及电击样疼痛。部分患者在天气变化尤其是阴雨天时疼痛会加重。32.5%~66%的患者表现为 NP，而且有 NP 表现的患者中度与重度疼痛的发生率较高，同时其皮肤异常感觉、痛觉过敏及皮温改变发生率也较高。胸科手术后感觉障碍的发生率约 40%，其中 76% 的患者伴肋间区感觉的改变。发生 CPSP 患者感觉障碍的发生率为 63%，而在没发生 CPSP 的患者中感觉障碍的发生率是 25%，两者有显著差异。

开胸手术和 VATS 两组患者的疼痛部位并没有明显差异，疼痛主要位于手术区域和放置胸腔引流管处。手术以外部位的疼痛发生率高达 64%，其中背部疼痛占 65%，这些部位疼痛的 VAS 分值大约 5 分。疼痛强度是否随时间推移加重，说法不一。对于伴有 NP 的 CPSP 患者，疼痛对其生活质量造成极大影响，甚至产生睡眠障碍。CPSP 患者生理功能和生命力与非 CPSP 患者相比均明显下降。

表 1-3　常见手术 CPSP 发生率

| 常见手术 | CPSP 发生率 | 重度疼痛发生率 | NP 发生率 |
|---|---|---|---|
| 胸廓切开术 | 25%~68% | 4%~12% | 32.5%~66% |
| 胸骨切开术 | 27%~40% | 13% | 没有评估 |
| 乳腺手术 | 68%~93% | 13%~27% | 25%~70% |
| 疝修补术 | 10%~40% | 2%~7% | 27%~35% |
| 截肢手术 | 50%~80% | 20%~30% | 没有评估 |
| 矫形手术 | 35%~50% | 15%~22% | 6%~9% |

**（二）乳腺手术后慢性疼痛综合征**（postmastectomy pain syndrome，PMPS）

PMPS 的发生率为 13%～93%，大部分患者均表现为轻度和中度疼痛，重度疼痛的发生率为 13%～27%。疼痛频率最高的部位是乳腺区域，其次是腋区、手臂和手术侧躯体。乳腺癌手术后慢性疼痛不仅可以出现在上述这些手术相关区域，同时也可以出现在与手术不相关的区域。PMPS 的症状各不相同，47% 的患者出现至少一个部位的疼痛，且随时间推移并没有加重趋势。NP 的发生率统计差异较大，波动于 25%～70%。感觉障碍的发生率为 58%，保留乳腺辅助哨淋巴结清扫及乳腺放射治疗的患者感觉障碍的发生率较低，大约 31%，而保留乳腺行腋淋巴结清扫并辅助乳腺放射治疗或乳腺及局部区域放射治疗的患者感觉障碍发生率高达 85%。65% 的患者出现感觉障碍的同时伴有疼痛，而 23% 的患者仅有感觉障碍，不伴疼痛，两者有显著差异，这说明感觉障碍和神经损伤与 CPSP 的发生呈正相关。

**（三）疝修补术后慢性疼痛综合征**（post herniorraphy pain syndrome，PHPS）

R. Powell 等做的一项关于疝修补术的前瞻性队列研究发现，手术后 4 个月慢性疼痛的发生率是 39.5%，但该项研究按照国际疼痛医学协会对手术后慢性疼痛的定义标准即手术后疼痛持续超过 3 个月，并未排除术前疼痛状态。Singh AN 等一项关于腹腔镜疝修补（laparoscopic inguinal herniarepair，LIHR）及开放性疝修补（open mesh repair of inguinal hernia，OMR）的前瞻性随机对照研究中，手术后 3 个月、6 个月、12 个月静息痛的发生率分别是 29.8%、12.1% 和 19.7%，两组之间没有显著差异。然而，日常活动及剧烈活动时几乎均有不同程度的疼痛，OMR 组较 LIHR 组疼痛明显，两组之间有显著差异，此外在生理功能及躯体疼痛及总体健康状况方面两组之间也存在显著差异。另一项关于 LIHR 和 OMR 的随机对照研究发现 LIHR 和 OMR 两组患者手术后 5 年，开放性手术慢性疼痛发生率是腹腔镜手术的两倍。然而在一项关于放与不放补片的长达十年的随机对照性的临床试验中发现手术后 10 年两组均未出现慢性疼痛或影响日常生活的不适感觉。NP 的发生率为 31%~45%。

**（四）截肢术后慢性疼痛综合征**（post-amputation painsyndrome，PAPS）

截肢手术是一个潜在的致残因素，然而，CPSP 则是严重影响截肢患者生活质量的常见因素。有时候 PAPS 对患者生理和心理的影响甚至超过截肢本身。截肢患者常出现两种形式的疼痛，即幻肢痛和残肢痛，两种疼痛的发生率均较高。Ephraim PL 等进行的一项关于截肢患者的横断面研究发现高达 95% 的截肢患者在调查的前 4 周内经历与截肢相关的一种或多种疼痛。幻肢痛的发生率较高，约 80%，其中重度疼痛发生率为 38.9%。残肢痛的发生率约 67.7%，创伤性截肢 CPSP 发生率是血管源性截肢的 1.7 倍。残肢痛患者主要表现为中度疼痛，29.9% 患者表现为重度疼痛。恶性肿瘤患者截肢手术后残肢痛的严重程度轻于血管源性截肢。26.5% 的患者则表示其疼痛极其让人厌烦。远端肢体截肢术的 CPSP 与近端肢体相比更让人厌烦。

## （五）矫形外科手术后慢性疼痛综合征

矫形手术亦常发生 CPSP，以全髋关节成形术（total hip arthroplasty，THA）和全膝关节成形术（total knee arthroplasty，TKA）多见。TKA患者 CPSP 发生率约为 35%~50%，疼痛强度以中度和重度为主。5% 的患者出现持续性疼痛，25% 的患者疼痛会影响睡眠，约 15% 的患者手术后 4 年出现不能忍受的疼痛，甚至有 7% 的患者出现超过手术前的疼痛，40% 的患者需要持续服用镇痛药物。其中 NP 的发生率是 9%。THA 患者 CPSP 发生率约 27%，其中 3% 表现为持续性疼痛，22% 的患者表示疼痛不能忍受，2% 患者表示其疼痛程度超过关节置换前。NP 发生率是 6%。

## 三、手术与创伤后慢性疼痛的易发因素

手术引起组织损伤导致急性疼痛，大部分患者手术后都会逐渐恢复到正常状态，然而一部分患者却不幸地罹患 CPSP 甚至致残。手术（创伤）后发生发展为 CPSP 的易发因素多种多样，可以贯穿于术前、术中和术后的任何一个环节。Kai McGreevy 等学者总结的术前、术中和术后 CPSP 的易发因素见图 1-2。CPSP 的易发因素尚无完全的定论，不同的研究、不同的样本、不同的手术、不同的医疗机构或者中心的研究有不同的易发因素。文献报道，胸科手术后 CPSP 的常见易发因素为女性、年轻人、弥散性伤害抑制控制作用（diffuse noxious inhibitory ntrol，DNIC）能力较差、手术范围、麻醉方法、术后急性疼痛和术后辅助治疗（放疗、化疗）；而乳癌手术后

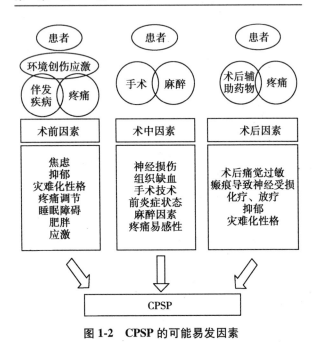

图 1-2 CPSP 的可能易发因素

CPSP 的发生可能与以下因素有关：年轻、肥胖、精神因素、是否伴随术前疼痛、手术和麻醉种类、术后辅助治疗（尤其是术后放疗），术后急性疼痛程度和淋巴水肿程度。每一手术类型或创伤后慢性疼痛（综合征）的易发因素将在以后章节详细论述，本节主要介绍常见的术前、术中和术后 CPSP 的易发因素。

（一）患者术前情况

1. 年龄  目前大多数文献认为，年轻是发生 CPSP 的高危因素。术后急性疼痛是否与年龄相关文献报道不一。大多数文献认为老年人疼痛更轻，镇痛药物用量更少。而更多的文献认为，年轻人更易发生 CPSP：Gartner（2009）、Macdonald（2005）、Poleshuck（2006）和 Vilholm

（2008）等报道乳腺手术后年轻人更易发生CPSP。Gartner R 等关于乳腺癌的全国性问卷调查显示，年龄和性别是发生 CPSP 的高危因素，尤其对于保留乳腺的患者，并且对于年龄是 18～39 岁的女性患者发生 CPSP 的风险性高于 60～69 岁者。更有意思的是，与中度和重度疼痛相比，年龄与轻度疼痛的发生相关性更大。Ephraim PL 等发现 18～44 岁截肢者 CPSP 的发生率几乎是 55 岁以上患者的两倍。van Gulik 等 2012 年报道，心脏手术后年轻人更易发生 CPSP。Bruce 与 Krukowski 于 2006 年和 Pinto 等在 2012 年报道腹部手术后年轻人更易发生 CPSP。Steegers 等和 Wildgaard 等分别在 2008 年和 2010 年报道开胸手术后年轻人更易发生 CPSP。彭志友等于 2011 年至 2012 年两年的 1284 例胸科手术患者回顾性随访，发现胸科手术后慢性疼痛发生率为 24.9%，其中发生 CPSP 高危因素包括年轻人、女性、术前高血压、术后疼痛未应用患者自控镇痛（patientcontrolled analgesia，PCA）泵镇痛和术后引流管时间超过 4 天。当然，也有文献认为患者年龄与手术后 CPSP 的发生没有相关关系。2010 年两篇文献中，Aasvang 在斜疝手术和 Puolakka 等在骨科手术均未发现年龄与手术后 CPSP 的发生有关。

　　在动物实验也证实大鼠年龄与疼痛的关系。纵观一些基础实验，可能是因为不同年龄阶段会引发不同的炎症介质反应和（或）下行抑制系统反应。炎性因子或者趋化因子激活巨噬细胞到促炎状态的能力可能会随着年老而衰减，而年老大鼠的前脂肪细胞释放更多的 TNF-$\alpha$。由此可见，随着年龄的增加，炎症反应能力和免疫细胞对炎症反应的能力的改变是导致不同 CPSP 发生率的原因之一。

2. 性别 大多数文献认为女性更容易发生 CPSP。女性患者手术后 CPSP 发生率的优势比（odds ratio，OR）为 2。Puolakka 在 2010 年的回顾性分析报道中，发现 562 例膝关节置换术后女性患者比男性更容易发生 CPSP，并且中度~重度疼痛者更多。另一项 3000 例膝关节置换术患者，术后 5 年的回顾性分析与以上有同样的发现。女性胃肠手术后 4 年的回顾性调查中，Bruce 和 Krukowski 等发现术后女性 CPSP 发生率更高，而且生活质量更差。在胸科手术术后 CPSP 的高危因素分析中，很多文献提及女性是高危因素之一。

虽有文献认为男女手术后 CPSP 的发生情况无差异，但到目前为止尚没有一篇文献提及男性患者手术后 CPSP 的发生率高于女性患者。一项 1152 例全髋关节置换术后 12~18 个月的随访发现，女性和男性患者手术后慢性疼痛、生活质量相似，但是每天疼痛或者持续疼痛的发生率女性为 47.3%，而男性为 33.6%。Steegers 等胸科手术后的一项 204 例患者的回顾性调查中发现，术后 2 年女性并不是术后 CPSP 的易发因素。

女性术后更易发生 CPSP，可能与性别对手术/创伤后免疫和应激反应不一样有关。55 岁以下的男性和女性手术后可发现有不同水平的应激激素水平，女性可的松水平较男性更高，且女性的免疫/应激反应与慢性疼痛更相关。其中的机制有待于进一步探讨和研究。

3. 应激 应激不但影响着疼痛的发生发展，而且被认为与急性疼痛慢性化密切相关。大鼠注射内毒素不会引起后足痛觉过敏，但内毒素注射前 24 小时给予可的松会导致大鼠后足痛觉过敏；鞘内注射内毒素会导致后足大约 4 小时的痛觉过敏，但提前一天同时给予可的松大鼠后足的痛觉过敏会延长到 24 小时，同时脊髓 IL-6、IL-1β 明显升高。这些研究结果表明，术前应激或者应激激素可以通过影响中枢神经的炎症免疫系统从而延长疼痛持续时间。在其他的炎症介导的疼痛模型中，一些模拟人类的应激情景包括饥饿、缺水等情况同样能使得疼痛放大或延长。

4. 心理因素 心理因素显著影响患者术后急性疼痛和 CPSP 的发生。心理问题包括传统的焦虑和抑郁，以及目前提到的灾难化情绪（catastrophization）。抑郁性格更容易出现严重的术后急性疼痛，同时也大大增加了发生 CPSP 的风险。具有灾难化情绪或者灾难化性格的患者在面对疼痛时更容易放大疼痛的感受，同时感觉孤独无助。术前有明显的灾难化性格的患者，是术后急性疼痛强度的强烈的预测因子。2012 年 Theunissen 发表的 meta 分析显示，灾难化性格在手术后 CPSP 的发生发展中具有明确的作用和关联。一项关于 186 例女性行子宫切除术术后 CPSP 的发生的高危因素研究发现：术前焦虑、灾难化性格较患者年龄和术前疼痛更具有预测作用。

5. 患者术前情况 术前肥胖、慢性疼痛、高血压、糖尿病等也被认为与手术后 CPSP 的发生发展有一定的关系。很多术前疾病（包括肥胖），是一种促炎症状态。脂肪组织富含多肽，如瘦素（leptin）。瘦素是一种神经炎性介质，一旦组织/神经损伤，它会起到促炎症作用从而有助于 CPSP 的发生发展。若术前存在神经病变，术后也更易发生 CPSP。Rakel 等发现，全膝关节置换发生重度手术后疼痛者常伴有严重的术前疼痛状态。动物实验证明，与非 SNL 模型（即非神经损伤模型）相比，SNL 模型（结扎大鼠坐骨神经造成神经损伤）再应用 FOR 模型后发现其二相疼痛即慢性疼痛的发生率更高，疼痛程度更强。越来越多的临床文献也提示，在髋关节手术、膝关节手术、截肢手术、斜疝修补手术、子宫手术和剖宫产术，术前存在慢性疼痛（手术或者非手术部位），是手术后 CPSP 的高危因素。但是同一部位再次施行手术是否增加 CPSP 的发生临床观察结果不一。

术前有慢性疼痛肯定会影响手术后 CPSP 的产生，文献认为术前一段时间有慢性疼痛也会增加 CPSP 的发生，其机制可能与炎症因子反复刺激后的"疼痛记忆"有关。与手术区域无关的慢性疼痛可能导致潜在的疼痛过敏即痛觉敏化。在一项膝关节矫形手术中比较了先后两次行双侧膝关节置换后疼痛的发生情况，发现第二次疼痛更剧烈。该项研究中两次膝关节置换手术方式、病种类型及患者术前疼痛状态均没有明显差异。因此，第二次更痛，其潜在的机制即是痛觉过敏，被这一临床现象所验证。这些患者的疼痛敏感性及调节功能发生改变，易于激惹术后疼痛调节功能及加剧切口处的急性疼痛。

6. 遗传因素和基因多态性　基因遗传因素可以直接影响患者的疼痛感知，也可以通过影响炎症免疫反应而影响患者的术前状态从而间接地影响到 CPSP 的发生。文献报道，与急慢性疼痛发生的相关基因主要有 μ1-阿片受体基因（opioid receptor-μ1 gene，OPRM1）、细胞色素 P450（cytochrome P450 proteins，CYP）家族的 CYP3A4 和 CYP2D6、白介素-1（IL-1）受体、儿茶酚胺-O-甲基转移酶（catechol-O-methyltransferase，COMT）、5-羟色胺受体、肾上腺素能受体、多巴胺受体及 G 蛋白偶联内向整流型钾通道亚单位、鸟苷三磷酸环水解酶（GTP cyclohydrolase，GCH1）、促炎症相关基因等。持续根性腰背痛的患者行椎间盘切除术后 1 年慢性疼痛的发生率与 GCH1 的单体型有关，表明其与手术后 CPSP 发生相关。Nissenbaum 等发现 CACNG2 的单核苷酸多态性与乳腺切除术后 CPSP 发生密切相关。Ochroch 等则发现 90 例开胸手术患者中，COMT、环氧化酶 1（cyclooxygenase-1，COX-1）、环氧化酶 2（COX-2）和瞬时感受器电位香草酸受体 1（trannsient receptor potentialvanilloid 1，TRPV1）基因多态性与术后第 3 天疼痛无关；而 OPRM1 的 rs634479、rs499796、rs548646、rs679987 基因多态性与术后第 3 天疼痛相关。COMT 的单核苷酸的多态性（single nucleotide polymorphisms，SNP）则与乳房切除术和乳房再造术术后慢性疼痛综合征的发生相关。Xiaodong Liu 等于 2015 年在动物研究和临床观察发现手术后疼痛发生与野生型脊髓组织蛋白酶 G（spinal cathepsin G，CTSG）基因表达有关。对

429例高加索男性患者行疝切除术的患者随访观察，发现术后6个月12.8%的患者有中度和重度疼痛，其高危因素包括COMT的基因多态性、GCH1基因多态性和精神因素，曲线下面积为0.8~0.9之间，即有良好的预示。因此，如何对基因多态性的高危人群进行精准医疗和预防，是以后的研究方向和热点。

（二）手术因素

一项关于乳腺癌的全国性问卷调查显示，CPSP的发生与手术方式相关，虽然乳腺切除术和乳腺保留术患者术后CPSP发生率无明显差异，但乳腺切除术患者中度和重度疼痛的发生率更高。行腋淋巴结清扫术的患者CPSP发生率更高，与前哨淋巴结清扫相比中度和重度疼痛的发生率更高。另一项关于腹腔镜与开放性疝修补的前瞻性随机对照研究发现，在正常活动和剧烈运动时腹腔镜下疝修补术较开放性手术CPSP的发生率及严重程度均降低。不同术式CPSP发生率不同可能与神经损伤有关。上文乳腺癌手术患者中有58%出现感觉障碍，且感觉障碍的发生与年龄呈负相关。发生CPSP的患者65%伴感觉障碍，23%不伴感觉障碍，说明感觉障碍或神经损伤与CPSP发生呈正相关。除了神经损伤外，手术切口大小、部位、受伤组织深度、手术时间的长短、缝合线的选择均可能与CPSP的发生相关。

（三）麻醉药物和麻醉方式

麻醉药物与术后急性疼痛及CPSP发生的关系还尚无定论。Cornett早在2008年通过基础研究发现，全身麻醉虽抑制中枢神经系统活性，诱

导一个可逆转的意识不清，为外科各类手术提供
条件，但也使得外周感受器受到刺激，TRPV$_1$受
体激活敏化，甚至更容易发生手术后慢性疼痛综
合征。但是在临床，全身麻醉是否更易发生急性
疼痛和慢性疼痛综合征尚无定论。以往有研究表
明静脉麻醉与吸入麻醉对术后急性疼痛、CPSP
的发生及术后吗啡的消耗并没有明显统计学差
异。但最近，一些研究提出了不同的观点。在一
项前瞻性随机化的研究中，与异丙酚/芬太尼麻
醉相比，行输尿管手术的患者应用异氟烷/芬太
尼麻醉术后更痛，吗啡消耗量更多。经腹腔镜下
子宫切除术的日间手术女性，与七氟醚麻醉相
比，异丙酚麻醉术后疼痛较轻。在一组214例行
乳癌手术的女性患者，与七氟醚/瑞米芬太尼麻
醉相比，异丙酚/瑞米芬太尼麻醉后有更低的术
后疼痛评分和更少的术后吗啡消耗量。Humble
等总结发现，两组患者胸科手术后急性疼痛程度
无明显差异，但是与吸入麻醉相比，应用全凭静
脉麻醉的胸科手术患者术后3个月（全凭静脉麻
醉组为38.2%，吸入麻醉为56.5%，$P=0.001$）
和6个月后（全凭静脉麻醉组为33.5%，吸入麻
醉组为50.6%，$P=0.002$）的PTPS发生率更
低，并且患者术后3个月和6个月时触诱发痛的
发生率也是全凭静脉麻醉组更低。2012年，Song
等也发现336例患者随机分为两组，术后6个月
时异丙酚/瑞米芬太尼组患者的CPSP发生率明
显低于七氟醚麻醉组（33.5%对50.6%，
$P=0.002$）。由此可见，麻醉药物有可能影响着
PTPS的发生发展。阿片类药物会引起痛觉过敏，
因此很多文献研究围手术期阿片类药物用量对术

后 CPSP 发生的影响。van Gulik 等发现在 120 例心脏手术患者中，术后瑞米芬太尼使用量是术后 12 个月后随访发生 CPSP 的独立危险因素。

与全身麻醉相比，椎管内麻醉不仅能减轻术者术后疼痛程度而且可以改善其预后。Bouman EA 等在一项硬膜外麻醉联合全身麻醉和单独应用全身麻醉行腹部手术的研究中发现，前者 CPSP 发生率是 17.6%，后者是 34%，两组有明显统计学差异。此外，前者术后生活质量评分也有明显优于后者。在一项子宫切除术的研究中也发现，椎管内麻醉较全身麻醉患者的 CPSP 发生率低。

**（四）手术后急性疼痛**

手术后急性疼痛是预测 CPSP 的最主要因素。手术后急性疼痛是指手术区域或手术相关区域出现的疼痛、麻木、不适或感觉改变。一项关于乳腺癌的前瞻性队列研究，通过手术后急性疼痛预测术后 4 个月和 9 个月慢性疼痛的发生情况，结果显示，发生手术后急性疼痛的患者其术后 4 个月和 9 个月 CPSP 发生率均增加。类似结果也出现于一项关于创伤患者 CPSP 发生情况的研究中，即创伤后 24 小时内的疼痛强度与 CPSP 发生呈正相关。Powell R 等调查疝修补术患者 CPSP 发生的风险因素，通过问卷形式调查术前、术后 1 周及术后 4 个月时的疼痛情况，发现术后 1 周疼痛控制不佳者其术后 4 个月慢性疼痛程度更加剧烈，从而进一步验证手术后急性疼痛与发生 CPSP 及其严重程度高度相关。

因此，推荐术后多模式镇痛方案以最大限度地减轻术后疼痛。尽管 Deumens 等认为，目前没有一项多中心随机前瞻性大样本研究能说明麻醉方法的干涉可以减少手术后 CPSP 的发生，但一些文献证实术后多模式镇痛可以减少其发生。多模式镇痛的主要目的是减缓手术损伤引起的外周敏化和中枢敏化，因此可应用局部麻醉药和非甾体类抗炎药等调节外周神经的免疫炎症反应；可在鞘内直接应用药物到达脊髓背角改变神经系统兴奋性；应用可乐定和抗抑郁药、氯胺酮、静脉输注利多卡因、应用普瑞巴林或者加巴喷丁以减轻脊髓疼痛放大机制。

**（五）其他**

辅助放疗也会增加 CPSP 的发生，但与放射范围及疼痛前强度无明显相关性。辅助化疗与疼痛的发生无明显相关性。乳腺癌手术方式与腋区、手臂和身体侧疼痛无明显相关性，然而腋淋巴结清扫增加了腋区和手臂疼痛发生的风险。

（冯智英　过建国）

# 参考文献

1. Kehlet H, Jensen TS, Woolf CJ. Persistent postsurgical pain: risk factors and prevention. The Lancet, 2006, 367 (9522): 1618-1625.

2. 许杨，苏园林. 手术或创伤后的慢性疼痛. 中国疼痛医学杂志，2011，17 (9): 536-537.

3. Macrae WA. Chronic pain after surgery. BritJ Anesthesth, 2001, 87 (1): 88-98.

4. Johansen A, Romundstad L, Nielsen CS, Schirmer H, Stubhaug A. Persistent postsurgical pain in a general population: Prevalence and predictors in the Troms? study. Pain, 2012, 153 (7): 1390-1396.

5. Wildgaard K, Ravn J, Nikolajsen L, Jakobsen E,

Jensen TS, Kehlet H. Consequences of persistent pain after lung cancer surgery: a nationwide questionnaire study Acta Anaesthesiol Scand, 2011, 55（1）: 60-68. eng.

6. Peng Z, Li H, Zhang C, Qian X, Feng Z, Zhu S. A retrospective study of chronic post-surgical pain following thoracic surgery: prevalence, risk factors, incidence of neuropathic component, and impact on qualify of life. Plos One, 2014, 9（2）: e90014.

7. Kinney MAO, Hooten WM, Cassivi SD, Allen MS, Passe MA, Hanson AC, et al. Chronic Postthoracotomy Pain and Health-Related Quality of Life. The Annals of Thoracic Surgery, 2012, 93（4）: 1242-1247.

8. Haroutiunian S, Nikolajsen L, Finnerup NB, Jensen TS. The neuropathic component in persistent postsurgical pain: A systematic literature review. Pain, 2013, 154（1）: 95-102.

9. Bruce J, Thornton AJ, Powell R, Johnston M, Wells M, Heys SD, et al. Psychological, surgical, and socio-demographic predictors of pain outcomes after breast cancer surgery: a population-based cohort study. Pain, 2011, 155（2）: 232-243.

10. Gartner R, Jensen MB, Nielsen J, Ewertz M, Kroman N, Kehlet H. Prevalence of and factors associated with persistent pain following breast cancer surgery. Jama, 2009, 302（18）: 1985-1992.

11. Powell R, Johnston M, Smith WC, King PM, Chambers WA, Krukowski Z, et al. Psychological risk factors for chronic post-surgical pain after inguinal hernia repair surgery: a prospective cohort study. Eur J Pain, 2012, 16（4）: 600-610.

12. Singh AN, Bansal VK, Misra MC, Kumar S, Rajeshwari S, Kumar A, et al. Testicular functions, chronic groin pain, and quality of life after laparoscopic and open mesh

repair of inguinal hernia: a prospective randomized controlled trial. Surgical Endoscopy, 2012, 26 (5): 1304-1317.

13. Eklund A, Montgomery A, Bergkvist L, Rudberg C. Chronic pain 5 years after randomized comparison of laparoscopic and Lichtenstein inguinal hernia repair Br J Surg, 2010, 97 (4): 600-608.

14. Van Veen RN, Wijsmuller AR, Vrijland WW, Hop WCJ, Lange JF, Jeekel J. Randomized clinical trial of mesh versus non-mesh primary inguinal hernia repair: Long-term chronic pain at 10 years. Surgery, 2007, 142 (5): 695-698.

15. Ephraim PL, Wegener ST, MacKenzie EJ, Dillingham TR, Pezzin LE. Phantom pain, residual limb pain, and back pain in amputees: results of a national survey Arch Phys Med Rehabil, 2005, 86 (10): 1910-1919.

16. Puolakka PA, Rorarius MG, Roviola M, Puolakka TJ, Nordhausen K, Lindgren L. Persistent pain following knee arthroplasty. Eur J Aneesth, 2010, 27 (5): 455-460.

17. Masselin-Dubois A, Attal N, Fletcher D, Jayr C, Albi A, Fermanian J, et al. Are Psychological Predictors of Chronic Postsurgical Pain Dependent on the Surgical Model? A Comparison of Total Knee Arthroplasty and Breast Surgery for Cancer. The Journal of Pain, 2013, 14 (8): 854-864.

18. Wylde V, Hewlett S, Learmonth ID, Dieppe P. Persistent pain after joint replacement: Prevalence, sensory qualities, and postoperative determinants. Pain, 2011, 152 (3): 566-572.

19. McGreevy K1, Bottros MM, Raja SN. Preventing chronic pain following acute pain: Risk factors, preventive strategies, and their efficacy. European Journal of Pain, Eur J

Pain Suppl, 2011, 5 (2): 365-372.

20. Holmes A, Williamson O, Hogg M, Arnold C, Prosser A, Clements J, et al. Predictors of pain 12 months after serious injury. Pain Med, 2010, 11 (11): 1599-1611.

21. Andersen KG, Kehlet H. Persistent Pain After Breast Cancer Treatment: A Critical Review of Risk Factors and Strategies for Prevention. The Journal of Pain, 2011, 12 (7): 725-746.

22. Nissenbaum J, Devor M, Seltzer Z, Gebauer M, Michaelis M, Tal M, et al. Susceptibility to chronic pain following nerve injury is genetically affected by CAC-NG2 . Genome Res, 2010, 20 (9): 1180-1190.

23. Rakel BA, Blodgett NP, Zimmerman BM, Logsden-Sackett N, Clark C, Noiseux N, et al. Predictors of postoperative movement and resting pain following total knee replacement. Pain, 2012, 153 (11): 2192-2203.

24. Kim M, Nahm FS, Kim TK, Chang MJ, Do S. Comparison of postoperative pain in the first and second knee in staged bilateral total knee arthroplasty: Clinical evidence of enhanced pain sensitivity after surgical injury. Pain, 2014, 155 (1): 22-27.

25. Khan RS, Ahmed K, Blakeway E, Skapinakis P, Nihoyannopoulos L, Macleod K, et al.. Catastrophizing: a predictive factor for postoperative pain. The American Journal of Surgery. 2011, 201 (1): 122-131.

26. Song JG, Shin JW, Lee EH, Choi DK, Bang JY, Chin JH, et al. Incidence of post-thoracotomy pain: a comparison between total intravenous anaesthesia and inhalation anaesthesia Eur J Cardiothorac Surg, 2012, 41 (5): 1078-1082.

27. Shafer SL, Nekhendzy V. Anesthesia matters: statistical anomaly or new paradigm? Anesth Analg, 2008, 106 (1): 3-14.

28. Bouman EA, Theunissen M, Bons SA, van Mook WN, Gramke H, van Kleef M, et al. Reduced Incidence of Chronic Postsurgical Pain after Epidural Analgesia for Abdominal Surgery. Pain Pract, 2014, 14（2）：E76-84.

29. Brandsborg B, Nikolajsen L, Hansen CT, Kehlet H, Jensen TS. Risk factors for chronic pain after hysterectomy: a nationwide questionnaire and database study. Anesthesiology, 2007, 106（5）：1003-1012.

30. Deumens R1, Steyaert A, Forget P, Schubert M, Lavand'homme P, Hermans E, De Kock M. Prevention of chronic postoperative pain: cellular, molecular and clinical insights for mechanism-based treatment approaches. Prog Neurobiol, 2013, 104（1）：1-37.

# 第三节 手术与创伤后疼痛的发生机制

## 一、手术与创伤后急性疼痛的发生机制

### （一）伤害性感受器的痛觉传感

1. **伤害性感受器** 伤害性感受器是由 Sherrington 在 1906 年首次提出的，即痛觉感受器，可以感受伤害性或持续性的刺激，是感受机械、化学、热等刺激的基本功能单位，也是一种产生痛觉信号的外周换能装置。其广泛分布于皮肤各层、肌肉、关节、内脏器官以及小血管周围。在手术与创伤后，周围损伤组织的伤害性感受器选择性的接收刺激。

2. **伤害性传入纤维** 手术与创伤后疼痛的传导是通过传导神经纤维来实现的（图 1-3）。

27

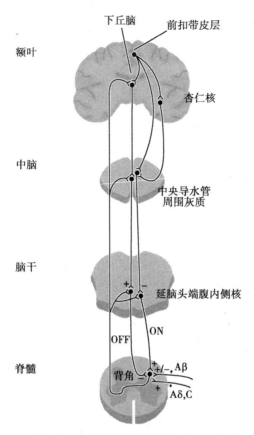

下丘脑
前扣带皮层
额叶
杏仁核
中脑
中央导水管
周围灰质
脑干
延脑头端腹侧核
OFF
ON
脊髓
背角
$+/-$, Aβ
Aδ, C

**图 1-3 疼痛投射到大脑的回路示意图**

手术切割伤口会激活伤害感受器，导致创伤，造成炎症反应，伤害性刺激会产生电脉冲，通过初级传入 A 纤维和 C 纤维传入到脊髓，初级传入神经元突触与脊髓背角的刺激传入神经元可通过侧脊髓丘脑和脊髓网状途径把冲动带到更高的冲动中心，进而产生疼痛。长期增强继发性痛觉过敏是中枢敏化的关键。上发条效应可重复激活 C 纤维和 N-甲基-D-天冬氨酸受体（N-methyl-D-aspartic acid receptor, NMDAR）上的谷氨酸，在正常条件下，镁离子可以阻止 NMDAR，但在疼痛的刺激下，镁离子能够被消除，第二级神经元的反应被放大，这就解释了 NMDAR 激动剂如何对阻止上发条效应有效。二级神经元的反应会放大最初的刺激，导致痛觉过敏，激活背角中的二级神经元也能使炎症范围以外的疼痛阈值降低伤害性的传入纤维分为两类：Aδ 纤维和 C 纤维。手术或创伤导致组织损伤后，传导痛觉信号的纤维主要为 Aδ 纤维和 C 纤维。研究证实：Aδ 纤维有髓鞘，传导伤害性刺激的速度较快，主要传递刺痛感（锐痛）；而 C 纤维则无髓鞘，传导伤害性刺激的速度也较 Aδ 纤维要慢，往往传递灼痛感（钝痛）；但是并非所有的术后疼痛都由这两种纤维传导，也有可能是粗纤维 Aα 纤维所传导的。由于两者传导刺激信号的速度有差异，因此 Aδ 纤维总是比 C 纤维更早地将伤害性信息传递到皮层，因此引起的是快痛，这种痛发生很快，但是消失也快，兴奋阈低；而 C 纤维引起的是慢痛，这种痛定位难，发生慢，消失也慢，兴奋阈高，因此往往会使疼痛患者产生情绪上的反应。Aδ 纤维主要投射到脊髓背角深层细胞，通过新脊丘束上行，投射到丘脑的腹后外侧核，再投射到躯体的感觉皮层，形成外侧痛觉系统。C 纤维主要投射到脊髓背角浅层细胞上，通过旧脊丘束上行，投射到丘脑内侧核群，再投射到前扣带皮层，构成内侧痛觉系统。这两种纤维的投射之间有一定的关联性。最新的研究指出，Aδ 纤维和 C 纤维本身就是手术后创伤而产生的一个疼痛点，能够引起机体在生理、形态、生化上的许多变化，如外周初级传入终末或背根节的活动异常。

3. 痛觉的信息传递　疼痛的感觉信息由外侧痛觉系统传递，而痛情绪则由内侧痛觉系统进入中枢。在中枢，疼痛信息经由包括初级和次级的躯体感觉皮层、岛叶、扣带回、小脑、等皮层区域，以及海马、杏仁、丘脑、基底神经节、中脑、脑桥、延髓在内的皮层下区域处理后产生相关疼痛。

研究发现，痛觉通过 Aδ 纤维和 C 纤维传递到脊髓后角的 T 细胞，兴奋的 T 细胞会通过脊髓丘脑束传递疼痛信息到脑内，并且 Aδ 纤维和 C 纤维与 T 细胞交汇之前，先与脊髓背角罗氏胶质区（SG）的细胞相连。当粗纤维传入冲动时，T 细胞和 SG 细胞同时兴奋，SG 由于是调节疼痛的传导，因此它的兴奋可以抑制 T 细胞的兴奋，从而一定程度上减轻了细纤维的传导，这就是胶质细胞对 T 细胞的闸门样作用，被称为 Melzack 闸门控制学说。

**（二）痛觉的上行传导通路**

手术以及创伤引起的组织损伤可以激活脊髓伤害性感受器向神经元投射，形成从脊髓到脑干和丘脑的上行投射。主要包含以下五个通路：

1. 脊髓—丘脑束（spinal thalamic tract，STT） 从脊髓直接投射到丘脑，传递痛觉、温觉、痒觉。STT 终止在 6 个区域，分别为：腹内侧核后部、腹后核、腹外侧核、中央外侧核、束旁核、背内侧核腹尾部。

2. 脊髓—脑干投射 这种投射在伤害性刺激的整合和自稳态行为的加工处理中起到了重要的作用。投射经过脑干的整合后，会有另一部分通路间接传导伤害性刺激到前脑。并且，脊髓到脑干的投射影响并调节脊髓和前脑的活动，进而产生疼痛。脊髓-脑干投射终止在 4 个区域，分别为：儿茶酚胺细胞群、臂旁核、导水管周围灰质、脑干网状结构。

3. 脊髓—下丘脑通路（spinal hypothalamic tract，SHT） 伤害性刺激可以激活下丘脑神经元，它可以调节强刺激下的自主神经、内分泌、情绪和行为反应。这条通路可以直接从双侧脊髓背角深层和外侧颈核经过侧索投射到下丘脑。也有些细胞会投射到杏仁核、伏核、膈区，产生痛情绪。

4. 突触后背柱通路（dorsal column postsynaptictracts，PSDC） 这个通路主要传递书写觉、两点辨别觉、位置觉。突触后背柱通路由背角Ⅲ层和Ⅹ层的神经元发出，在背柱内上行到达背柱核，换元后沿内侧丘系浓密地投射到腹后外侧核和前顶盖核，此外，有一些会延伸到丘脑后核群，另一部分还浓密地投射到未定带的咀端和腹部以及内侧和外侧的膝状体之间的外侧带。

5. 脊—颈—丘脑束（spinocervical tract，SCT）这条通路来自脊髓背角Ⅳ-Ⅵ层和Ⅹ层细胞，它的轴突上行在外侧索背部，终止于外侧颈核。这是一个可能的传递伤害性信息到达外侧丘脑的通路。

一级传入纤维进入脊髓后，在平行的1-2节内交叉至对侧的腹外侧，与二级神经元形成轴突，并组成上行束。感受伤害刺激的细胞主要集中在脊髓背角，特别是第Ⅰ、第Ⅱ和第Ⅴ层，第Ⅱ层的胶状细胞能够对伤害性刺激信号的传导起调节作用。而第Ⅴ层细胞对触觉、温觉及各种伤害性刺激都能发生反应。

手术与创伤后在脊髓传导通路中有许多受体参与疼痛信号的传导。这些受体包括：阿片受体和兴奋性氨基酸受体，如N-甲基-D-天冬氨酸

（N-methyl-D-aspartic acid，NMDA）受体、辣椒碱受体、神经激肽 1 型（neurokinin-1，NK-1）受体以及大麻素受体等。其中阿片受体是疼痛信号传递过程中最重要的受体。阿片受体不仅仅分布于脊髓背角和脑这些中枢神经系统中，还分布于整个神经系统，包括外周神经系统和中间神经元。当致痛因子激活一些痛觉信号转导受体时，痛觉信号的传递会变得异常复杂。在脊髓背角中，短时程反应的兴奋性氨基酸系统由非 NMDA 受体介导，而 P 物质与兴奋性氨基酸共存的长时程反应系统由神经激肽 1 型受体和 NMDA 受体同时介导。

在痛觉传导的过程中，疼痛信息不断变化着传递到更高的结构。在脊髓内，神经元相互连接，并释放一些物质组成网状结构，统一控制次级信号的传递。脑啡肽中间神经元可以调整投射到神经元上的刺激，也具备释放内啡肽等物质的作用。所以 Aδ 纤维不仅能影响投射神经元，也会影响脑啡肽能中间神经元，可改变内啡肽的释放。阿片物质的释放和作用也受其他因素的影响，当 C 纤维受刺激时，不仅会传递到投射神经元，也会传递到其他不同的中间神经元和 γ-氨基丁酸（γ-aminobutyric acid，GABA）中间神经元。神经递质 GABA 也可抑制脑啡肽能神经元。

### （三）皮层和边缘系统的痛觉整合

丘脑不仅是各种躯体感觉信息进入大脑皮质之前最重要的传递中枢，也是重要的痛觉整合中枢，如髓板内核群，包含中央核、中央外侧核及束旁核等结构。中央核可能是一个调制痛觉的中枢结构,而中央外侧核及束旁核则可能是痛觉冲动的接收中枢。

在边缘系统的一些结构中,如扣带回、海马和下丘脑等结构也可测探到痛敏细胞,这可能和痛情绪的发生有关。刺激膈区和视前区可导致疼痛阈提高,也能缓解患者的慢性疼痛症状。尾状核是基底神经节中最大的一个核团。电刺激尾状核可能缓解癌症患者的慢性疼痛。

总之,整个大脑皮质在痛觉的整合过程中的关键作用就是对痛觉进行感受和分辨。

脊髓丘脑束进入丘脑后形成二级神经元,发出的纤维会与以下5个结构相互作用,产生一系列机体生理功能的改变。

1. 白质、扣带回和额叶 纤维到达这一部分,会导致躯体产生痛觉,机体可以感知疼痛的性质、强度和位置。

2. 网状结构和丘脑核 纤维在于网状结构和丘脑核相连时,当人体感到疼痛的时候,呼吸和循环会受到影响。

3. 边缘系统、额叶和扣带回 当纤维延伸到边缘系统、额叶和扣带回这个部位,人的情绪会受到很大的影响。

4. 垂体 当纤维与垂体相连,机体内分泌系统会受到严重影响。

5. 上行网状激活系统 当纤维与上行网状激活系统相连,会影响到人的注意力和警觉力。

**(四)下行性抑制系统和神经介质对痛觉的调控**

下行痛觉调控是痛觉信号的重要调控系

统。内源性痛觉调制系统不仅能感受和分辨疼痛信号，而且还可能产生较强的自身镇痛作用。

在脊髓背角胶质区存在大量 GABA 能中间神经元，其轴突及含囊泡的树突与传入神经 C 纤维末梢形成突触连接。在 GABA 受体亚型中，$GABA_B$ 亚型主要集中在脊髓背角 Ⅰ、Ⅱ 层，C 纤维末梢上存在这类受体。$GABA_B$ 受体激动剂可以对脊髓背角神经元的伤害性反应产生持续时间较长的抑制。在脊髓背角胶质区存在大量参与背角痛觉信号调节的内源性阿片肽（脑啡肽和强啡肽）、中间神经元及各类阿片受体。以下将介绍下行性抑制系统中的几个重要结构。

1. 中脑导水管周围灰质（periaqueductal grey，PAG）　PAG 在内源性痛觉调控系统当中起到了关键作用。它的强大力量不仅仅在于它可以产生巨大的镇痛能力，更重要的是它可以激活高级中枢产生更大的镇痛效应。因此，手术与创伤后的镇痛作用只有少部分是通过 PAG 实现的，还有一部分与内源性阿片肽的参与有关。值得一提的是，PAG 神经元自发放电频率低，对外周刺激能做出多种反应，有的只对伤害性刺激做出反应，有的只对非伤害性刺激做出反应，并且 PAG 内还存在与伤害性刺激反应相关的启动神经元和停止神经元。此外，PAG 中含有多种神经递质和神经肽，比如阿片肽、P 物质、5-HT、GABA 和神经降压素等。PAG 在产生下行抑制时输出兴奋的神经元，然而阿片肽突触是抑制的，所以阿片肽的镇痛作用是抑制了 GABA 神经元这样一个中间神经元，来使 PAG 输出神经元兴奋的。资料证明，PAG 通过神经降压素和 5-HT 纤维投射来激活下一级疼痛调制中枢。

2. 延髓头端腹内侧结构（rostral ventromedial medulla，RVM） 这个结构起源于 PAG 的脑干下行冲动大多抑制经过其他核团的中继到达脊髓，在 PAG 区域给一个电刺激，会使 RVM 神经元产生兴奋反应。RVM 结构包含 4 个核团，并且 RVM 神经元自发放电频率高低不一，自发放电频率较低的一般为被伤害性刺激兴奋的神经元，而自发放电频率较高的一般为被伤害性刺激抑制的神经元。并且，RVM 神经元的外周感受大到遍及全身。另外，RVM 可分为 3 类：停止神经元、启动神经元和中性神经元。

3. 蓝斑、蓝斑底核、外侧网状核 这些源于 PAG 的下行抑制作用，除主要经由 RVM 的 5-HT 递质系统介导外，还可经脑桥背外侧被盖的蓝斑、蓝斑底核和延髓尾端外侧网状核的 NE 神经系统作用于脊髓。另外，伤害性刺激可明显提高蓝斑、蓝斑底核神经元的放电频率。外侧网状核也是脑干对伤害性信息产生紧张性下行抑制的重要核团，损毁这一核团可减弱电刺激 PAG 对脊髓背角伤害感受性神经元的抑制，因此它在 PAG 镇痛中起到一个接替的作用。另外，它通过 5-HT 系统和脊髓 α2 受体介导也可产生镇痛作用。

4. 脑桥中脑外侧顶盖（dorsolateral pontine tegmentum，DLPT） 这一部分在脑干痛觉下行

调控系统中也起到了一定的作用。电刺激 DLPT 能抑制防御性脊髓反射和背角伤害性感受神经元活动。临床实践证明，刺激 DLPT 能明显缓解疼痛。

此外，痛觉调控系统还参与镇痛药物的镇痛作用机制。例如，吗啡、芬太尼等阿片类止痛药属外源性阿片，其作用与内源性阿片相似。外源性阿片是通过激活脑、脊髓背角、神经节的阿片受体发挥镇痛作用。当外源性阿片与阿片受体结合时，将与抑制性 G 蛋白结合，减少环磷腺苷生成，直接或间接抑制 $Ca^{2+}$ 及 $Na^+$ 通道的离子电流，减少 P 物质释放，从而抑制疼痛信号转导，达到镇痛作用。三环类抗抑郁药则是通过选择性抑制神经末梢对神经递质去甲肾上腺素和 5-HT 的再摄取而发挥辅助镇痛作用。

## 二、手术与创伤后急性疼痛向慢性疼痛转变的发生机制

目前认为，手术或创伤对人体产生了二重伤害，一是损伤组织对机体产生持久的伤害，二是伤口愈合产生的炎症反应。无论是哪个方面，伤害性信息都能传入疼痛的传递通路，发生敏化。敏化产生机制对急性手术后痛转为手术后慢性痛的过程极其重要，可分为外周敏化和中枢敏化，外周敏化会使伤害性刺激传入的阈值下降，而中枢敏化则会使脊髓神经元的兴奋性增加（图 1-4）。

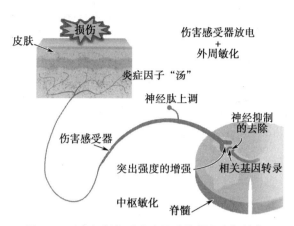

**图 1-4　手术与创伤后疼痛导致外周和中枢敏化示意图**

损伤（手术或创伤）可释放炎性介质，使伤害性感受器放电性能增加，感觉神经元的活动增强导致数小时内背根神经节中肽水平的升高（降钙素基因相关肽、P 物质、脑源性神经营养因子）并释放入骨髓和损伤组织。双频率相关效应发生在脊髓，被称为上发条效应和 LTP。这些都需要背角神经元中 NMDAR 的活化。背角神经元中其他受体，如酪氨酸激酶 B（tyrosine receptor kinaseB，TrkB）和 NK1 受体。活化的小胶质细胞也可释放脑源性神经营养因子（brain derived neurotrophic factor，BDNF），从而降低带电的氯离子途径对钾氯共转运体（$K^+$-$Cl^-$ cotransporter，KCC2）的转运作用，进而转化成兴奋性的抑制作用，导致伤害性途径放电增强。钙离子的流入参与基因转录机制来激活第二信使，导致伤害性感受器作用的延长。因此，用药物阻断中枢敏化可以大大降低手术后痛的发病率

## （一）外周敏化

手术或创伤导致损伤组织后，组织中原有的，或者随后募集来的巨噬细胞、淋巴细胞、肥大细胞等会释放大量炎症介质，导致血管扩张，血浆蛋白渗出，并作用于释放化学介质的炎症细胞。这些作用会相互影响使炎症介质释放，并产生放大效应，因此很小的刺激也可引起疼痛。临床通常表现为：自发性疼痛、痛觉过敏和触诱发痛。这一系列因手术与创伤导致的外周伤害性感受器的激活和进行性的活化称为外周敏化。受损的神经、肌肉、肋骨等在重新修复过程中发生了异位放电，神经纤维异位增生，局部产生了致炎因子、神经生长因子（nerve growth factor，NGF）和痛觉递质，多种离子通道发生改变，最后周围组织敏感化增加，不仅促进了痛觉的形成，更有助于痛觉从急性疼痛向慢性疼痛转变。

## （二）外周交感纤维活动与疼痛

交感神经系统在慢性疼痛的形成和持续过程中也起着关键的作用。手术与创伤能够导致交感神经系统的紊乱，并在局部形成复杂的疼痛综合征，主要表现为局部痛觉过敏、触碰诱发痛。当损伤周围神经后，形成的新芽对 α-肾上腺能激动剂敏感，而背根神经节上存在 α-肾上腺能受体，背根神经节与交感传出纤维终末之间形成了支配，因此交感神经传出纤维的活动能使周围传入纤维的活动发生异常。

## （三）中枢敏化

手术与创伤造成组织损伤之后，不仅引发原发性痛觉过敏，即对切口处的机械性刺激或热刺激反应增强，使得正常的非伤害性触碰也能诱发严重的局部疼痛，如切口疼痛、受损的神经支配区域的疼痛；而且还引发继发性痛觉过敏，即对切口组织周围的未损伤区域或与受损神经邻近的正常神经的支配区域对机械性刺激或热刺激反应也增强。后者源于脊髓背角痛觉神经元过度兴奋所引起，即中枢敏化（图1-5）。初级传入神经元 C 纤维反复持久地进行刺激，使得中枢神经系统的功能和活性发生变化，手术与创伤造成组织损伤之后，伤害性刺激通过 C 纤维传入，释放出一系列的神经递质，如谷氨酸、P 物质、降钙素基因相关肽（Calcitonin gene related peptide, CGRP）、NGF、ATP 等。这些神经递质作用于相应的受体，有 NMDA 受体、非 NMDA 受体，神经激肽 1 受体，P2X 受体，使得脊髓背角神经元的兴奋性升高。伤害性刺激会使初级传入纤维肽类递质释放增加，导致 $Ca^{2+}$ 内流增加，第二信使系统被激活，蛋白激酶的活性发生了改变，并且蛋白质磷酸化。另外，损伤期间，蛋白激酶的激活产生转录变异，最终导致脊髓背角细胞对现存传入冲动和原来的阈下传入的反应性提高，对正常刺激提高了反应性，新近传入冲动激活阈值降低，接收区域扩大等反应。在中枢敏化形成中，伤害性的神经递质谷氨酸以及 P 物质分别作用于 NMDA 受体和 NK1 受体而激活细胞内各种生化反应，这些生化反应主要包括蛋白激酶 C、一氧化氮代谢通路和丝裂原活化蛋白激酶（mitogen-activated protein kinase，MAPK）等，最终使得神经元的可塑性发生变化。并且在术中，神经遭到牵拉、压迫甚至切断，通过神经免疫反应会产生一系列的炎症递质和疼痛介质，不停地刺激着中

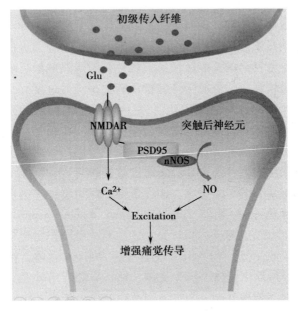

**图 1-5 中枢敏化机制示意图**

中枢敏化是由谷氨酸过度激活 NMDAR 介导的，能够产生并维持疼痛。NMDA 受体广泛分布于哺乳动物的脑内。图 1-5 中，GLU 通过激活 NMDA 受体不仅可以引起 $Ca^{2+}$ 的大量内流，而且可以通过 NMDAR/PSD-95/nNOS 复合物激活下游的 nNOS，引发神经兴奋性损伤从而导致疼痛。但是，nNOS 和 NMDAR 与学习记忆能力有关，直接抑制 nNOS 或 NMDAR 会造成记忆力减退、精神失常等副作用，因此不直接抑制 nNOS 或 NMDAR，而是选择性地阻断 NMDAR 与 PSD-95 或者 nNOS 与 PSD-95 的相互作用，可以在不影响 nNOS、NMDAR 对中枢神经系统的正常作用的前提下抑制疼痛中 NO 的释放。在目前开发的 NMDAR/PSD-95/nNOS 复合物阻断剂中发现，阻断下游的 PSD-95/nNOS 要优于阻断上游的 NMDAR/PSD-95 通路枢，因此脊髓背角神经元产生兴奋，并通过基因表达改变神经元的功能，最终发生中枢敏化，产生持久的疼痛。而超前镇痛的原理就是使手术创伤所产生的伤害性刺激无法通过脊髓并向脊髓以上的高级中枢传导，使脊髓背角神经元不产生异常的兴奋，减少损伤在脊髓以上传递过程中的记忆痕迹，防止了外周损伤冲动传入中枢神经的一种治疗方式。

长时间的 C 纤维伤害性感受器兴奋能引起中枢神经系统释放谷氨酸，进而作用于突触后离子型谷氨酸受体，谷氨酸作用于 α-氨基-3-羟基-5-甲基-4-异噁唑丙酸（α-Amino-3-hydroxy-5-methyl-4-isoxazolepropionic acid，AMPA）受体，而 C 纤维反复、高频刺激会激活 NMDA 受体使兴奋反应扩大，就是上发条效应。正常情况下，NMDA 受体的离子通道会被镁离子阻塞，但随着刺激的不断持续，镁离子移除，这种增强 NMDA 受体的作用在急性疼痛转为慢性疼痛中起到了重要的作用，导致继发性痛觉过敏。虽然 NMDA 在术后痛中发挥了重要的作用，但单一的 NMDA 受体阻滞剂并不能很好地镇痛。因此，在多模式镇痛技术中应用小剂量的 NMDA 受体阻滞剂对于手术后急性疼痛向慢性疼痛转变有着很好的治疗效果。

### （四）神经损伤

在手术和创伤对组织造成损伤之后，组织局部募集的炎症细胞会释放一些化学介质，如缓激肽、5-HT、前列腺素（prostaglandin，PG）、组胺、神经肽、血清素、钾离子、白三烯、去甲肾上腺素、NGF 等。这些化学介质会刺激痛觉神经终末感受器，激活外周伤害性感受器，此时伤害信息向中枢神经系统传递，一并介导神经源性炎症的产生，引起外周神经递质，如 CGRP 和 P 物质的释放，从而导致血管舒张，引发疼痛，其他的物质由神经末梢释放。并且造成末梢神经的损伤，末梢神经远端会沿着髓鞘发生非特异性改变，在损伤的神经一侧形成新芽，此时痛觉神经感受器和轴索因过敏而产生异常兴奋。由于局部损伤而导致痛阈降低，并逐步扩大到损伤周边的部位，因此，就算是很小的刺激也能激活 Aδ、C 纤维，使其致敏而诱发剧烈的疼痛。

神经损伤后会在组织局部导致神经纤维瘤的生长，这很大程度上诱发了慢性神经病理性疼痛。例如开胸术，在术中开胸器压迫了神经，手术牵拉，对肋间进行处理，以及术后炎症的发生，均会导致肋间神经的损伤，并且这种损伤往往恢复困难。

### 三、手术与创伤后慢性神经病理性疼痛发生机制

#### （一）神经胶质细胞参与慢性疼痛

除了前面所提及的神经元的机制，中枢神经系统中的胶质细胞，尤其是星形胶质细胞和小胶质细胞在神经病理性疼痛的发生发展中起到重要作用。活化的胶质细胞通过多种途径持续释放痛觉递质参与疼痛的形成。首先，神经胶质细胞激活后能产生并释放一些炎症介质和与疼痛有关的活性物质，如氧自由基、一氧化氮、ATP、花生四烯酸、白三烯、前列腺素、兴奋性氨基酸等。其次，胶质细胞释放这些物质通过自分泌作用和

旁分泌作用对脊髓中更多的胶质细胞起到活化的作用，形成了胶质细胞活化的正反馈。另一方面，胶质细胞被激活后会合成并分泌大量的致炎因子，这些致炎因子产生并维持着手术与创伤后的疼痛。

在众多的致炎因子中，最重要的是肿瘤坏死因子 α（tumor necrosis factor，TNF-α），在手术或创伤造成的神经损伤之后，外周神经系统和中枢神经系统首先产生 TNF-α，从而引起白介素 1（interleukin-1，IL-1）和白介素 6（IL-6）的产生，并且极其微量的致炎因子就可以引起强大的生理效应。因此，两种甚至更多致炎因子协同作用，便会产生显著的致痛作用。另外这些致炎因子对痛觉具有双向调节作用，即急性作用和慢性作用。急性作用就是致炎因子与特异性受体结合，激活胶质细胞和神经元，改变细胞膜上钙通道和钠通道的通透性，迅速提高神经元兴奋性，导致神经病理性疼痛。而慢性作用就是致炎因子可以通过调控初级感觉神经元上的离子通道的表达，持续兴奋神经元，并使脊髓背角突触传递效率明显增强，引起外周敏化和中枢敏化。因此，抑制这些致炎因子可以有效减轻手术与创伤后造成的神经病理性疼痛。

在脊髓背角，神经元周围围绕着星形胶质细胞的突起、初级传入神经元末梢和突触后神经元，这三者相互间形成了三合体突触。星形胶质细胞的突起包裹着突触，其表面表达了多种受体和离子通道，可敏感地感知损伤后脊髓背角神经元的周围的变化，这时可以释放各种介质作用于小胶质细胞和神经元，增强突触传递信息，诱导释放突触后神经元递质并活化小胶质细胞。另外，星形胶质细胞之间的缝隙连接可传播神经信号至远处，神经元和星形胶质细胞递质的诱导可使小胶质细胞迅速激活并合成释放大量致炎因子，在进一步活化的同时还会作用于未活化的胶质细胞形成"瀑布"效应。

**（二）细胞因子参与慢性疼痛的发生**

组织损伤之后，神经胶质细胞、神经元附近浸润的免疫细胞，如巨噬细胞、淋巴细胞等会产生并释放大量细胞因子，这些细胞因子包括致炎因子和抗炎因子，对慢性神经病理性疼痛的形成和维持起到了重要的作用。此外，研究还发现，趋化因子也同样发挥着重要的作用。

神经胶质细胞没有产生动作电位的能力，不能直接参与痛觉的传递，所以神经胶质细胞必须通过释放出的细胞因子和趋化因子来改变神经元的兴奋性，从而发挥致痛作用。下面将介绍几种在手术与创伤后疼痛中起到重要作用的细胞因子。

1. TNF-α  TNF-α 是神经损伤之后最早释放的致炎因子，它在引起手术与创伤后慢性神经病理性疼痛中起到了核心的作用。TNF-α 有两种受体，即肿瘤坏死因子 α 受体 1 和受体 2，其中，TNF-α 受体 1 起到了关键的作用。TNF-α 受体 1 可激活 MAPK 家族中的 C-jun N 端激酶（JNK）、P38MAPK 和蛋白激酶 A（PKA）引起慢性疼痛。神经损伤后，首先产生的 TNF-α 会引起其他细胞因子的表达。研究发现，阻断 TNF-α 受体可以减轻神经病理性疼痛。此外，TNF-α 还可引起外周敏化和中枢敏化。研究发现，脊髓局部使用 TNF-α 的中和抗体或敲除 TNF-α 受体 1 可以防止脊髓背角的 C 纤维产生长时程增强（long term potentiation，LTP）。

2. IL-1β 神经元和胶质细胞都可以分泌 IL-1β，研究证明，IL-1β 参与疼痛的调节。与 TNF-α 相似，敲除 IL-1β 会产生痛觉超敏，脊髓局部使用 IL-1β 会引起脊髓背角的 LTP。并且研究发现，术后痛引起外周神经损伤和中枢神经损伤时，IL-1β 的 mRNA 水平明显升高，同时 IL-1β 可直接兴奋伤害性感受器或兴奋伤害性感受器的传入纤维，通过诱导 NGF、NO、缓激肽和 PGs 等疼痛介质的产生来引起疼痛。

3. IL-6 IL-6 是炎症和免疫反应中一个重要的神经递质，在中枢神经系统的多种功能如细胞间的信号、神经免疫反应的协调、保护神经元免受伤害以及神经元的分化、生长和生存中都发挥着重要的作用。研究证明，术后引起神经损伤导致的疼痛中，IL-6 均明显升高。最新发现，TNF-α 合成可以诱发 IL-6 的上调，这表明 TNF-α 可以促进 IL-6 的释放进而引起痛觉过敏。

4. 趋化因子 目前已经发现的趋化因子近 50 种，并且每个趋化因子含有 4 个保守的半胱氨酸，可以将这些趋化因子分为 4 类：CC 类，不插入其他氨基酸残基，即 β 类趋化因子，如单核细胞趋化蛋白-1；CXC 类，插入 1 个氨基酸残基，即 α 类趋化因子，如白介素 18；CX$_3$C 类，插入 3 个其他氨基酸，如 Fractalkine；XC 类。目前发现的趋化因子大多属于 α 类趋化因子和 β 类趋化因子。研究证明，趋化因子在疼痛的调节中是十分复杂的，损伤神经后，外周的趋化因子使多种细胞上调，动员血液中的白细胞到达受损神经，导致外周敏化，而中枢的趋化因子可以激活脊髓中的胶质细胞，进而引起中枢敏化。

（三）慢性炎症

局部长期存在的慢性炎症也是诱发手术后慢性神经病理性疼痛的原因之一。慢性炎症会导致炎症介质的改变与神经损伤导致的外周敏化和中枢敏化互相影响，共同促进慢性疼痛的过程。手术与创伤后产生各种炎症介质，如白介素、前列腺素、P物质、组胺、缓激肽、5-HT等，细胞内一系列复杂的生化过程被激活，感觉神经阈值随之降低，伤害性感受器变得敏感，最终可以引起创口周围组织产生痛觉超敏，疼痛的程度增加，并且疼痛持续的时间变得更长。另外，慢性炎症还可通过脊髓背角神经将疼痛信号放大，导致中枢敏化，进而产生慢性疼痛。在部分手术中，还会在体内植入物体，也是诱发慢性炎症介导慢性疼痛产生的重要原因。当外周神经接触到植入物体时，会发生神经髓鞘的退变，进而产生水肿和组织的纤维化。非甾体抗炎药可以降低植入手术慢性疼痛的发病率，这就说明抗炎镇痛可以减少慢性疼痛的发生。

大量临床案例证明，手术与创伤后急性疼痛若不控制，脊髓背角会产生新基因的表达，可逐渐转变成慢性疼痛，因此术后镇痛以及镇痛时机、镇痛强度和镇痛方式对防止患者手术后急性疼痛转变为慢性疼痛尤为关键。

（刘文涛　杨颜菁）

## 参考文献

1. 高崇荣，韩碧发. 神经病理性疼痛学. 北京：人民卫生出版社, 2013.

2. 韩济生. 疼痛学. 北京: 北京大学医学出版社, 2012.

3. Kehlet H, Jensen TS, Woolf CJ. Persistent Postsurgical pain: risk factors and prevention. 2006, 367 (9522): 1618-1625.

4. Sato CS, akai A, Ikeda Y. The prolonged analgesic effect of epidural ropivacaine in a rat model of neuropathic pain. 2008, 137 (01): 173-181.

5. Li CY, Song YH, Higuera ES. Spinal dorsal horn calcium channel alpha2delta-1 subunit upregulation contributes to peripheral nerve injury-induced tactile allodynia. J Neurosci, 2004, 24 (39): 313-320.

6. Romundstad L, Breivik H, Roald H. Chronic pain and sensory changes after augmentation-mammoplasty: long term effects of preincisional administration of methylprednisolone. Pain, 2006, 124 (1-2): 92-99.

7. Perkins FM, Kehlet H. Chronic pain as an outcome of surgery. A review of predictive factors. Anesthesiology, 2000, 93 (04): 1123-1133.

8. Deumens R, Steyaert A, Forget P. Prevention of chronic postoperative pain: cellular, molecular, and clinical insights for mechanism-based treatment approaches. Prog Neurobiol, 2013, 104: 1-37.

9. Schug SA. Persistent post-surgical pain: a view from the other side of the fence. Pain, 2012, 153 (07): 1344-1345.

10. Clarke H, Bonin RP, Orser BA. The prevention of chronic postsurgical pain using gabapentin and pregabalin: a combined systematic review and meta-analysis. Anesthanalg, 2012, 115 (2): 428-442.

11. Gosselin RD, Suter MR, Ji RR. Glial cells and chronic pain . Neuroscientist, 2010, 16 (05): 519-531.

12. Gao YJ, Ji RR. Targeting astrocyte signaling for chronic

pain. Neurotheraputics, 2010, 7 (04): 482-493.

13. Zhuo M, Wu G, Wu LJ. Neuronal and microglial mechanisms of neuropathic pain. Mol Brain, 2011, 4: 31.

14. Wen YR, Tan PH, Cheng JK. Microglia: a promising target for treating neuropathic and postoperative pain, and morphine tolerance. JFormos Med Assoc, 2011, 110 (08): 487-494.

# 第四节 手术与创伤后慢性疼痛的评估

在疼痛治疗过程中，不仅需要了解患者有无疼痛，还要了解患者疼痛强度、疼痛性质、疼痛伴随症状以及患者心理、精神方面的变化，从而有利于正确的评估病情、合理的选择治疗方法，以及对治疗效果做出科学的判断。但不幸的是，疼痛是主观的感觉，至今仍然缺乏有效的客观指标，迄今尚无一种客观的行之有效的疼痛评定方法。本节主要介绍临床常用的，可用于手术与创伤后慢性疼痛评估的方法。

## 一、疼痛强度评估

### （一）视觉模拟量表（visual analogue scale，VAS）

VAS 通常是在一张白纸上画一条长 10cm 的粗直线，两端分别写上"无痛"（0）和"剧烈疼痛"（10）字样（图 1-6）。被测者根据其感受程度，在直线上相应部位作记号，从"无痛"端至记号之间的距离即为疼痛评分分数，即表示疼痛的量。图 1-7 是一种改进的 VAS 尺，尺的正面有在 0 到 10 之间可移动的标尺，背面有 0 到

10 数字的视觉模拟评分尺，当被测者移动标尺定于自己疼痛强度的位置时，医生能立即在尺的背面看到 VAS 的具体数字。VAS 是临床最常用的疼痛强度评估方法。

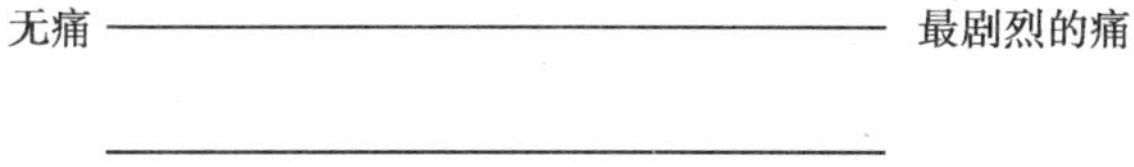

无痛 ———————————————————— 最剧烈的痛

———————————————————

图 1-6　视觉模拟评分表（VAS）

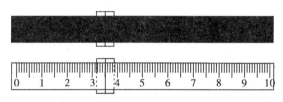

图 1-7　改良视觉模拟评分尺

**（二）语言评价量表**（verbal rating scale，VRS）

VRS 是将疼痛测量尺与口述描绘评分法相结合而成。其特点是将描绘疼痛强度的词汇等通过测量尺图形来表达，使患者更容易理解和使用。VRS 将疼痛用"无痛"、"轻微痛"、"中度痛"、"重度痛"和"极重度痛"来表述。口述描绘评分法有 4 级评分、5 级评分、6 级评分、12 级评分和 15 级评分等。各种口述描绘评分法均是根据疼痛的程度，采用从无痛到最严重疼痛的词汇表述。其中以 4 级评分或 5 级语言评分较简便、实用（图 1-8）。

**（三）数字评价量表**（numerical rating scale，NRS）

是用数字来标识 VAS 尺。疼痛程度用 0 ~ 10 数字的刻度标示出不同程度的疼痛强度等级，

"0" 为无痛、<3 为轻度痛、3~7 为中度痛、≥7 以上为重度痛、"10" 为最剧烈疼痛。被测者根据个人疼痛感受在其中一个数作记号（图 1-9）。

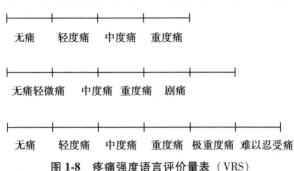

**图 1-8 疼痛强度语言评价量表（VRS）**

**图 1-9 数字疼痛评价量表（NRS）**

**（四）表情等级量表**（face rating scale，FRS）

FRS 由一组表达不同痛苦程度的面部表情画面组成。每种表情按其次序设定一个数量值，反映疼痛的强度。以面部不同表情（图 1-10）来反映疼痛程度，主要适用于 6~8 岁儿童和交流障碍的成人疼痛强度的测量。

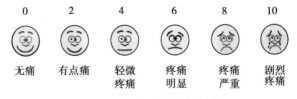

**图 1-10 面部疼痛表情评价**

## （五）长海疼痛尺

第二军医大学附属长海医院根据临床实用性及应用体会，归纳总结出长海疼痛尺（图 1-11）。长海疼痛尺的特点：符合 Jensen 选择痛尺的标准；保留 0~10 和 0~5 两个常用痛尺的功能和优点；解决了 0~10 痛尺评估时的困难和随意性；解决了单用 0~5 痛尺评估时的精度不够的问题。

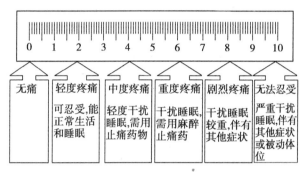

图 1-11　长海痛尺

# 二、疼痛问卷表

疼痛问卷表（pain questionnaires）是一种多因素评分方法，是根据疼痛的生理感觉，患者的情感和认识成分等因素设计而成，因此能较准确的评价疼痛的强度与性质。

## （一）麦吉儿疼痛问卷表（McGill pain questionnaire，MPQ）

MPQ 包括 4 类 20 组疼痛描述词，从感觉、情感、评价和其他相关类 4 个方面，以及现时疼痛强度进行较全面的评价。每组词按疼痛程度递增的顺序排列，其中，1~10 组为感觉类（sensory），11~15 组为情感类（affective），16 组为评价类（evaluation），17~20 组为其他相关类

(miacellaneous)。被测者在每一组词中选一个与自己痛觉程度相同的词（没有合适的可以不选）。由 MPQ 可以得到 3 种测定指标：

1. 疼痛评估指数（pain rating index，PRI）根据被测者所选出词在组中的位置可以得出一个数字（序号数），所有被选出词的数值之和即 PRI。PRI 可以求四类的总和，也可以分类计算。

2. 选出词的数值（number of words chosen，NWC）

3. 现时疼痛强度（present pain intensity，PPI）　用 6 分 NRS 评定当时患者全身总的疼痛强度。即 0~5 的疼痛强度：①无痛（0 分）；②轻微的疼痛（1 分）；③引起不适感的疼痛（2 分）；④具有窘迫感的疼痛（3 分）；⑤严重的疼痛（4 分）；⑥不可忍受的疼痛（5 分）。所以现时疼痛强度评估实际上是 6 点口述分级评分法。

**（二）简化的麦吉儿疼痛问卷表**（short-form of MPQ，SF-MPQ）

SF-MPQ 是在 MPQ 基础上简化而来。由 11 个感觉类和 4 个情感类的描述词以及 PPI 和 VAS 组成。（表 1-4）。所有描述词均用 0~3 表示"无痛"、"轻度痛"、"中度痛"和"重度痛"由此分类求出 PRI 或总的 PRI。PPI 用 6 分法评定。

SF-MPQ 适用于检测时间有限同时又要获得其他疼痛强度信息如 VAS 评分结果时。同典型的 MPQ 一样，SF-MPQ 也同样是一种敏感、可靠的疼痛评价方法，其评价结果与 MPQ 具有很高的相关性。适用于检测时间有限同时又要获得其他疼痛强度信息如 VAS 评分结果时。SF-MPQ 也能对不同的疼痛综合征进行鉴别。

## 表 1-4 简化 McGill 疼痛问卷（SF-MPQ）

| I 疼痛分级指数（PRI） | | | | | 年 月 日 | 年 月 日 |
|---|---|---|---|---|---|---|
| 疼痛性质 | 疼痛程度 | | | | | |
| A 感觉项 | 无 | 轻 | 中 | 重 | | |
| 1 跳痛 | 0 | 1 | 2 | 3 | | |
| 2 刺痛 | 0 | 1 | 2 | 3 | | |
| 3 刀割痛 | 0 | 1 | 2 | 3 | | |
| 4 锐痛 | 0 | 1 | 2 | 3 | | |
| 5 痉挛牵扯痛 | 0 | 1 | 2 | 3 | | |
| 6 绞痛 | 0 | 1 | 2 | 3 | | |
| 7 烧灼痛 | 0 | 1 | 2 | 3 | | |
| 8 持续固定痛 | 0 | 1 | 2 | 3 | | |
| 9 胀痛 | 0 | 1 | 2 | 3 | | |
| 10 触痛 | 0 | 1 | 2 | 3 | | |
| 11 撕裂痛 | 0 | 1 | 2 | 3 | | |
| 感觉项总分 | | | | | | |
| B 情感 | 无 | 轻 | 中 | 重 | | |
| 1 软弱无力 | 0 | 1 | 2 | 3 | | |
| 2 厌烦 | 0 | 1 | 2 | 3 | | |
| 3 害怕 | 0 | 1 | 2 | 3 | | |
| 4 罪、惩罚感 | 0 | 1 | 2 | 3 | | |
| 情感项总分 | | | | | | |
| II 视觉模拟评分法（VAS） | | | | | | |
| 无痛（0）（10 分） 极痛 | | | | | | |
| III 现时疼痛程度（PPI） | | | | | | |
| 0 无痛 1 轻度不适 2 不适 3 难受 4 可怕的 5 极痛 | | | | | | |
| 检查者 | | | | | | |

## （三）简明疼痛问卷表 （brief pain questionnaire，BPQ）

BPQ 又称科明疼痛调查表 （brief pain inventory，BPI），是将感觉、情感和评价这三因素分别量化。此表包括了有关疼痛原因、疼痛性质、对生活的影响、疼痛部位等描述词，以及采用 NRS（0~10 级）描述疼痛程度，从多方面进行评价。BPQ 是一种快速多维的测痛与评价方法。

## （四）神经病理性疼痛评价量表

手术与创伤后慢性疼痛有相当部分表现为神经病理性疼痛或混合型疼痛。正确的评估与鉴别，由于选择合理的药物和方法进行针对性的治疗。临床上常用 ID Pain 患者自评诊断量表 （表1-5）对慢性疼痛患者进行神经病理性疼痛的筛查，采用 LANSS 量表 （表1-6）和（或）DN4 量表 （表1-7）来鉴别神经病理性疼痛与伤害感受性疼痛。

### 表 1-5 ID Pain 量表

请把您疼痛的部位在下图中相应的位置涂上阴影作为标记。

如果有不止一个部位有疼痛，请圈出最困扰您的那个部位。

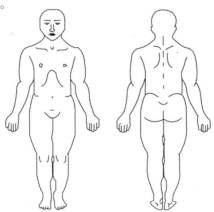

下面的问题如果能反映您过去一周的疼痛情况请选择"是"，如果不能则选"否"。

| 问题 | 评分 | |
|------|------|------|
| | 是 | 否 |
| 1. 疼痛的感觉是像针刺或针扎样的吗？ | 1 | 0 |
| 2. 疼痛的感觉是烧灼感吗？ | 1 | 0 |
| 3. 疼痛的感觉是麻木样的吗？ | 1 | 0 |
| 4. 疼痛的感觉是像过电吗？ | 1 | 0 |
| 5. 衣服或床单摩擦时，疼痛会加重吗？ | 1 | 0 |
| 6. 疼痛只局限于关节吗？ | -1 | 0 |

注：如果患者不止一个部位有疼痛，要求患者在回答以上问题时只考虑最困扰他们的那个疼痛部位。得分从-1到5分。分数越高说明病理性疼痛的可能性越大

评分：_____

得分评价：非常有可能神经病理性疼痛（4分或5分）；比较有可能神经病理性疼痛（2分或3分）；可能神经病理性疼痛（1分）；不太可能神经病理性疼痛（0分或-1分）

## 表1-6 LANSS（利兹）神经病理性症状和体征评分

此疼痛评分有助于判断传导您疼痛信号的神经是否工作正常。如果需要采用不同治疗方法以控制您的疼痛，查明这一点尤为重要。

A 疼痛问卷

● 回想您在过去一周所感觉到的疼痛是怎样的，请说出以下任一描述是否与您的疼痛相符。

1. 您的皮肤是否有令人不愉快的奇怪的疼痛感觉？例如范围较大的刺痛、麻刺痛、针刺感等。

a）否 ……………………………………（0）

b）是 ……………………………………（5）

2. 疼痛部位的皮肤看起来和其他部位的皮肤有没有不同？例如有没有色斑或者看起来更红？

a）否 ································································ （0）

b）是 ································································ （5）

3. 疼痛使受累的皮肤对抚摸异常敏感吗？例如轻擦皮肤时有不适感或者穿紧身衣时出现疼痛。

a）否 ································································ （0）

b）是 ································································ （3）

4. 当您静止不动时，疼痛会没有任何明显原因就突然暴发性发作吗？例如电击样、跳痛或爆发痛。

a）否 ································································ （0）

b）是 ································································ （2）

5. 您感觉疼痛部位的皮肤温度是否有异常变化？例如热或烧灼感。

a）否 ································································ （0）

b）是 ································································ （1）

B 感觉检查

皮肤敏感性检查即通过与对侧或邻近非疼痛部位相比，检查疼痛部位是否存在痛觉超敏以及针刺阈值（PPT）的变化。

1）痛觉超敏

用脱脂棉先后轻擦非疼痛部位和疼痛部位，检查痛觉反应。轻擦时，如果非疼痛部位感觉正常，而疼痛部位有痛觉或不适感（麻刺痛、恶心），则存在痛觉超敏。

a）否，无痛觉超敏 ································· （0）

b）是，仅疼痛部位存在痛觉超敏 ················· （5）

2）针刺阈值（PPT）变化

将 2ml 注射器所配的 23 号针头（蓝针）先后轻置于非疼痛部位和疼痛部位，通过比较两者的反应来判断针刺阈值。

如果非疼痛部位有尖锐的针刺感，但疼痛部位的感觉有所不同，例如没有感觉/仅有钝痛（PPT 升高）或非常痛（PPT 降低），则存在 PPT 变化。

如果两个部位都没有针刺感，将针头套在注射器上以增加重量并重复试验。

a）否，两个部位的感觉相同 ……………………（0）

b）是，疼痛部位的 PPT 有变化 ……………………（3）

评分：括号内有关感觉描述和检查所见得到的分值相加得到总分。如果评分<12，神经病理性机制不太可能造成患者的疼痛；如果评分≥12，神经病理性机制有可能造成患者的疼痛

表 1-7  DN4 量表

| | 问题 | 是 | 否 |
|---|---|---|---|
| 1 | 您的疼痛是以下几种性质吗？ | | |
| | 灼痛 | 1 | 0 |
| | 冷痛 | 1 | 0 |
| | 电击样痛 | 1 | 0 |
| 2 | 在您的疼痛部位伴有以下症状吗？ | | |
| | 蚁走感（像蚂蚁或昆虫在爬一样） | 1 | 0 |
| | 针刺感 | 1 | 0 |
| | 麻木感 | 1 | 0 |
| | 瘙痒 | 1 | 0 |

续表

| | 问题 | 是 | 否 |
|---|---|---|---|
| 3 | 患者疼痛部位体格检查有以下体征吗？<br>（调查员需为患者进行体格检查） | | |
| | 感觉减退（用钝性物检查） | 1 | 0 |
| | 痛觉减退（用针尖检查） | 1 | 0 |
| 4 | 患者是否存在触诱发痛？ | | |
| | 用患者的衣物轻触患者疼痛部位，会诱<br>发或加重其疼痛 | 1 | 0 |

评分：总分10分，≥4分可诊断神经病理性疼痛

### 三、疼痛的心理学评估

手术后慢性疼痛患者由于长时间的痛苦折磨，常常伴有焦虑和抑郁情绪或症状，继而又加重疼痛。大量研究证实，慢性疼痛患者常合并的精神心理障碍是焦虑和抑郁，并与疼痛程度呈明显的正相关。鉴于人对疼痛的感受是由生理、感觉、行为和认知等多因素构成。因此，就应从多方面对其进行认识和评估。这将有助于对那些合并严重心理障碍的疼痛患者进行有效治疗。

### （一）焦虑（anxiety）

是没有明确客观对象和具体观念内容的提心吊胆和恐惧不安的心情，还伴有显著的自主神经症状和肌肉紧张，以及运动性不安。疼痛引起恐惧，恐惧导致焦虑，其具体机制目前还不清楚，但研究发现当疼痛持续或短期内得不到缓解时，焦虑加重。

1. 焦虑自评量表（self-rating anxiety scale, SAS）　SAS由Zung于1971年编制，是含有20

个项目、4级评分的自评量表（表1-8）。SAS的20条项目中有15项是正向评分题，其中5项是反向评分题，包括第5、9、13、17和19题。SAS采用4级评分，正问题按照最近1星期项目所列症状出现的频度以1~4分评分，反问题按4~1评分。

结果分析：SAS的主要统计指标为总分。将20条项目的得分总和作为总粗分。量表协作组对我国1158名正常人SAS常模评定结果，总粗分为（29.78±10.07）分。正常上限为总粗分40分。

SAS可以反映焦虑的严重程度，但不能区分各类神经症，必须同时应用其他自评量表或他评量表如Hamilton量表等，才有助于神经症临床分类。

2. 汉密顿焦虑量表（Hamilton anxiety scale, HAMA） HAMA由Hamilton于1959年编制。它是精神科临床中常用的量表之一，包括14个项目（表1-9），分为躯体性和精神性两大类因子结构。躯体性焦虑：由（7）躯体性焦虑，肌肉系统；（8）躯体性焦虑，感觉系统；（9）心血管系统症状；（10）呼吸症状；（11）胃肠道症状；（12）生殖泌尿系统症状；（13）自主神经系统症状等7项组成。通过因子分析，不仅可以具体反映患者的精神病理学特点，也可反映靶症状群的治疗结果。

结果分析：总分能较好地反映病情严重程度。按照全国量表协作组提供的资料，总分超过29分，可能为严重焦虑；超过21分，肯定有明显焦虑；超过14分，肯定有焦虑；超过7分，可能有焦虑；如小于6分，患者就没有焦虑症状。一般划界分，HAMA14 项分界值为 14 分。

## 表 1-8 焦虑自评量表（SAS）

根据您最近 1 星期的实际情况在适当的方格里划√，每一条文字后有 4 个格，表示：①没有或很少时间；②小部分时间；③相当多时间；④绝大部分或全部时间。

| 问题： | ① | ② | ③ | ④ |
|---|---|---|---|---|
| 1. 我觉得比平时容易紧张或着急 | | | | |
| 2. 我无缘无故会感到害怕 | | | | |
| 3. 我容易心里烦乱或感到惊恐 | | | | |
| 4. 我觉得我可能将要发疯 | | | | |
| 5. 我觉得一切都很好 | | | | |
| 6. 我手脚发抖打颤 | | | | |
| 7. 我因为头疼、颈痛和背痛而苦恼 | | | | |
| 8. 我觉得容易衰弱和疲乏 | | | | |
| 9. 我觉得心平气和，并且容易安静坐着 | | | | |
| 10. 我觉得心跳得很快 | | | | |
| 11. 我因为一阵阵头晕而苦恼 | | | | |
| 12. 我有晕倒发作，或觉得要晕倒似的 | | | | |
| 13. 我吸气呼气都感到很容易 | | | | |
| 14. 我的手脚麻木和刺痛 | | | | |
| 15. 我因为胃痛和消化不良而苦恼 | | | | |
| 16. 我常常要小便 | | | | |
| 17. 我的手脚常常是干燥温暖的 | | | | |
| 18. 我脸红发热 | | | | |
| 19. 我容易入睡并且一夜睡得很好 | | | | |
| 20. 我做噩梦 | | | | |

## 表 1-9 汉密顿焦虑量表（HAMA）

| 项目明细 | 为无症状 | 轻 | 中等 | 重 | 极重 |
|---|---|---|---|---|---|
| 1. 焦虑心境 | ☐ | ☐ | ☐ | ☐ | ☐ |
| 2. 紧张 | ☐ | ☐ | ☐ | ☐ | ☐ |
| 3. 害怕 | ☐ | ☐ | ☐ | ☐ | ☐ |
| 4. 失眠 | ☐ | ☐ | ☐ | ☐ | ☐ |
| 5. 记忆或注意障碍 | ☐ | ☐ | ☐ | ☐ | ☐ |
| 6. 抑郁心境 | ☐ | ☐ | ☐ | ☐ | ☐ |
| 7. 肌肉系统症状 | ☐ | ☐ | ☐ | ☐ | ☐ |
| 8. 感觉系统症状 | ☐ | ☐ | ☐ | ☐ | ☐ |
| 9. 心血管系统症状 | ☐ | ☐ | ☐ | ☐ | ☐ |
| 10. 呼吸系症状 | ☐ | ☐ | ☐ | ☐ | ☐ |
| 11. 胃肠道症状 | ☐ | ☐ | ☐ | ☐ | ☐ |
| 12. 生殖泌尿系症状 | ☐ | ☐ | ☐ | ☐ | ☐ |
| 13. 自主神经症状 | ☐ | ☐ | ☐ | ☐ | ☐ |
| 14. 会谈时行为表现 | ☐ | ☐ | ☐ | ☐ | ☐ |

备注：总分☐☐

填表注意事项：在最适合患者情况中划一个钩"√"，所有项目采用 0~4 分的 5 级评分法，各级的标准为：（0）为无症状；（1）轻；（2）中等；（3）重；（4）极重

### （二）抑郁（depression）

常见症状为抑郁心境。90%以上的患者表现为抑郁；快感缺乏；疲劳感；说话、思维和运动迟滞；食欲改变；睡眠障碍；躯体不适；性欲低下；日常工作及娱乐活动兴趣降低；思维和注意力降低；无价值感；有自责感、罪恶感和羞耻感，这些是抑郁症的核心症状。

1. 抑郁自评量表（self-rating depression scale, SDS）　SDS 由 Zung 编制于 1965 年，为具有 20 个项目的自评量表（表 1-10）。抑郁自评量表使用简便，能有效反映抑郁状态的有关症状及其严重程度

和变化。特别适合于药理学研究中评定治疗前后的变化，以及在综合性医院中发现抑郁症患者。

表 1-10 抑郁自评量表（SDS）

下面有 20 条题目，每一条文字后有 4 个选项，分别表示：

A. 没有或很少时间（过去 1 周内，出现这类情况的日子不超过 1 天）；

B. 小部分时间（过去 1 周内，有 1~2 天有过这类情况）；

C. 相当多时间（过去 1 周内，有 3~4 天有过这类情况）；

D. 绝大部分或全部时间（过去 1 周内，有 5~7 天有过这类情况）

施测时间建议：5~10 分钟。

| | | | | |
|---|---|---|---|---|
| 1. 我觉得闷闷不乐，情绪低沉 | A | B | C | D |
| 2. 我觉得一天之中早晨最好 | A | B | C | D |
| 3. 我一阵阵哭出来或觉得想哭 | A | B | C | D |
| 4. 我晚上睡眠不好 | A | B | C | D |
| 5. 我吃的跟平常一样多 | A | B | C | D |
| 6. 我与异性亲密接触时和以往一样感觉愉快 | A | B | C | D |
| 7. 我发觉我的体重在下降 | A | B | C | D |
| 8. 我有便秘的苦恼 | A | B | C | D |
| 9. 我心跳比平时快 | A | B | C | D |
| 10. 我无缘无故地感到疲乏 | A | B | C | D |
| 11. 我的头脑跟平常一样清楚 | A | B | C | D |
| 12. 我觉得经常做的事情并没有困难 | A | B | C | D |
| 13. 我觉得不安而平静不下来 | A | B | C | D |

续表

| | | | | |
|---|---|---|---|---|
| 14. 我对将来抱有希望 | A | B | C | D |
| 15. 我比平常容易生气激动 | A | B | C | D |
| 16. 我觉得作出决定是容易的 | A | B | C | D |
| 17. 我觉得自己是个有用的人，有人需要我 | A | B | C | D |
| 18. 我的生活过得很有意思 | A | B | C | D |
| 19. 我认为如果我死了别人会生活得好些 | A | B | C | D |
| 20. 平常感兴趣的事我仍然照样感兴趣 | A | B | C | D |

记分：正向计分题 A、B、C、D 按 1、2、3、4 分计；反向计分题按 4、3、2、1 计分。

反向计分题号：2、5、6、11、12、14、16、17、18、20

结果分析：将 20 个项目的各个得分相加，即得总粗分。总粗分的正常上限参考值为 41 分，标准分等于总粗分乘以 1.25 后的整数部分。分值越小越好

标准分正常上限参考值为 53 分。标准总分 53~62 为轻度抑郁，63~72 为中度抑郁，72 分以上为重度抑郁

2. 汉密尔顿抑郁量表（Hamiltondepression-rating scale，HAMD）　HAMD 是 Hamilton 于 1960 年编制的用于反映与被试抑郁状态有关症状的严重程度和变化。为临床心理学诊断、治疗以及病理心理机制的研究提供科学依据。是临床上评定抑郁状态时用得最普遍的量表，汉密尔顿抑郁量表经过多次修订，版本有 17 项、21 项和 24 项 3 种。本书介绍的是 17 项版本（表 1-11），适用于具有抑郁症状的成年患者。

### 表 1-11 汉密顿抑郁量表（HAMD）

项目和评定标准：（0）为无；（1）轻度；（2）中度；
（3）重度；（4）很重

1. 抑郁情绪

   ● 只在问到时才诉述 ……………………………… 1

   ● 在言语中自发地表达 …………………………… 2

   ● 不用言语也可从表情、姿势、声音或欲哭中
     流露出这种情绪 ……………………………… 3

   ● 患者的自发语言和非自发语言（表情、动作）几
     乎完全表现为这种情绪。 …………………… 4

2. 有罪感

   ● 责备自己，感到自己已连累他人 …………… 1

   ● 认为自己犯了罪，或反复思考以往的过失和
     错误 ……………………………………………… 2

   ● 认为目前的疾病，是对自己错误的惩罚，或
     有罪恶妄想 …………………………………… 3

   ● 罪恶妄想伴有指责或威胁性幻觉 …………… 4

3. 自杀

   ● 觉得活着没有意义 …………………………… 1

   ● 希望自己已经死去，或常想到与死有关的事 … 2

   ● 消极观念（自杀念头） ……………………… 3

   ● 有严重自杀行为 ……………………………… 4

4. 入睡困难

   ● 主诉有时有入睡困难，即上床后半小时仍不能
     入睡 …………………………………………… 1

   ● 主诉每晚均有入睡困难 ……………………… 2

5. 睡眠不深

   ● 睡眠浅多噩梦 ………………………………… 1

- 半夜（晚上 12 点以前）曾醒来（不包括上厕所）…………………………………………… 2

6. 早醒

- 有早醒，比平时早醒 1 小时，但能重新入睡 … 1
- 早醒后无法重新入睡 ……………………… 2

7. 工作和兴趣

- 提问时才诉述 …………………………… 1
- 自发地直接或间接表达对活动、工作或学习失去兴趣，如感到没精打采，犹豫不决，不能坚持或需强迫自己去工作或活动 ………… 2
- 病室劳动或娱乐不满 3 小时 ……………… 3
- 因目前的疾病而停止工作，住院患者不参加任何活动或者没有他人帮助便不能完成病室日常事务。…………………………………… 4

8. 迟缓：指思维和语言缓慢，注意力难以集中，主动性减退。

- 精神检查中发现轻度迟缓 ………………… 1
- 精神检查中发现明显迟缓 ………………… 2
- 精神检查进行困难 ………………………… 3
- 完全不能回答问题（木僵）……………… 4

9. 激越

- 检查时表现的有些心神不定 ……………… 1
- 明显的心神不定或小动作多 ……………… 2
- 不能静坐，检查中曾站立 ………………… 3
- 搓手，咬手指，扯头发，咬嘴唇 ………… 4

10. 精神性焦虑

- 问到时才诉述 ………………………… 1
- 自发地表达 …………………………… 2
- 表情和言谈流露明显忧虑 …………… 3
- 明显惊恐 ……………………………… 4

11. 躯体性焦虑：指焦虑的生理症状，包括口干、腹胀、腹泻、打呃、腹绞痛、心悸、头痛、过度换气和叹息，以及尿频和出汗等。

- 轻度 ……………………………………… 1
- 中度，有肯定的上述症状 …………… 2
- 重度，上述症状严重，影响生活或需加处理 … 3
- 严重影响生活和活动 ………………… 4

12. 胃肠道症状

- 食欲减退，但不需他人鼓励便自行进食 …… 1
- 进食需他人催促或请求或需要应用泻药或助消化药 ………………………………… 2

13. 全身症状

- 四肢、背部或颈部沉重感，背痛，头痛，肌肉疼痛，全身乏力或疲倦 ……………… 1
- 上述症状明显 ………………………… 2

14. 性症状：指性欲减退、月经紊乱等。

- 轻度 ……………………………………… 1
- 重度 ……………………………………… 2

不能肯定，或该项对被评者不适合。（不计入总分）

15. 疑病

- 对身体过分关注 ……………………… 1
- 反复考虑健康问题 …………………… 2

续表

- ● 有疑病妄想 ……………………………… 3
- ● 伴幻觉的疑病妄想 ……………………… 4

16. 体重减轻

- ● 一周内体重减轻 1 斤以上 ……………… 1
- ● 一周内体重减轻 2 斤以上 ……………… 2

17. 自知力

- ● 知道自己有病，表现为忧郁 ……………… 0
- ● 知道自己有病，但归于伙食太差、环境问题、工作过忙、病毒感染或需要休息等 ………… 1
- ● 完全否认有病 …………………………… 2

结果分析：总分< 7 分，正常；7~17 分，可能有抑郁症；17~24 分，肯定有抑郁症；>24 分：严重抑郁症

（申 文 陈立平）

# 参考文献

1. Folstein MF, Luria R. Reliability, validity, and clinical application of the Visual Analogue Mood Scale. Psychol Med, 1973, 3 (4): 479-486.

2. Ohnhaus EE, Adler R. Methodological problems in the measurement of pain: a comparison between the verbal rating scale and thevisual analogue scale. Pain, 1975, 1 (4): 379-384.

3. Welsh EM, Gettinby G, Nolan AM. Comparison of a visual analogue scale and a numerical rating scale for assessment of lameness, using sheep as a model. Am J Vet Res, 1993, 54 (6): 976-983.

4. Hockenberry MJ, Wilson D, Winkelstein ML. Wong's Essentials of Pediatric Nursing. 7th ed. St. Louis, MO: Mosby, 2005, p. 1259.

5. 赵继军，陆小英，赵存凤等. 数字疼痛量表和描述疼痛量表的相关性研究和改进. 现代护理，2002，8（9）：657-661.

6. Melzack R. The McGill Pain Questionnaire: major properties and scoring methods. Pain, 1975, 1: 277-299.

7. Ronald Melzack. The short-form McGill Pain Questionnaire. Pain, 1987, 30: 191-197.

8. Daut RL, Cleeland CS, Flanery RC. Development of the Wisconsin Brief Pain Questionnaire to assess pain in cancer and other diseases. Pain, 1983, 17（2）：197-210.

9. Portenoy R. Development and testing of a neuropathic pain screening questionnaire: ID Pain. Curr Med Res Opin, 2006, 22（8）：1555-1565.

10. Bennett M. The LANSS Pain Scale: the Leeds Assessment of Neuropathic Symptoms and Signs. Pain, 2001, 92: 147-157.

11. Bouhassira D, Attal N, Alchaar H, etc. Comparison of pain syndromes associated with nervous or somatic lesions and development of a new neuropathic pain diagnostic questionnaire（DN4）. Pain, 2005, 114: 29-364.

12. Zung W. A rating instrument for anxiety disorders. Psychosomatics, 1971, 12: 371-379.

13. Hamilton M. The assessment of anxiety states by rating. Br J Med Psychol, 1959, 32（1）：50-55.

14. Zung W. Factors influencing the Self-Rating Depression Scale. Arch Gen Psychiatry, 1967, 16: 543-547.

15. Hamilton M. A rating scale for depression. J Neurol Neurosurg Psychiatry, 1960, 23: 56-62.

# 第二章

# 手术与创伤后慢性
# 疼痛的治疗

  手术与创伤后慢性疼痛的治疗应基于正确的诊断和评估基础之上。首先应是针对现有的器质性病理生理改变的治疗，即对因治疗，包括躯体因素和精神因素两个方面。同时，由于大多数的手术与创伤后慢性疼痛找不到明确的器质性病理生理改变而表现为各种慢性疼痛综合征。因此，针对慢性疼痛的治疗、最大限度地降低治疗带来的不良反应、维持患者的机体功能和提高患者的生活质量是临床医生面临的主要任务。本章主要介绍用于手术与创伤后慢性疼痛治疗的常用方法，包括药物治疗、神经阻滞、射频、神经调控等。

## 第一节 手术与创伤后慢性
## 疼痛的药物治疗

### 一、治疗原则

#### （一）基于疼痛强度的阶梯治疗原则
WHO癌痛药物治疗"三阶梯"（图2-1）治

疗的原则同样适用于慢性手术与创伤后疼痛治疗。具体内容为：在对手术与创伤后慢性疼痛的原因作出正确评估的基础上，根据患者疼痛的程度选择相应的镇痛药物。即对于轻度疼痛患者主要选用非阿片类镇痛药，如非甾体抗炎药（nonsteroidal anti-inflammatory drugs，NSAIDs）；中度疼痛选用弱阿片类药物；重度疼痛则选用强阿片类药物。每个阶梯均可以加用辅助用药，如抗惊厥药、抗抑郁药等。

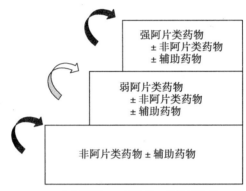

基本原则：口服给药、按阶梯给药、
按时给药、个体化给药、注意具体细节

图 2-1 WHO 癌痛药物治疗三阶梯

### （二）基于疼痛发生机制的药物选择

伤害性疼痛（炎性疼痛）可遵循"三阶梯"原则，按疼痛的程度选择镇痛药物。神经病理性疼痛可采纳相关神经病理性疼痛治疗指南，一线药物为抗惊厥药物（加巴喷丁或普瑞巴林，三叉神经痛可选择卡马西平或奥卡西平）和抗抑郁药物（阿米替林、度洛西汀或文拉法辛）；二线药物为曲马多或阿片类药物。混合型疼痛可遵循"三阶梯"治疗方案，并及时有效地选择抗惊厥或抗抑郁药物进行辅助治疗。

**（三）慢性阿片类药物治疗**（chronic opioid therapy，COT）**原则**

由于阿片类镇痛药存在滥用的可能，因而属于受管制药物。COT 治疗慢性手术与创伤后疼痛应遵循中国食品药品监督管理总局（ChinaFood and Drug Administration，CFDA）颁布的《强阿片类药物治疗慢性非癌痛使用指南》（以下简称《指南》）的相关原则和规定。《指南》指出"强阿片类药物治疗伤害性疼痛疗效确切，相当一部分神经源疼痛患者使用强阿片类药物症状可得到明显缓解。因此，在其他常用治疗方法无效时，应考虑强阿片类药物治疗。"并提出相关指导原则（强阿片类药物在慢性非癌痛治疗中的指导原则），包括：

1. 在其他常用的临床镇痛方法无效时，就可考虑采用强阿片类药物治疗；

2. 患者年龄大于 40 岁，疼痛病史超过 4 周（艾滋病患者、截瘫患者疼痛治疗不受此项年龄及疼痛病史的限制）；

3. 中度到重度的慢性疼痛（VAS 评分 ≥5 分）；

4. 慢性非癌痛诊断明确的患者（暂限定于带状疱疹后遗神经痛；骨、关节疼痛；腰背痛；神经、血管性疼痛；神经源性疼痛）；

5. 患者没有阿片类药物滥用史；

6. 采用强阿片类药物治疗时，执业医师应慎重选择对疼痛患者有效的用药处方，并进行药物剂量滴定和治疗方案的调整；

7. 必须仅由一位被授权的执业医师负责开

处方。该医师必须充分了解病情，与患者建立长期的治疗关系；

8. 在使用强阿片类药物之前，患者和医师必须对治疗方案和预期效果达成共识；

9. 患者必须签署知情同意书；

10. 按照"三阶梯"止痛疗法中按时给药的原则，镇痛药物应连续给予，强调功能改善并达到充分缓解疼痛的目的；

11. 开始治疗后，患者应至少每周就诊一次，以便调整处方。当治疗状况稳定后，可以减少就医次数。经治医师要定期随访患者，开始时应较频繁（如每周一次），以后可以每月一次。每次随访都要评估和记录镇痛效果、功能改善情况、用药及伴随用药和不良反应；

12. 每次就医时应注意评估的指标包括：①镇痛效果（VAS评分）；②功能状态（身体和精神）；③与阿片类药物相关的副作用；

13. 当疼痛加剧，加大用药剂量不能缓解时，可考虑住院治疗，以便密切观察加大药物剂量后的反应，并进行剂量调整；

14. 如果较小剂量强阿片类药物未能达到充分缓解疼痛，同时患者不能耐受，则应考虑停止使用强阿片类药物；

15. 强阿片类药物用于慢性非癌痛治疗，如疼痛已经缓解，应尽早转入"二阶梯"用药，强阿片类药物连续使用时间暂定不超过8周；

16. 疼痛治疗旨在缓解患者躯体和精神上的痛苦，必要时，应采取综合治疗措施；

17. 应建立医院保管的病历，记录治疗过程中不同时期的镇痛效果、功能状态、副作用及异常行为；

18. 若发现患者同时找两位以上医师开药、用药量剧增或有其他异常行为，应停药。

## 二、常用治疗药物

### （一）对乙酰氨基酚和非甾体类抗炎药

非甾体类抗炎药是一类具有解热、镇痛、抗炎、抗风湿、抗血小板聚集作用的药物，主要通过抑制前列腺素（PG）合成过程中的环氧合酶（COX）减少前列腺素的合成而发挥药理作用。

目前，已发现 3 种环氧合酶，即 COX-1、COX-2 和 COX-3。以前认为 COX-1 为结构酶，存在于正常组织中，维持胃肠、肾脏、血小板等组织器官的生理功能；该酶受抑制则产生消化道溃疡、穿孔、出血、肾损伤等副作用。COX-2 为诱导酶，只有在受炎症因子刺激时才在炎症组织中表达产生，参与炎症反应。随着研究的深入逐渐发现，COX-1 和 COX-2 的分布有重叠现象，COX-1 有可能也参与炎症反应，COX-2 也可能参与维持人体的某些正常功能。COX-3 可能只存在于中枢，与对乙酰氨基酚的作用机制有关。

1. 对乙酰氨基酚（paracetamol） 对乙酰氨基酚是临床常用的中枢解热镇痛药，具有抑制中枢 COX-2，并对 COX-3 选择性易感，还有调节抑制下行 5-HT 能通路和抑制中枢 NO 的合成的作用。单独应用对轻、中度疼痛有效，与阿片类或曲马多或 NSAIDs 药物联合应用，可发挥镇痛相加或协同效应。常用剂量为每 4~6 小时口服 10~15mg/kg，最大日剂量不超过 100mg/kg，日口服剂量超过 4000mg 可引起严重肝损伤和急性肾小管坏死，联合给药时剂量不超过 2000mg/d。

2. NSAIDs

（1）NSAIDs 的分类：临床根据 NSAIDs 对 COX 选择性的不同分为 3 类，即：COX-1 选择性抑制剂，代表药物是小剂量阿司匹林；COX 非特异性抑制剂，代表药物包括大剂量阿司匹林、吲哚美辛，布洛芬、双氯芬酸、萘普生，以及美洛昔康（meloxicam）、氯诺昔康（lornoxicam），依托度酸（etodolac）等；COX-2 选择性抑制剂，代表药物包括塞来昔布（celecoxib）、帕瑞昔布（parecoxib）、依托考昔（etoricoxib）。

（2）常用 NSAIDs：NSAIDs 主要用于缓解轻、中度疼痛，或作为辅助用药与阿片类药物联合，用于中、重度疼痛。常用口服或注射用 NSAIDs 药物的剂量和作用时间见表 2-1 和表 2-2。

表 2-1　常用的口服 NSAIDs 类药物

| 药物 | 每日最大剂量（mg） | 每次剂量（mg） | 次/日 |
|---|---|---|---|
| 缓释布洛芬 | 2400~3600 | 400~600 | 1~2 |
| 缓释双氯芬酸 | 75~150 | 25~50 | 1~2 |
| 美洛昔康 | 7.5~15 | 7.5~15 | 1 |
| 氯诺昔康 | 24~32 | 8 | 3 |
| 塞来昔布 | 200~400 | 100~200 | 1~2 |
| 依托考昔 | 120 | 30~120 | 1~2 |

表 2-2 注射用 NSAIDs 类药物

| 注射液 | 剂量范围（mg） | 起效时间（min） | 维持时间（h） | 用法和用量 |
|---|---|---|---|---|
| 氯诺昔康 | 8~16 | 20 | 3~6 | iv/ivgtt：每次 8mg，1~2 次/天，不应超过 16mg/d |
| 酮洛酸 | 10~60 | 50 | 4~6 | im：开始每次 30~60mg，以后 15~30mg/6h，最大量 120mg/d，连续用药不超过 2 天 |
| 氟比洛芬酯 | 50~200 | 15 | 4~8 | iv/ivgtt：每次 50mg，每天 1~2 次 |
| 帕瑞昔布钠 | 40~80 | 7~13 | 6~12 | im/iv：首次剂量 40mg，随后 40mg/12h |

（3）NSAIDs 副作用及使用高危因素：非选择性 NSAIDs 抑制体内所有前列腺素物质的生成，在抑制炎性前列腺素生成发挥解热、镇痛、抗炎效应的同时，也抑制了对生理功能有重要保护作用的前列腺素，可能导致血小板、消化道、肾脏和心血管副作用，其他副作用还包括过敏反应及肝脏损害等。选择性 COX-2 抑制药不影响血小板功能。所有非选择性 NSAIDs 和选择性 COX-2 抑制药都影响肾功能，在脱水、血容量减低等肾前性或肾实质性损害患者可能导致肾衰竭。一般而言，非选择性 NSAIDs 的消化道损害发生率高于选择性 COX-2 抑制药。由于对心脏的影响既取决于药物对前列环素，血栓素，也和

药物对 NO 等的影响有关，选择性 COX-2 抑制药的心血管并发症发生率是否高于非选择性 NSAIDs 仍未确定。使用环氧化酶抑制剂的高危因素见表 2-3。

表 2-3　使用 NSAIDs 的高危因素

| |
| --- |
| 年龄>60 岁（男性易发） |
| 原有易损脏器的基础疾病：<br>　　　上消化道溃疡、出血史<br>　　　缺血性心脏病或脑血管病史：<br>　　　　　冠状动脉搭桥围术期禁用；脑卒中或脑缺血发<br>　　　　　作史慎用<br>　　　肾功能障碍<br>　　　出、凝血机制障碍（包括使用抗凝药） |
| 同时服用皮质激素、血管紧张素转化酶抑制剂<br>（ACEI）及利尿剂 |
| 长时间、大剂量服用 |
| 高血压、高血糖、吸烟、酗酒 |

（4）NSAIDs 使用时注意事项

1）轻度非炎性疼痛时，首选对乙酰氨基酚止痛，疗效不佳或合并炎性疼痛时再考虑使用 NSAIDs 治疗，任何 NSAIDs 均不宜长期、大量服用，以避免毒性反应。

2）NSAIDs 均有"天花板"效应，故不应超量给药；此类药物的血浆蛋白结合率高，故不同时使用两种药物，但一种药物效果不佳，可能另外一种药物仍有较好作用。

3）无胃肠道溃疡或出血的危险因素时，可用非选择性 COX 抑制剂，酌情考虑是否同时给予质子泵抑制剂。长期服药应首选选择性 COX-2

抑制剂 NSAIDs，在老年人使用前应评估心血管事件的风险。

4）存在 NSAIDs 高危因素时应避免使用。除禁忌证（慢性肾功能不全、冠状动脉搭桥术后）外，如确需 NSAIDs 治疗的，应定期监测血压、尿素氮、肌酐、血常规和大便潜血。

## （二）阿片类药物

1. 概述　阿片类药物又称麻醉性镇痛药（narcotic analgetics），具有可靠的镇痛作用，而且它们的副作用（如便秘、恶心、呕吐、镇静、呼吸抑制）通常能被预防、治疗或逆转，因此仍然是治疗中、重度疼痛的"金标准"。在过去的几十年中，一方面阿片类处方药物在治疗慢性非恶性疼痛（chronic nonmalignant pain，CNMP）中使用更加普遍；另一方面阿片类药物治疗 CNMP 产生的风险和疗效也存在两种极端的争论，因而阿片类药物的使用仍有争议。目前国内批准可用于慢性非癌痛的强阿片类药物包括吗啡（鞘内途径）、芬太尼透皮贴剂、羟考酮缓释片和美沙酮。

阿片类药的副作用可分为短时间耐受、中时间耐受和长时间耐受 3 大类。镇静、意识模糊（包括幻觉）、嗜睡、恶心、呕吐、瘙痒、呼吸抑制以及尿潴留都是短暂反应，持续用药数天或 1~2 周后这些症状都可消失。瞳孔缩小则需数月至 1 年方可耐受。最顽固和持久的副作用是便秘，见于所有使用强、弱阿片药的情况下。

耐受和躯体依赖也是长时间用药后的副作用。阿片耐受性发生缓慢，个别患者可能因基因突变导致迅速对吗啡耐受。对产生耐受性的患者更换所用的阿片类药物（阿片轮换）可减少剂量，达到减低副作用和提高止痛效应的双重作用。躯体依赖表现为突然停药时出现戒断症状，可通过逐渐减量来避免这种现象。

2. 常用阿片类药物

（1）吗啡（morphine）：鞘内吗啡镇痛是通过激活脊髓和脊髓上阿片受体而产生强效的镇痛作用。常用药物为硫酸吗啡。鞘内吗啡最大优点是不仅具有强效的镇痛效应，而且对运动神经不产生作用、对交感神经的作用很小。鞘内注射吗啡对急性、延迟性和各种慢性疼痛均有效，对神经病理性疼痛也有一定疗效，是人类鞘内给药的金标准。

胃肠外，静脉吗啡用量和鞘内吗啡用量之比为100∶1，使得后者有着良好的镇痛效果和较少的副作用。鞘内吗啡镇痛效果的决定因素是脑脊液中吗啡的浓度。推荐剂量或初始剂量为0.2~0.5mg，长期输注最大推荐剂量为20mg/d，如果20mg/d以上患者疼痛仍未缓解，用其他方法治疗应考虑痛觉吗啡过敏综合征。

在鞘内给药时亦可以产生与全身给药相似的不良反应，如呼吸抑制、瘙痒、恶心、呕吐、镇静、排尿困难、便秘、耐药性等不良反应，但少于全身给药。

鞘内吗啡特有的并发症是导管顶端炎性团块的形成。如果镇痛作用突然消失或产生新的逐渐加重的神经症状，应该考虑导管尖部炎性团块的形成。炎性团块的发生率随药物剂量/浓度的增加而增加，然后是脑脊液外漏与长期导管留置。

（2）羟考酮（oxycodone）：羟考酮是从阿片类生物碱蒂巴因提取合成的半合成阿片类药。羟考酮是阿片受体纯激动剂，其作用类似吗啡等纯阿片受体激动剂，等效止痛作用强度为吗啡的1.5~2倍。

1）羟考酮的复方制剂：羟考酮的复方制剂包含羟考酮5mg＋对乙酰氨基酚325mg，适用于手术与创伤后中~重度疼痛的治疗。常用剂量为1~2粒，口服，1/(6~8h)，每日最大剂量为6片是考虑到对乙酰氨基酚的肝脏毒性（在复合制剂中对乙酰氨基酚每日最大剂量应≤2g）。

2）羟考酮控释剂：羟考酮控释剂采用了AcroContin的精确控释技术，可以让38%的羟考酮从控释片中快速释放，随后其余62%的羟考酮持续缓慢的释放。因此，控释剂口服后1小时内起效，约3小时达峰浓度，且持续作用达12小时。羟考酮的主要代谢产物有去甲羟考酮、羟氢吗啡酮和3-葡糖醛酸苷。去甲羟考酮镇痛作用很弱，羟氢吗啡酮虽有镇痛作用但量极低，无实际临床意义。

羟考酮控释片为CFDA批准的可用于慢性中、重度非癌痛治疗的强阿片类药物之一。适用于中、重度慢性手术与创伤后疼痛患者。起始剂量取决于疼痛强度，未使用过阿片类药物患者，羟考酮控释剂初始剂量一般为5~10mg口服，1/12h，可根据疼痛缓解情况调整剂量。文献报道，对慢性神经病理性疼痛患者，羟考酮的有效剂量在60~12mg/d。

羟考酮的不良反应有头晕、嗜睡、恶心等。肝肾功能不全，甲状腺功能严重减退、前列腺肥大和尿道狭窄患者慎用。

羟考酮控释剂必须整片吞服，不得掰开、咀

嚼或研磨，否则会导致羟考酮快速释放和迅速吸收并产生相应的副作用。临床使用剂型有 5mg、10mg、20mg 和 40mg 四种规格。

（3）芬太尼（fentanyle）：芬太尼是人工合成的苯乙哌啶类药物，化学结构与哌替啶相似，为 μ-受体激动剂，可产生中枢神经系统镇痛和镇静作用。芬太尼透皮贴剂（Transdermal fentanyl，TDF）是芬太尼经皮吸收的给药制剂，属强阿片类药物。TDF 是 CFDA 批准的可用于慢性非癌痛治疗的强阿片类药物之一，主要用于治疗慢性中~重度癌痛和非癌痛。

首次使用 TDF 后 6~12 小时逐步开始出现镇痛作用，一般 24 小时达峰浓度，且在整个 72 小时期间保持稳定的血药浓度。TDF 的芬太尼释放剂量与 TDF 膜的表面积成正比，即为 25mg/（$10cm^2$）。该药膜国内有 2 种规格，即 $10cm^2$ 和 $20cm^2$ 的 TDF 释放速度分别为 $2550\mu g/h$ 和 $50\mu g/h$。TDF 主要经肝脏代谢，其代谢产物无止痛作用。约 75% 的药物以代谢物形式、10% 以原形经尿排出，约 9% 经粪便排出。TDF 与口服吗啡的等效转化参照下列公式：

TDF 剂量$(\mu g/h)$ = 24 小时口服吗啡量$(mg)\times 1/2$

TDF 的不良反应与吗啡等阿片类药相似。与吗啡相比，TDF 所致恶心呕吐、便秘等不良反应较低，与芬太尼易透过血-脑屏障较快分布于疼痛中枢，而分布于胃肠道的剂量较低有关。约 4%~13% 的患者在贴药膜区出现局部皮肤轻微非过敏性刺激征，表现为皮肤潮红，瘙痒，在停药后 24 小时内自行消失。

（4）美沙酮（methadone）：美沙酮，在结构上与其他阿片源性生物碱无关，通常是以它的两个同分异构体，d-美沙酮（S-met）和 l-美沙酮（R-Met）的外消旋混合物形式存在，二者具有不同的作用模式。d-美沙酮能拮抗 NMDA 受体，抑制 5-HT 和去甲肾上腺素的再摄取；而 l-美沙酮（R-met）具有阿片受体激动剂特性。临床研究证实，美沙酮能够减轻阿片诱导的耐受并能治疗神经性疼痛。对于某些难治性手术与创伤后慢性疼痛，如对常用药物，包括阿片类药物、抗癫痫药、抗抑郁药等不敏感，可以考虑使用美沙酮缓解疼痛。

美沙酮容易吸收，口服生物利用度（大约 80%，范围 40%~99%）约为吗啡的 3 倍。美沙酮具有高亲脂性，因此在组织分布广泛（平均分布体积 = 6.7ml/kg），同时缓慢清除（平均半衰期 = 26.8 小时；范围 15~55 小时）。美沙酮的消除为双消除时相，α-清除阶段（分布期）持续 8~12 小时，相当于镇痛时期，通常不超过 6~8 小时。因此，由于需要达到双时相分布稳态动力学，镇痛初始可能需要频繁给药。β-清除阶段（清除期）在 30~60 小时之间，足以防止阿片类戒断症状产生，但不足以镇痛。这为阿片类药物维持治疗时每 24 小时给药，镇痛时每 6~12 小时给药的美沙酮处方提供了依据。

美沙酮没有已知的活性代谢物，它经过肝脏代谢，主要通过细胞色素 P450（CYP）家族的酶发生 N-脱甲基作用。因此，由于几种 CYP 酶包括 CYP3A4、CYP2D6 和 CYP2B6 的诱导、抑制或底物竞争，造成美沙酮与多个药物具有潜在相互作用。

美沙酮等效镇痛剂量转换仍然是不确定的。由美国疼痛医学学会和美国疼痛学学会的专家组成的小组推荐，大多数未使用过阿片类药物的成年人的安全起始剂量是每 8 小时口服 2.5mg，后续剂量的增加最多是按周调节。这个专家小组没有推荐从其他阿片类药物转换成美沙酮的特定方法，但建议阿片耐受患者甚至是以前使用高剂量阿片类药物的患者的起始剂量不高于每天 30～40mg。由于没有足量的研究提供统一的指南。

NCCN 成人癌痛指南建议阿片耐受患者如果 30mg/d ≤ 口服吗啡 ≤ 90mg/d（或相同等效剂量的阿片类药物），美沙酮：吗啡＝1∶4 转换；如果 90mg/d < 口服吗啡 ≤ 300mg/d（或相同等效剂量的阿片类药物）美沙酮：吗啡＝1∶8 转换；如果口服吗啡 > 300mg/d，美沙酮：吗啡＝1∶12 转换。转换后的美沙酮减量 25%～50%，分次（1/8h）口服。由于缺乏足够的研究提供统一的指南，从美沙酮到另一种阿片类药物的转化更加不明确。因此，美沙酮给没有经验的临床医师带来预测效果的挑战。

由于认识到美沙酮有导致恶性心律失常（QTc 间期延长导致尖端扭转型室性心动过速）的可能，需要特别提醒的是：如果患者 QTc 间期大于 450ms 但少于 500ms，应该和患者分析潜在的风险和益处，并更频繁的监测；如果 QTc 间歇超过 500ms，应考虑减少美沙酮用量或停药；消除诱因，如促进低钾血症的药物；或者选用的其他替代疗法，并且随后周期性监视 QTc 间期。

（5）丁丙诺啡和丁丙诺啡透皮贴剂

1）丁丙诺啡（buprenorphine）：丁丙诺啡是

一种二类管制的半合成阿片，是吗啡生物碱二甲基吗啡的衍生物。丁丙诺啡具有 μ 阿片受体部分激动剂、κ 和 δ 阿片受体的拮抗剂的活性。丁丙诺啡的部分激动剂活性导致形成具有"钟形"剂量-反应曲线的上限剂量，提示丁丙诺啡的镇痛效果有限。然而，也有人认为在临床相关的剂量下没有镇痛封顶效应，但是在高剂量时较难预测丁丙诺啡与吗啡额等效剂量。

丁丙诺啡具有高度亲脂性，认为比口服吗啡强 30~40 倍。由于通过肝脏代谢的首关效应，丁丙诺啡的生物利用度大约是 10%~15%。丁丙诺啡主要是通过肝细胞色素酶 p450 CYP3A4 代谢成无活性和有活性的代谢产物。其中有活性的代谢产物去甲丁丙诺啡具有较强的呼吸抑制作用，对于有中度至重度肝功能不全或那些服用可能诱导产生 CYP3A4 酶的患者在使用丁丙诺啡时需要密切监测。丁丙诺啡对于合并有肾脏疾病，甚至包括那些透析的患者是安全的。

2）丁丙诺啡透皮贴剂（buprenorphine transdermal patch，BTP）：BTP 在 24 小时内缓慢吸收达到有效治疗浓度，随着贴剂时间延长，药效时间逐渐延长，且丁丙诺啡最大血浆浓度基本维持一致。一项开放、随机、连续给药的药动学研究的结果显示，丁丙诺啡透皮贴剂 10mg 首次使用后 48 小时达到血浆浓度稳态，可持久稳定释放丁丙诺啡适用于 7 天，且各周血药浓度相似。

BTP 低剂量（5~10mg）主要用于慢性非癌痛、高剂量（30~60mg）主要用于癌痛的治疗。老年患者使用 BTP 时不必因药动学的原因改变剂量。一份对于老年人重度疼痛管理的专家共识，对最常用的 6 种 WHO 三阶梯阿片类药物（丁丙诺啡、芬太尼、氢吗啡酮、美沙酮、吗啡和羟考酮）进行系统回顾，推荐丁丙诺啡作为老年患者治疗的一线首选阿片类药物。

丁丙诺啡的不良反应与吗啡相似但较吗啡为轻。长期使用可产生耐受性及依赖性，戒断症状于停药后 30 时才出现，但持续时间和症状均比吗啡轻。纳洛酮不能逆转其呼吸抑制。

## （三）曲马多（tramadol）

曲马多是一种作用机制比较特殊的中枢镇痛药，曲马多的镇痛强度约为吗啡的 1/10。曲马多有两种异构体：（+）-曲马多和（−）-曲马多。前者及其代谢产物（+）-O-去甲基曲马多（M1）是 μ 受体的激动剂（吗啡的 1/6000），两者又分别抑制中枢 5-HT 和去甲肾上腺素的再摄取，提高了对脊髓疼痛传导的抑制作用。两种异构体的协同作用增强了镇痛作用并提高了耐受性。

循证医学证据表明，曲马多适用于缓解轻、中度慢性疼痛以及神经病理性疼痛。被多个指南推荐为治疗神经病理性疼痛的二线或三线用药，与曲马多抑制中枢 5-HT 和去甲肾上腺素的再摄取有关。

曲马多缓释片间隔 12 小时给药，提供中到强度镇痛，安全性较好。曲马多在慢性疼痛使用的原则是低剂量开始，逐步增剂量（start low, go slow），如第 1 天剂量为睡前 50mg，第 2 天剂量为 50mg，每天 2 次，第 3 天剂量为 50mg，每天 3 次，第 4 到 7 天剂量为 100~200mg，每天 2 次。

曲马多最常见的副作用为恶心、呕吐，预先给予止吐药（甲氧氯普胺）可以预防；曲马多引起头晕、便秘、镇静、耐受和依赖的发生率比阿片类药物要低，且程度较轻；曲马多仅在肾衰竭者因 M1 代谢产物蓄积才可能导致呼吸抑制，通常情况下曲马多并无呼吸抑制之虞。

氨酚曲马多（Paracetamol and tramadol hydrochloride）是曲马多（37.5mg）与对乙酰氨基酚（325mg）的合剂，属即释剂型，剂量范围 2~6 片/天，分 3~4 次口服。

**（四）抗癫痫药**（antiepileptics）

抗癫痫药最初用于治疗神经病理性疼痛，现在则已被广泛应用于治疗慢性疼痛，特别是撕裂样痛、烧灼样痛和麻木样痛。根据作用机制，抗癫痫药分为 3 大类：一类是抑制电压依赖性的 $Na^+$ 通道降低神经元的兴奋性（如卡马西平、奥卡西平等）；另一类是增强 $\gamma$-氨基丁酸（GABA）介导的抑制性突触的传递功能；第三类抑制电压依赖性 T-型 $Ca^{2+}$ 通道（如加巴喷丁片、普瑞巴林）。到目前为止，在常用于治疗神经病理性疼痛的抗癫痫药中，只有卡马西平、加巴喷丁和普瑞巴林的临床随机试验被证实有效，苯妥英钠和拉莫三嗪的效果仍有争议。常用的抗癫痫药剂量、剂量范围和副作用见表 2-4。

1. 卡马西平（carbamazepine）  卡马西平结构类似于三环类抗抑郁药（TCAs），具有抗惊厥、抗癫痫、抗神经病理性疼痛等作用，其作用机制可能与其降低神经细胞膜对 $Na^+$ 和 $Ca^{2+}$ 的通透性、降低神经元的兴奋性和延长不应期、增强 GABA 神经元的突触传递功能有关。

卡马西平是治疗三叉神经痛的一线药物，也是被 FDA 批准的用于治疗神经病理性疼痛的第

表 2-4 疼痛治疗常用抗癫痫药物

| 抗癫痫药物 | 常规剂量 | | 剂量范围（mg/d） | 副作用（部分） |
|---|---|---|---|---|
| 卡马西平 | 100mg | 1/8h | 100~1200 | 嗜睡，骨髓抑制，肾结石 |
| 奥卡西平 | 300mg | 1/12h | 150~1800 | 嗜睡，头晕，眩晕 |
| 加巴喷丁 | 300mg | 1/8h | 200~3600 | 嗜睡，眩晕 |
| 普瑞巴林 | 75mg | 1/12h | 150~600 | 嗜睡，眩晕 |
| 丙戊酸钠 | 250mg | 1/8h | 600~2400 | 嗜睡，头痛，躁动，情绪不稳，记忆力减退 |
| 苯妥英钠 | 100mg | 1/8h | 200~600 | 复视，平衡失调，言语不清 |
| 氯硝西泮 | 0.5mg | 1/8h | 2~7 | 嗜睡，平衡失调，异常行为 |
| 拉莫三嗪 | 50mg | 1/12h | 50~200 | 皮疹，乏力，胃部不适 |
| 左乙拉西坦 | 250mg | 1/12h | 250~1500 | 嗜睡，眩晕 |
| 托吡酯 | 25mg | 1/12h | 200~400 | 共济失调，注意力不集中，思维混乱，头晕，乏力，言语障碍，语言问题 |

一个抗癫痫药。卡马西平在手术与创伤后慢性疼痛治疗中，适用于三叉神经痛、舌咽神经痛和周围神经损伤后慢性神经病理性疼痛的治疗。成人开始每次 100mg，每天 3 次；第 2 天后隔日增加 100～200mg，直至疼痛缓解，维持量 400～800mg/d，分次服用；最高剂量不超过 1200mg/d。

卡马西平较常见的不良反应是中枢神经系统反应，表现为视力模糊、复视、眩晕、眼球震颤。其中最常见的剂量相关不良反应是复视和共济失调。其他的剂量相关性不良反应包括轻度的胃肠道不适，高剂量引起嗜睡。因刺激抗利尿激素分泌引起水潴留和低钠血症，发生率约为 10%～15%，呈剂量依赖性。较少见的不良反应有变态反应、Stevens-Johnson 综合征或中毒性表皮坏死溶解症、皮疹、荨麻疹、瘙痒；儿童行为障碍、严重腹泻、红斑狼疮样综合征。卡马西平的特异质反应为骨髓抑制，属于罕见的不良反应。

2. 奥卡西平（oxcarbazepine）　奥卡西平是卡马西平的 10-酮基衍生物，该药和其单羟基衍生物（MHD）主要通过阻断神经细胞的电压依赖性 $Na^+$ 通道，稳定过度兴奋的神经细胞膜，抑制神经元重复放电，减少神经冲动的突触传递而发挥药理作用。在疼痛治疗中主要用于不能耐受卡马西平或用其治疗无效的三叉神经痛、舌咽神经痛等神经病理性疼痛。

奥卡西平起始剂量为 150～300 毫克/次，每天 2～3 次，根据临床疗效及患者耐受程度，逐渐增加剂量，每次增加剂量不要超过 600mg，最高量不超过 1800mg/d。维持剂量范围在 600～1800mg/d 之间。

奥卡西平最常见的不良反应包括嗜睡、头痛、头晕、复视、恶心、呕吐和疲劳。用药开始时可能出现轻度的不良反应，如乏力、头晕、头痛等，继续用药后这些不良反应可消失。偶见胃肠功能障碍、皮肤潮红、血细胞计数下降等不良反应，罕见严重过敏反应。应注意其与卡马西平有交叉过敏，发生率约 25%~30%。对本药过敏及房室传导阻滞者禁用。

3. 加巴喷丁（gabapentine）　加巴喷丁为 GABA 的衍生物，是第二代抗惊厥药，是目前治疗多种神经病理性疼痛的一线药物。加巴喷丁可能的作用机制包括：①对 NMDA 受体的拮抗作用：NMDA 受体复合物活化时引起钙离子内流，在疼痛刺激引起的中枢敏化过程中起关键作用；②对中枢神经系统钙离子通道的拮抗和对外周神经的抑制作用：通过抑制神经原细胞的钙离子内流，降低了兴奋性氨基酸的释放（如谷氨酸）；③对 GABA 介导的传入通路的抑制（减少了兴奋性传入信号）引起对中枢神经系统的作用：增加 GABA 的合成和减少 GABA 的降解。

临床研究证实，加巴喷丁在治疗多种神经病理性疼痛以及一些特定的慢性疼痛方面具有明显的疗效。在临床疼痛治疗中，加巴喷丁已成为治疗带状疱疹后神经痛、糖尿病性周围神经痛、癌性神经痛、三叉神经痛、多发性硬化症引起的神经痛、复杂区域疼痛综合征以及其他神经痛的治疗或辅助治疗。

加巴喷丁用于手术与创伤后慢性神经病理性疼痛的治疗的起始剂量为 100 毫克/次，每天 3 次，根据临床疗效及耐受程度逐渐增加，直至疼痛缓解。一般有效剂量为 900～1800mg/d，最高用药量可达 3600mg/d。在治疗过程中，加巴喷丁的停药或新治疗方案的加入需逐渐进行，时间最少为 1 周。

最常见的不良反应有嗜睡、疲劳、眩晕、头痛、恶心、呕吐、体重增加、紧张、失眠、共济失调、眼球震颤、感觉异常及复视。常见于用药早期，从小剂量开始，缓慢增加剂量，多数人可以耐受。

4. 普瑞巴林（pregabalin） 普瑞巴林为一种新型抗癫痫药，与加巴喷丁结构上相近，但比后者具有更好的生物利用度和线性药动学。其作用机制包括：①调控上行传导通路：普瑞巴林与 $\alpha2-\delta$ 亚基结合，抑制电压门控钙离子通道向背角的转运，调控突触前膜电压门控钙离子通道的开放，减少钙离子内流，降低神经元兴奋性，从而起到止痛、抗焦虑和抗惊厥的作用；同时改善疼痛和睡眠、情绪如焦虑和抑郁等症状。②调控下行抑制通路：普瑞巴林与 $\alpha2-\delta$ 亚基结合，抑制了 GABA 能神经元（抑制性中间神经元）的活性，从而削弱了 GABA 能神经元对下行通路中 NE 的作用，导致下行抑制作用增强，疼痛缓解。具有起效迅速、镇痛作用好等优点。

普瑞巴林作为治疗神经病理性疼痛的一线用药，广泛用于治疗各种周围神经病理性疼痛、中枢神经病理性疼痛、纤维肌痛症、不宁腿综合征、复杂性区域疼痛综合征等。此外，还可用于广泛性焦虑障碍的辅助治疗。

治疗手术与创伤后慢性神经病理性疼痛，普瑞巴林的起始剂量为 75 毫克/次，每天 2 次，根据临床疗效及患者耐受性，可在 1 周内增至 150

毫克/次，每天 2 次。2~4 周后疼痛未得到充分缓解且可耐受的患者，可增至 300 毫克/次，每天 2 次。最高量不超过 600mg/d。由于普瑞巴林主要经肾脏排泄清除，肾功能减退的患者应调整剂量。以上推荐剂量适用于肌酐清除率≥60ml/min 的患者。如需停用普瑞巴林，建议至少用 1 周时间逐渐减停。若突然或快速停药后，一些患者可能出现失眠、恶心、头痛和腹泻等症状。

肾功能损伤的患者应根据肌酐清除率调整剂量。肝功能损伤患者不需要调整用药剂量。年龄 65 岁以上的老年患者由于肾功能减退可能需要减量。由于儿童及青少年人群中安全性和疗效的数据不充足，年龄小于 12 岁的儿童和青少年（12~17 岁）不推荐使用普瑞巴林。

普瑞巴林最常见的不良反应为头晕、嗜睡，多数为轻、中度，且呈剂量相关性。较少见的不良反应有共济失调、意识模糊、乏力、思维异常（主要为集中精力困难）、视物模糊、运动失调、口干、水肿、体重增加等。普瑞巴林可能引起外周水肿，心功能Ⅲ或Ⅳ级的充血性心衰患者应慎用。

**（五）抗抑郁药**（antidepressants）

抗抑郁药通过对疼痛传递过程中的特殊神经递质和离子通道的调节作用，可以用于神经病理性疼痛的治疗。有证据表明，抗抑郁药的镇痛作用并非由其抗抑郁作用所介导，抗抑郁药治疗慢性疼痛的起效时间（3~7 天）比抗抑郁症的起效时间快得多（14~21 天），因此抗抑郁药的镇痛作用既有继发于抗抑郁作用的效应，也具有不依赖其抗抑郁作用的独立镇痛效应。疼痛治疗常用的抗抑郁药剂量、剂量范围及副作用见表 2-5。

表 2-5　疼痛治疗常用抗抑郁药物

| 抗抑郁药（分类） | 常规剂量（mg/d） | 剂量范围（mg/d） | 副作用 |
| --- | --- | --- | --- |
| 阿米替林（TACs） | 25 | 12.5~150 | 嗜睡，口干，体重增加，便秘，癫痫发作，心脏毒性，尿潴留 |
| 去甲替林（TACs） | 25 | 25~100 | 嗜睡，口干，体重增加，便秘，癫痫发作，心脏毒性，尿潴留 |
| 度洛西汀（SNRIs） | 60 | 30~120 | 失眠，恶心，头晕，乏力，便秘 |
| 文拉法新（SNRIs） | 37.5 | 150~225 | 血压升高，消瘦，口干，阳痿，震颤 |
| 米氮平（NaSSA） | 10 | 7.5~30 | |
| 地昔帕明（NRIs） | 75 | 50~200 | 嗜睡，口干，体重增加，便秘，癫痫发作，心脏毒性，尿潴留 |
| 氟西汀（SSRIs） | 20 | 5~60 | 焦虑，紧张，失眠，震颤，胸痛，腹泻 |
| 帕罗西汀（SSRIs） | 20~40 | 20~50 | 嗜睡，头晕，失眠，头痛 |

根据抗抑郁药化学结构及作用机制不同，可分为：三环类抗抑郁药（ricyclic antipsychotics，TCAs）、单胺氧化酶抑制剂（monoamine oxidase inhibitor，MAOIs）、选择性 5-羟色胺再摄取抑制剂（selective serotonin reuptake inhibitors，SSRIs）、选择性去甲肾上腺素再摄取抑制剂（selective norepinephrine reuptake inhibitors，NRIs）、选择性 5-羟色胺和去甲肾上腺素再摄取抑制剂（selective serotonin-norepinephrine reuptake inhibitors，SNRIs），以及去甲肾上腺素能和特异性 5-羟色胺能抗抑郁药（noradrenergic and specific serotonergic antidepressants，NaSSA）等。

1. 阿米替林（amitriptyline） 为 TCAs 类抗抑郁药，通过抑制 5-HT 和 NA 的再摄取（对 5-HT再摄取的抑制更强）而发挥镇痛作用。阿米替林口服吸收好，8~12 小时血药浓度达高峰。生物利用度为 31%~61%，蛋白结合率 82%~96%，半衰期（$t_{1/2}$）为 31~46 小时，表观分布容积（Vd）5~10L/kg。主要在肝脏代谢，活性代谢产物为去甲替林，自肾脏排泄，可分泌入乳汁，老年患者由于代谢和排泄能力下降，敏感性增强，应减少用量。

阿米替林适用于伴有抑郁症状的手术与创伤后慢性疼痛，尤其是慢性神经病理性疼痛患者的治疗。成人用量为 1.25~25mg/d，从小剂量开始，根据病情和耐受情况逐渐增至 50~75mg/d，分 2 次服用，最高量不超过 150mg/d，维持量 25~75mg/d。对 60 岁以上的老年患者，从小剂量开始，缓慢增加非常必要。通常以 12.5~25mg/d 开始，逐渐增加至 50~100mg/d 即可。

治疗初期阿米替林可能出现的不良反应包括多汗、口干、视物模糊、排尿困难、便秘等。中枢神经系统不良反应可出现嗜睡、震颤、眩晕，可出现体位性低血压。偶见癫痫发作、骨髓抑制及中毒性肝损害等。

2. 度洛西汀（duloxetine） 为 SNRIs 类抗抑郁药，其抗抑郁与中枢镇痛作用可能通过抑制神经元对 5-HT 和 NA 的再摄取，提高这两种中枢神经递质在大脑和脊髓中的浓度而发挥作用。从而用于治疗抑郁症和焦虑症，以及缓解神经病理性疼痛。

度洛西汀口服吸收完全，血浆蛋白结合率 >90%，6 小时后达峰值，表观分布容积（Vd）1.64L/kg，半衰期（$t_{1/2}$）为 8~17 小时，一般于服药 3 天后达到稳态血药浓度。通过肝脏细胞色素 P450 酶系统中的 2D6 和 1A2 同工酶代谢，无具有临床意义的活性代谢产物。口服后约 1% 以原形经尿液排泄，约 70% 以代谢产物形式经尿液排泄，约 20% 以代谢产物形式经粪便排泄。

度洛西汀至今已在欧美等国获准治疗严重抑郁症、广泛性焦虑症以及缓解糖尿病性周围神经痛和纤维肌痛症。在疼痛治疗中，可用于治疗三叉神经痛、带状疱疹后神经痛、癌性神经痛等多种神经病理性疼痛。度洛西汀目前还在进行多项用于治疗各种慢性疼痛，包括骨关节炎相关疼痛和慢性腰痛等的研究，但临床疗效尚不确切。

推荐起始剂量为 20mg/d（20 毫克/次，1/d）至 60mg/d（20 毫克/次，每天 3 次或 30 毫克/次，2/d）。用于糖尿病性周围神经痛，可服用 60 毫克/次，1/d，临床试验表明剂量在 120mg 情况下仍然安全有效，但疼痛缓解效果无明显增加，且高剂量易产生耐药性，因此应注意从低剂量逐渐加量。用于纤维肌痛症的推荐剂量为 60 毫克/次，1/d。已有报道在临床试验中突然停服或逐渐停服度洛西汀，有头晕、恶心、头痛、感觉异常、疲劳、呕吐、兴奋、梦魇、失眠、腹泻、焦虑、多汗和眩晕。停药时应对这些症状进行监测。建议尽可能的逐渐减药，而不是骤停药物。

度洛西汀最常见的不良反应包括恶心、口干、便秘、食欲下降、疲乏、嗜睡、出汗增多。禁止与 MAOIs 联用，应在停用 MAOIs 14 天后才能使用；停用度洛西汀后至少 5 天，才能用 MAOIs；对于晚期肾脏疾病，需透析的患者，或有严重肾脏功能损害（肌酐清除率<30ml/min）的患者，禁用度洛西汀；肝功能不全的患者不推荐使用度洛西汀。

3. 文拉法辛（venlafaxine） 文拉法辛主要通过同时阻断 NA 和 5-HT 的再摄取，升高 NA 和 5-HT 的浓度而发挥双重抗抑郁作用。研究表明，文拉法辛小剂量（≤75mg/d）时主要抑制 5-HT 的再摄取，大剂量（≥150mg/d）时对 5-HT 和 NA 的再摄取均有抑制作用。有报道腹腔注射文拉法辛可提高小鼠的痛阈，半数有效剂量（ED50）为 46.7mg/kg，这种作用可被纳洛酮（naloxone）明显抑制。肾上腺素 $\alpha2$ 受体阻断药能削弱其镇痛作用，而肾上腺素 $\alpha2$ 受体激动剂可增强其作用。提示阿片 $\kappa$、$\delta$ 受体，肾上腺素 $\alpha2$ 受体与这种作用有关，但其临床镇痛作用仍待研究。

文拉法辛口服易吸收，主要在肝脏内代谢，O-去甲基文拉法辛（ODV）是其主要的活性代谢产物。生物利用度约为45%，3天内达到稳态血药浓度。文拉法辛和ODV的半衰期（t1/2）分别为3~7小时和9~13小时，表观分布容积（Vd）分别为3.8~11.2L/kg和3.9~7.5L/kg，血浆蛋白结合率分别为27%和30%。文拉法辛在肝脏进行首关代谢，原型及其代谢产物主要通过肾脏排泄。

在疼痛治疗中，文拉法辛可用于治疗偏头痛、神经根性背痛等慢性疼痛及多种神经病理性疼痛。也适用于治疗各种类型抑郁症（包括伴有焦虑的抑郁症）及广泛性焦虑症。起始推荐剂量为75mg/d，可分次服用，一般2周以内见效。如有必要，可递增至最大剂量225mg/d（间隔时间不少于4天，每次增加75mg/d）。应在每天相同的时间与食物同时服用，不得将其嚼碎后服用或化在水中服用。文拉法辛突然停用可能发生撤药反应，特别在剂量≥150mg/d时更易发生。一般在撤药后2天内症状加重，停药1周后可见症状消失，有些患者的反应可能持续4周甚至更久。如果用文拉法辛治疗6周以上，建议逐渐停药，所需的时间不少于2周。

MAOIs不可与文拉法辛合用，或在MAOIs停用14天后方可使用；肝、肾功能不全者起始剂量降低25%~50%；老年患者按个体化给药，增加用药剂量时应慎重。

文拉法辛的不良反应较轻微，常见的有恶心、嗜睡、口干、头晕、神经过敏、便秘、无力、焦虑、厌食、视力模糊、射精或性欲障碍、阳痿等。其不良反应与药物剂量增加有关，且随治疗时间的延长而减少，2 周后可明显减轻。

### （六）甾体类抗炎药

甾体类抗炎药又称糖皮质激素（giucocorti-coid hormone）。糖皮质激素类药物仅用于疼痛症状严重的矫形手术前患者，如类风湿关节炎、颈椎病、强直性脊柱炎、急性脊髓损伤等。由于其具有强大的抗炎作用，被临床各科室广泛应用，治疗多种疾病，也成为疼痛治疗中的常用药。

1. 糖皮质激素的药理作用

（1）抗炎作用：糖皮质激素具有较强的抗炎作用，以地塞米松为著。在炎症急性期可降低毛细血管扩张和通透性，减轻充血和渗出；抑制炎症细胞浸润和吞噬反应，以改善炎症反应时的红、肿、热、痛的症状。在炎症后期，可抑制毛细血管和成纤维细胞的增生及肉芽组织的形成，减轻瘢痕粘连。同时，由于削弱了机体的防御功能，抑制了炎症后组织的修复，可使创口延缓愈合，甚至导致感染灶的扩散。

（2）免疫抑制作用：糖皮质激素可通过抑制巨噬细胞的吞噬功能、降低网状内皮细胞溶解颗粒或细胞的作用、抑制细胞免疫等方面，达到免疫抑制的作用。此外，治疗剂量的糖皮质激素可抑制人体抗体的产生，用于缓解过敏反应和自身免疫性疾病的症状，并对抗异体器官移植的排斥反应。

（3）抗毒素作用：糖皮质激素具有抗毒素的作用，但并不能阻止细胞释放内毒素，也不能减弱与中和内毒素。

（4）抗休克作用：糖皮质激素可提高机体的应激反应能力，解除小动脉的痉挛，改善微循环，对感染性休克、低血容量性休克、心源性休克都有治疗作用。

（5）对代谢的影响：糖皮质激素可增强肝、肌肉内糖原并升高血糖；对不同器官的蛋白质代谢均有影响，可加速蛋白质分解代谢，增加血清氨基酸和尿氮的排泄而达到负氮平衡。糖皮质激素可抑制脂肪合成，促进其分解，改变身体脂肪的分布，长期使用可形成向心性肥胖。对水盐代谢的影响主要表现为引起潴钠排钾，因其具有增加肾小球滤过和拮抗利尿激素的作用，减少肾小球对水的再吸收，故有利尿作用，同时可促进磷、钙排泄，引起血钙降低，长期应用可导致骨质脱钙。

2. 临床应用　糖皮质激素的临床应用广泛，其用法也根据患者的病情、治疗目的、药物特性的不同而不同。短时间大剂量冲击用药主要是用于急性疼痛的患者，用药一般不超过 3 天。局部注射给药是治疗手术后疼痛的重要方法，一般与局部麻醉药混合使用。长期大剂量使用糖皮质激素可导致肥胖、高血压、胃和十二指肠溃疡、骨质疏松、水钠潴留、精神异常、月经紊乱、视力障碍等不良反应，肾上腺功能亢进、溃疡病、糖尿病、严重高血压、严重骨质疏松、精神病患者、重症感染及妊娠妇女禁用。常用于疼痛治疗的糖皮质激素有以下几种：

（1）地塞米松（dexamethasone）：为糖皮质激素长效制剂，作用可维持 3 天。主要用于各种炎症性疼痛，如关节炎、软组织炎症等。可局部、关节腔、硬膜外隙、骶管给药，每次 2～5mg，每 3 天一次。口服每次 0.75～3mg，每日 2～4 次，小儿 0.1～0.25mg/（kg·d）分 3～4 次。

（2）醋酸泼尼松（prednisone）：为中效糖皮质激素，具有较强的抗炎作用和糖代谢调节作用。主要用于治疗炎症性疼痛和免疫系统疾病。可经局部、关节腔、硬膜外隙、骶管给药，但不能用于蛛网膜下隙注药。每次 25～100mg，每 2～3 天一次。

（3）曲安奈德（triamcinolone）：又名去炎舒松、康宁克通-A，是超长效的糖皮质激素制剂。抗过敏和抗炎作用强而持久，作用可维持 2～3 周。主要用于慢性疼痛的治疗，如类风湿关节炎、腱鞘炎、慢性腰腿痛等。可经局部、关节腔、硬膜外隙、骶管给药，每次 20～40mg，每 2～3 周一次。

（4）利美达松（limethason）：地塞米松棕榈酸酯的脂质制剂，是地塞米松的缓释剂，在体内经酯酶缓慢释放出具有活性的地塞米松而起到持久的消炎作用。4mg 地塞米松棕榈酸酯相当于 2.5mg 地塞米松，由于剂量小，其副作用较轻，适用于关节炎、腱鞘炎、肩周炎、急性腰扭伤等急、慢性疼痛的治疗。用量 0.5～2ml，每 2 周一次。

（5）复方倍他米松：是二丙倍他米松和倍他米松磷酸酯钠混合而成的水溶性注射剂，每毫升含二丙倍他米松 5mg 和倍他米松磷酸酯钠 2mg。复方倍他米松具有抗炎、抗过敏和抗风湿作用，可长时间维持疗效。可用于治疗各种急、慢性疼痛。关节腔注射最大关节为 1～2ml，中等关节为 0.5~1ml，小关节为 0.25~0.5ml。不可静脉或皮下注射。

### （七）局部麻醉药

局部麻醉药（local anesthetic）可短暂、可逆性阻滞外周、中枢和自主神经系统的神经冲动的产生和传导，对神经纤维和细胞无结构和功能上的损伤，且功能可完全恢复。在疼痛治疗中局部麻醉药主要用于神经阻滞治疗。

局部麻醉药的基本结构包括亲脂的芳香族头部和疏水性烷基尾部，中间由一中间键连接，并将其分为酯类或酰胺类。酯类有普鲁卡因、2-氯普鲁卡因、丁卡因和苯唑卡因，酰胺类有利多卡因、甲哌卡因、丙胺卡因、布比卡因、左旋布比卡因、依替卡因和罗哌卡因。酯类局麻药在血浆中水解或被胆碱酯酶分解，酰胺类局麻药在肝脏中被酰胺酶分解。局麻药的作用效能与脂溶性有关，脂溶性越高，神经阻滞作用越强，效能越高。根据局麻药作用效能和持续时间可将局部麻醉药分为：①低效能短时效局部麻醉药，如普鲁卡因、氯普鲁卡因；②中效能中时效局部麻醉药，如利多卡因；③高效能长时效局部麻醉药，如布比卡因、丁卡因、罗哌卡因等。疼痛治疗中几种常用局部麻醉药的浓度和剂量见表2-6。

在局部麻醉药的使用过程中，要避免局部麻醉药的毒副作用，主要包括中枢神经系统和心血管系统的作用。中枢神经系统的毒性反应主要表现为眩晕、口唇麻木、耳鸣和视物模糊，有时可出现兴奋症状，如躁动、肌肉收缩或颤抖等，严重时可发生抽搐、呼吸抑制、心搏骤停。

表 2-6　常用局部麻醉药镇痛的使用浓度和剂量

| 局部麻醉药 | | 利多卡因 | 丁卡因 | 布比卡因 | 罗哌卡因 | 绿普鲁卡因 |
|---|---|---|---|---|---|---|
| 使用浓度 | 鞘内 | 少用 | 少用 | $0.0625\% \sim 0.25\%$ | 少用 | 少用 |
| | 硬膜外 | $0.5\% \sim 0.8\%$ | 少用 | $0.125\% \sim 0.25\%$ | $0.1\% \sim 0.25\%$ | $2\% \sim 3\%$ |
| | 外周 | $0.5\% \sim 0.8\%$ | 少用 | $0.125\% \sim 0.25\%$ | $0.15\% \sim 0.25\%$ | $0.5\% \sim 2\%$ |
| 持续时间（min） | | $60 \sim 120$ | $120 \sim 180$ | $300 \sim 420$ | $240 \sim 480$ | $30 \sim 60$ |
| 最大剂量（mg） | | 400 | 75 | 150 | 200 | 1000 |

# 第二节 手术与创伤后慢性疼痛的微创治疗

## 一、神经阻滞治疗

### （一）神经阻滞疗法的定义和特点

神经阻滞疗法是应用神经阻滞的技术，达到解除疼痛、改善血液循环、治疗疾病的目的。

神经阻滞疗法主要是采用微创或无创（光、电、热等）技术而获得疗效，具有与药物治疗和手术治疗不同的特点：

1. 操作简便易行，适用范围。大多数需要作神经阻滞治疗的患者均可在门诊进行，不需要住院，微创的神经阻滞创伤小，无创的经皮神经电刺激、超激光照射、冷冻疗法等措施，痛苦小，适应证广。

2. 立竿见影，疗效可靠。对于大多数疼痛患者，神经阻滞疗法能达到立竿见影的疗效，90%以上患者的疼痛可达到暂时或永久性的缓解，其可通过阻断"疼痛—肌肉痉挛、缺血—疼痛"的恶性循环而止痛的效果，达到"标本"兼治，总有效率可达90%以上，疗效可靠。

3. 副作用小，安全经济。神经阻滞疗法只要操作准确，一般没有严重的不良反应和并发症，与手术治疗相比，更加安全，且医疗费用低廉。

### （二）神经阻滞疗法的作用机制

1. 阻断疼痛的传导通路。通过阻断感觉神经和交感神经而阻断疼痛的神经传导通路，达到直接缓解疼痛的目的。

2. 阻断疼痛的恶性循环。当机体受到伤害性刺激时，所产生的疼痛可通过局部感觉神经末梢—传入神经—背根节—脊髓后角—脊髓丘脑束—丘脑—中央后回传导径路而感受疼痛。此外，局部疼痛可刺激相应的交感神经使之兴奋，导致相应的肌肉和血管收缩，造成局部缺血、缺氧和代谢异常，而缺氧和代谢产物的异常又可刺激产生新的疼痛，引起疼痛的恶性循环。神经阻滞则可通过直接阻断疼痛刺激的传导，消除疼痛部位的缺血、缺氧和代谢异常，从而有效的阻断了疼痛的恶性循环以达到长期镇痛的作用。

3. 改善血液循环。可通过阻断疼痛部位的交感神经而使其相应部位血管扩张，血流增加，减轻水肿，缓解缺血性疼痛，同时可改善交感紧张状态。

4. 抗炎作用。白细胞内的微小蛋白是内源性抗生素，在局部循环欠佳时不能产生抗炎作用，循环改善后，可增加内源性抗生素，而发挥其抗炎作用，同时阻滞交感神经还可增强机体免疫和抗感染的能力。

**（三）神经阻滞疗法的适应证和禁忌证**

1. 神经阻滞的适应证　神经阻滞的适用范围较为广泛，人体各部位的疼痛均可以采用神经阻滞疗法，可用于治疗各种急、慢性疼痛，对于早期术后局部疼痛较剧的患者或进行诊断性治疗尤为适用。

2. 神经阻滞的禁忌证

（1）不合作者，包括有精神失常者；

（2）有出血倾向的患者；

（3）穿刺部位有感染或全身重症感染的患者；

（4）对局麻药过敏的患者；

（5）伴有低血容量的患者不宜进行椎管内、腹腔神经丛和椎旁交感神经节阻滞，以免造成低血压。

在进行神经阻滞之前，一定要遵循疼痛治疗的原则，首先明确诊断，切忌在诊断不明的情况下贸然采用神经阻滞疗法，以免延误病情；患有高血压、糖尿病、消化性溃疡的患者，在应用神经阻滞疗法时应慎用糖皮质激素；对全身情况差、有严重脏器功能衰竭、高龄的患者应慎用。

**（四）常用的神经阻滞疗法**

1. 脑神经阻滞　对于头面部的疼痛，可采用三叉神经阻滞、蝶腭神经阻滞等。

2. 颈上肢神经阻滞　对于颈上肢部位的疼痛，可采用枕大神经阻滞、枕小神经阻滞、颈丛神经阻滞、膈神经阻滞、肩胛上神经阻滞、腋神经阻滞、臂丛神经阻滞、桡神经阻滞、尺神经阻滞、正中神经阻滞等。

3. 胸部神经阻滞　对于胸腹部疼痛，可采用肋间神经阻滞、胸椎旁神经阻滞等。

4. 腰骶部神经阻滞　对于腰骶会阴部的疼痛，可采用腰椎旁神经阻滞、腰骶丛神经阻滞、坐骨神经阻滞、股神经阻滞、股外侧皮神经阻滞、臀上皮神经阻滞、髂腹股沟神经阻滞、阴部神经阻滞。

5. 交感神经节阻滞　对于伴有交感神经症状的患者，可采用星状神经节阻滞、胸交感神阻滞、腰交感神经阻滞等。

6. 椎管内神经阻滞　对于早期疼痛范围较大的，可采用硬膜外腔神经阻滞、蛛网膜下腔神经阻滞、骶管阻滞等。

### （五）神经阻滞疗法常见的并发症

1. 出血、血肿形成　由于穿刺中刺破血管所致。出血的程度与损伤血管的大小、穿刺部位的血供、患者的凝血功能等有关，血供丰富的部位，损伤血管后易形成血肿。在穿刺过程中应不断回抽注射器，若有血液应将针头拔出改变穿刺方向。一般软组织内的血肿不需要特殊处理，可在数周内消失。但鞘内、硬膜外或眶内血肿，由于压迫脊髓和神经根而产生严重后果，需紧急处理，必要时需行手术进行血肿清除。

2. 感染　多见于穿刺局部的感染，由于患者体内存在感染、免疫力低下、穿刺针从开放的体腔内穿过或没有严格执行无菌操作的原则所致。患者可表现为穿刺局部的疼痛并逐渐加重，并伴有局部的红、肿、热、痛；全身则表现为发热、乏力、白细胞增多。一旦确诊，应早期及时治疗，包括全身使用抗生素，必要时局部切开引流。应积极预防，在进行深部神经阻滞后可预防性应用抗生素治疗。

3. 局部麻醉药毒性反应　多因局部麻醉药剂量过大或误注入血管所致。临床上患者可表现为头晕、头痛、耳鸣、视物模糊、谵妄、躁动惊厥甚至呼吸循环衰竭。一旦发生局部麻醉药的毒性反应，应立即吸氧、开放静脉、静脉注射地西泮（安定）或咪达唑仑 5～10mg，若出现抽搐而安定疗效欠佳者立即给予肌肉松弛药并行气管内插管，控制呼吸，同时维持循环的稳定。为预防局部麻醉药的毒性反应，在进行神经阻滞治疗时，应遵循局部麻醉药的最低有效浓度的原则，同时应反复回抽，确定针不在血管内方可注药。

4. 气胸　对见于胸廓及其周围神经阻滞穿刺时，如肋间神经阻滞、锁骨上臂丛神经阻滞、胸椎旁神经阻滞、胸交感神经阻滞锁骨上神经阻滞等。由于穿刺针误伤胸膜或肺组织所致，患者可感觉突发的胸痛，并出现不同程度的胸痛、胸闷、憋气，甚至出现呼吸困难。出现张力性气胸时，患者可出现端坐呼吸、肋间隙增宽、气管向健侧移位等症状。胸部 X 线片可确诊，一旦确诊应即以处理。少量闭合性气胸可自行吸收，不需要特殊处理；对张力性气胸则需行急性胸腔闭式引流术。

5. 神经损伤　由于操作不熟练或反复穿刺以求得针感，穿刺针损伤神经所致。临床上表现为局麻药作用消退后损伤神经支配区域的疼痛和感觉障碍，运动神经损伤则出现相应支配区域的功能障碍。一旦出现神经损伤，应全身使用神经营养药物和脱水药物，并配合损伤局部使用营养药物加以治疗，一般预后良好，少有后遗症。为减少神经阻滞时的神经损伤，可采用神经刺激器引导定位。

6. 广泛阻滞　在进行神经阻滞或其他注射治疗时，有时可将药物误注入椎管内，尤其在颈部或胸段，可造成广泛围的阻滞，甚至是全脊髓麻醉，是严重的并发症。一般多发生在星状神经节阻滞、颈胸椎旁神经阻滞、颈胸椎间孔阻滞、颈臂丛神经阻滞时，根据注入药物的剂量和浓度，可造成不同平面范围的阻滞，严重的可出现不同程度的呼吸、循环的抑制，轻者可表现为胸闷、呼吸困难、心动过缓、低血压，患者意识存在，但不能说话。严重者意识突然丧失，呼吸、心搏骤停。一旦出现应立即停止注药，吸氧，开放静脉，人工通气，稳定循环，呼吸心搏骤停者应进行心肺脑复苏（cardio-pulmonary-cerebral re-suscitation，CPCR）。

**（六）神经阻滞疗法的注意事项**

1. 明确诊断，正确使用神经阻滞疗法。在明确诊断的基础上，选择正确的神经阻滞疗法，使神经阻滞的治疗效应发挥到最大，否则可导致治疗的失败，并承担发生并发症的风险，使患者对疼痛治疗失去信心。

2. 细致完善的准备。在进行神经阻滞治疗之前，应进行详细的术前检查、术前准备和术前告知等。术前检查包括一般的体格检查、常规化验检查（凝血功能、心电图等）和药物过敏史等；术前准备包括患者的准备（术前用药、体位、定位等）和治疗设施的准备（包括治疗用具、药物、氧气、抢救设备等）；进行神经阻滞前尤其是复杂的神经阻滞前，应向患者及其家属详细告知治疗的目的、方法、穿刺注药时出现的正常反应和可能发生的并发症，以取得患者及其家属的认可，必要时需签署知情同意书，方可进行神经阻滞治疗。

3. 严格遵循无菌操作原则。在进行神经阻滞治疗时，一定要遵循无菌操作的原则。穿刺部位皮肤要清洁，消毒范围足够，重大的神经阻滞必须使用消毒穿刺包，先消毒铺无菌巾，戴无菌手套，以免发生感染。

4. 严密的监测。在进行神经阻滞时及阻滞后，应密切观察患者（尤其是老年人）的一般生命体征，以便及时发现可能出现的并发症，可做到早期发现、早期治疗，以提高治疗的安全性。

## 二、射频治疗

在治疗手术后慢性疼痛时，医生和患者均更倾向于采用长效的疗法，射频（radiofrequency，RF）疗法是治疗慢性疼痛的微创方法之一，适用于药物和物理治疗无效或神经阻滞治疗有效但持续时间不长的患者。

### （一）射频治疗的原理及模式

射频治疗模式可分为标准射频毁损模式和脉冲射频模式。

射频毁损由射频发生器产生，从电极发出后穿透身体组织到达地垫，从而完成回路的一束高频电流称为射频电流。电极与感受电极之间的区别在于电压。如果神经元组织内的温度超过40℃，电磁字段周围的电极尖端会引起组织升温，形成毁损。电极吸收了这种热量后，在30~60秒之间达到平衡状态；监测所得温度来源于最高温电极。推荐毁损模式为60℃ 60 秒，70℃ 60 秒，80℃ 2 个 60 秒。脉冲模式为42℃ 4~5个 120 秒。

毁损的大小与电极尺寸、产生的温度、RF作用时间、局部组织的性质和结构相关。椭圆形的毁损部位与针平行，且不大于针尖，因此理想的针应当与目标神经平行，15°曲线更便于定位。

组织性质，例如液体含量，尤其是血供或脑脊液含量，可以起到热传导的作用，因此会影响损毁范围大小。

毁损后，组织瘢痕形成；首先凝固，随之发生急性炎症反应、坏死、胶原沉淀。这一过程大约需要3周的时间。为使神经重塑，基底层常常得以保留。RFA常选择性作用于C纤维和Aδ纤维这种理论被广泛报道，然而，这一理论仍存在争议且在许多组织学研究中被否定。相关研究表明，通过改变疼痛信息处理神经元的基因表达，从而对背根神经节（dorsal root ganglion，DRG）、背角及分子水平的疼痛处理机制有神经修饰功能的，并非温度因素，而是电场。

脉冲射频（pulsedradiofrequency，PRF）最大化利用"冲动式"高压射频（300kHz）电流，在使用常规射频治疗时，产生相同的电压波，同时避免高温时组织凝固。产生的热量在脉冲间隔之间耗散。脉冲射频和典型的热射频（TRF）可分一过性、持续性抑制诱发性突触活动。热射频和脉冲射频治疗都可在刺激针的作用下，诱使距离依赖性组织毁损的发生，但热射频的作用效果更为明显。脉冲射频的主要优点是不会导致明显的组织损伤。这些发现表明，脉冲式射频与热射频模式，甚至是常温条件相比，急性期效果可逆性更强，对神经的损害更小。推荐脉冲为20ms，温度低于42℃，电压低于60kHz。

**（二）射频治疗在手术后慢性疼痛中的应用**

标准射频毁损模式常用于脊柱关节支神经根、交感神经、三叉神经节（支）、蝶腭神经节、脊髓前侧柱及脊神经根毁损术等；脉冲射频模式则多用于外周混合型神经痛。因脉冲射频对神经损伤更小，在治疗手术后慢性疼痛中，首选毁损还是脉冲射频治疗还存在一定的争议，更多采用脉冲射频模式。

1. 头面部疼痛可根据疼痛的部位，先进行相应部位的神经阻滞，其疼痛可缓解 50% 以上，可行相应神经，如三叉神经半月节及其分支、蝶腭神经节的射频毁损或脉冲射频治疗。

2. 颈部疼痛颈枕部疼痛的患者可采用枕大、小神经或颈丛射频毁损或脉冲射频治疗，如枕大小神经阻滞疗效欠佳，可采用颈 2 神经后支射频治疗，对于枕部疼痛可取得较好的临床疗效。

3. 胸部疼痛胸部手术后疼痛多见于开胸手术后的切口痛或腹部手术后的切口，可选择相应 3 个节段胸椎旁神经根射频治疗。

4. 腰骶部疼痛多见于腰椎手术失败综合征（failed back surgery syndrome，FBSS），发生率高达 10%~40%，一般治疗效果较差。射频治疗前先行椎间盘造影术，若能复制相同的疼痛症状，则诊断为 FBSS，行椎间盘射频治疗，若不能复制疼痛，则可行软组织射频治疗。

5. 交感神经相关性疼痛手术或创伤性损伤可能导致复杂性区域疼痛综合征（complex regional pain syndrome，CRPS），射频阻断交感神经在治疗 CRPS 已有较长的时间，因射频治疗更具有选择性、更少引起并发症，因此优于手术切除、苯酚或酒精毁损。

## 三、神经电刺激

### （一）概述

随着在技术、设备和临床操作等方面的诸多

创新和改良，一种非破坏性的可逆性的神经调节（neuromodulation）技术—神经刺激（neurostimulation）在临床得到了广泛应用，成为疼痛治疗领域，尤其是神经病理性疼痛治疗中一项重要的镇痛技术。

目前临床应用于疼痛治疗的神经刺激有：主要有脊髓刺激（spinal cord stimulation，SCS）、外周神经刺激（peripheral nerve stimulation，PNS）、周围神经区域刺激（peripheral nerve field stimulation，PNFS）和运动皮层电刺激（motor cortex stimulation，MCS）等。

**（二）神经刺激的镇痛机制**

目前对神经刺激确切的镇痛机制尚不明确，一些动物实验研究结果还无法对临床治疗结果提出合理的解释。归纳起来，神经刺激对中枢敏化的调节可能与其发挥镇痛作用密切相关，包括快速镇痛效应和延长镇痛效应，其可能机制包括以下方面：

1. 快速作用 神经刺激的快速镇痛作用基于"闸门机制"：通过刺激粗大的 Aβ 纤维使脊髓背角抑制性中间神经元，从而减少 C 纤维向中枢的痛觉信号的传导。此外，神经刺激还可通过增加中枢抑制性递质的释放发挥快速镇痛效应。

2. 延长效应 研究证实，神经刺激的延长效应与抑制脊髓背角广动力范围（wide dynamic range，WDR）神经元的过度兴奋、阻断"wind-up"现象和长时程增强（long-term potentiation，LTP）现象有关。神经刺激的延长效应是否可以翻转中枢敏化尚无明确结论，动物实验及临床研究均证实，早期使用 SCS 的镇痛效果优于晚期，并可抑制中枢敏化产生。此外，神经刺激还可能通过调节交感神经系统的传出功能发挥镇痛效应。

**（三）植入式神经刺激系统**

1. 植入式神经刺激系统组成　植入式神经刺激系统（图 2-2）由植入式脉冲发生器（implantable pulse generator，IPG）和电极（图 2-3），以及连接导线、体外刺激程序控制仪、体外充电系统（为可充电式 IPG 提供充电的设备）等组成。

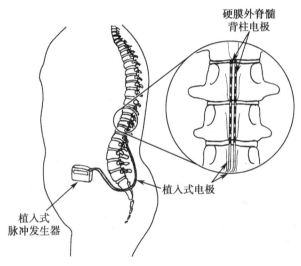

**图 2-2　神经刺激（脊髓刺激）系统**

2. 神经刺激参数　刺激参数包括电极的极性和刺激波的刺激的振幅、脉宽和频率。

（1）电极触点极性：每个电极触点均可以设定为负极、正极和中性。一般较多地选择阴极电极刺激，因其刺激效率较高，阴极触发神经纤维去极化的电流通常是阳极的 1/7～1/3。通过不同的触点组合可控制刺激区域的大小、形状和强

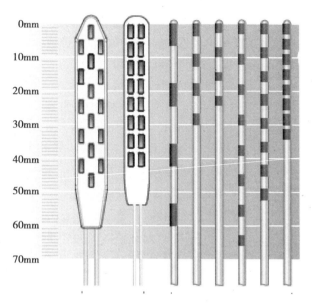

图 2-3 各种类型的植入电极（右向左）
经皮穿刺电极到外科两列、三列电极

度，更加有利于疼痛的缓解，最小化刺激的不良反应。

（2）振幅和脉宽：电刺激脉冲的能量取决于刺激波两个参数：振幅和脉宽。振幅代表脉冲的强度，单位为毫安（mA）或者伏特（V）。脉宽代表脉冲的持续时间，单位为微秒（μs）。当脉冲的刺激强度达到靶神经的阈值的时候，产生去极化，出现异常感觉。增加振幅，可以"捕获"更广泛的神经纤维发生去极化，从而将刺激扩展至较大的解剖区域。但较高的振幅设置也会导致痛性刺激感觉。增加脉宽，可以"捕获"更集中的神经纤维，使电场区域内具有较高阈值的神经纤维发生去极化，使得感觉异常传递的范围更加精确。

（3）频率：频率代表的是每秒内电脉冲刺激发送的次数，单位为赫兹（Hz）。用于疼痛治疗的频率一般为30~100Hz。频率相对而言，主要是取决于患者的自身感受。

3. 神经刺激模式　将刺激区域导向特定的疼痛区域对疗效至关重要。如SCS治疗的潜在的刺激部位包括背柱，背根和腹侧根，而刺激腹侧根通常产生非期望的痛性运动神经电刺激。根据疼痛的范围、疼痛的持续时间、患者的感受可以采用不同的刺激模式：

（1）连续模式：常规的、提供连续刺激的刺激模式，通常用于疼痛类型较稳定，范围界定明确的患者。

（2）循环模式：按设置时间间隔自动开启和关闭刺激的刺激模式。该模式有利于节约电池电量，对于部分刺激耐受的患者，该模式可能也会有一定的帮助。

（3）多刺激设置模式：在一个刺激程序内设置多个自动循环依次进行的测试设置，每一个刺激设置可针对一个不同的解剖部位或者针对一种不同的能量设置需求。该模式对于难以治疗的，多部位的疼痛类型提供了一种先进的解决方案。

（4）单次模式：患者可以激活的、按照预先设定的刺激参数和关闭时间刺激的刺激模式。

**（四）植入式神经刺激在慢性手术与创伤后疼痛中的应用**

1. 患者选择　病例选择是神经电刺激治疗能否获得成功的关键，接受治疗的患者必须具备如下标准：患者的诊断必须适合这项治疗（比如神经病理性疼痛综合征）、患者传统治疗方法失效、排除显著的心理方面的问题，以及神经电刺激测试证明了疼痛的缓解。应使患者了解 SCS 的治疗目标是减轻疼痛而不是去除疼痛，减轻疼痛的程度>50% 即表明治疗的成功，而且在治疗中十分需要患者的配合及参与（疼痛区域和强度的动态评估、术中测试的准确描述、术后注意事项的配合）。

PNS 和 PNfS 患者选择标准包括：①疼痛部位局限于单一的神经分布区；②使用局部麻醉药阻滞外周神经或疼痛区域后疼痛症状可缓解；③无外科可纠正的损害如卡压综合征、肿瘤等；④心理或精神评估结果满意。

2. 临床应用 目前神经刺激在一些难治性手术与创伤后慢性疼痛的治疗中取得了一定效果。如 SCS 治疗 FBSS、CRPS、周围神经损伤和脊髓损伤等导致的顽固性慢性神经病理性疼痛。Kumark 分析了加拿大一所医院中分别使用 SCS 和传统药物治疗 FBSS、CRPS、外周缺血性疼痛和难治性心绞痛患者的费用，周期为 6 个月。其结论是与传统药物治疗相比，SCS 更为经济有效。另一项前瞻性随机对照研究比较了脊髓电刺激和保守治疗对于外伤后上肢 CRPS 的不同疗效，经过 6 个月的随访评估，SCS 组患者疼痛减轻显著，但在功能状态方面没有显著改善。因此，作者认为对于上肢 CRPS，SCS 可以在短期内减缓患者疼痛，提高生活质量。

PNS 适用于手术与创伤后单一神经支配区域的顽固性神经病理性疼痛，疼痛部位在感觉神经分布较丰富的皮肤区域的顽固性慢性疼痛也可采用 PNfS 治疗。刺激的靶神经或区域，如枕神经、眶上神经、眶下神经、肋间神经、阴部神经以及四肢周围神经，局部皮肤和瘢痕周围等。Johnson 和 Burchiel 报道了 PNS 治疗各种面部疼痛综合征，10 名带状疱疹及外伤后神经痛的患者在眶上、眶下神经分布区植入经皮电刺激，24 个月后，有 7 名（70%）患者的疼痛缓解程度至少 50%。

3. 禁忌证与并发症

（1）禁忌证：主要包括：凝血障碍性血液病，严重脓毒血证；外科手术风险高或者患有多种疾病或者全身感染者；中枢神经系统或手术操作部位有感染者；硬膜外隙有病变影响电极放置者；正在使用按需型心脏起搏器者以及患者无法操作系统中的相关组件和在刺激测试的过程中疼痛无法得到有效缓解均不宜实施神经电刺激治疗。同时，重度抑郁、急性精神病发作、药物或酒精依赖导致的躯体障碍或继发性疾病也应视为治疗禁忌证。

（2）并发症：主要有植入部分感染、电极移动、导线断裂，植入接收器部位异物感及疼痛，神经根刺激性疼痛等。

总之，神经刺激对手术与创伤后，尤其是神经系统损伤多种难治性慢性神经病理性疼痛表现出良好的临床疗效，并具有微创、可逆和无破坏性的优点，应该会越来越多的应用于临床。

（五）其他电刺激在手术与创伤后慢性疼痛治疗中的应用

对于一些症状较轻的手术后慢性疼痛患者，可以采用经皮神经电刺激（transcuataneous electrical

nervestimulation，TENS）和韩氏穴位神经电刺激（Han's acupoint nerve stimulator，HANS）进行治疗。其作用机制是基于"闸门控制学说"。

1. TENS　TENS 包括 2~4 个电极，可直接放在受累肌群，或支配该区域的外周神经组织的皮肤表面。TENS 一次可使用数小时，及时停止刺激，患者仍会由于残留效应而获得持续数分钟至数小时的疼痛缓解。Fiorelli A 等发现，胸科手术后应用 TENS 不仅有明显镇痛作用，减少静脉吗啡的用量，而且能明显减少患者 IL-6 的炎症因子的释放。但尚没有大量的临床观察。

2. HANS　HANS 是通过电刺激穴位区域神经，激发脑、脊髓中的阿片肽和其他神经递质的释放而发挥镇痛作用。不同频率刺激所产生的效应不同，如低频（2Hz）电刺激可以引起脑啡肽和内啡肽的释放，100Hz 高频（100Hz）电刺激可引起强啡肽释放，而 2Hz 和 100Hz 交替出现的疏密波（D-D 频率），可使脑啡肽、内啡肽和强啡肽这 3 种阿片肽同时释放出来，以达到最大的镇痛效果，充分发挥治疗作用。此外，低频（2Hz）电刺激还可以在脊髓背角引起长时程抑制（LTD），阻止伤害信息的上传，而高频刺激会引起背角神经元发生长时程增强（LTP）。

鉴于其在很多慢性疼痛疾病的治疗作用，及其无创无并发症优势，可以建议手术后慢性疼痛患者尤其是轻度疼痛患者临床应用。

## 四、鞘内药物输注系统

### （一）概述

鞘内药物输注系统（inthrathecal drug delivery

system, IDDS）镇痛技术是一种通过向鞘内输注阿片类药物等来治疗中、重度难治性疼痛的特殊技术。循证医学证实，IDDS 对伤害性疼痛疗效确切。此外近年大量的基础和临床研究表明，ITDD 对难治性神经病理性痛也有较好的镇痛或解痉效果。因此，IDDS 可以作为难治性手术与创伤后慢性疼痛的重要的治疗手段。

**（二）植入式 IDDS 组成**

植入式 IDDS 由植入式鞘内导管、植入式药物输注泵（pump），医用程控仪和患者程控仪组成（图 2-4）。其中患者程控仪可以采用患者自控镇痛（patient controlled analgesia，PCA）模式。PCA 模式具有个体化给药和更加容易及时地控制爆发痛的优点。

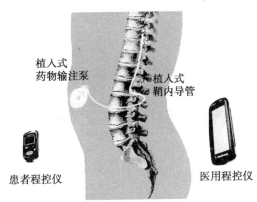

植入式
药物输注泵

植入式
鞘内导管

患者程控仪

医用程控仪

**图 2-4 IDDS 的组成**

**（三）IDDS 常用的药物。**

IDDS 最常用的药物为吗啡，是鞘内药物输注治疗伤害性疼痛与神经病理性疼痛的一线药物。伤害感受性疼痛（表 2-7）和神经病理性疼痛（表 2-8）IDDS 的药物选择可参考 PACC

（Polyanalgesic Consensus Conference）专家小组根据文献检索和经验丰富的临床专家的用药经验提出的推荐意见。鞘内常用药物最大浓度和日最大剂量见表2-9。

表2-7 鞘内药物输注治疗伤害
感受性疼痛（PACC, 2012）

| 一线 | 吗啡 | | 氢吗啡酮 | 齐考诺肽 | 芬太尼 |
|---|---|---|---|---|---|
| 二线 | 吗啡＋布比卡因 | 齐考诺肽＋阿片 | 氢吗啡酮＋布比卡因 | 芬太尼＋布比卡因 | |
| 三线 | 阿片＋可乐定 | 齐考诺肽＋阿片 | 芬太尼 | 舒芬太尼 | |
| 四线 | 阿片＋可乐定＋布比卡因 | | 舒芬太尼＋布比卡因或可乐定 | | |
| 五线 | 舒芬太尼＋布比卡因＋可乐定 | | | | |

表2-8 鞘内药物输注治疗神经病
理性疼痛（PACC, 2012）

| 一线 | 吗啡 | 齐考诺肽 | | 吗啡＋布比卡因 |
|---|---|---|---|---|
| 二线 | 氢吗啡酮 | 氢吗啡酮＋布比卡因或氢吗啡酮＋可乐定 | | 吗啡＋可乐定 |
| 三线 | 可乐定 | 齐考诺肽＋阿片 | 芬太尼 | 芬太尼＋布比卡因或芬太尼＋可乐定 |
| 四线 | 阿片＋可乐定＋布比卡因 | | 布比卡因＋可乐定 | |

表 2-9  鞘内药物推荐的浓度和剂量

| 药物 | 测试剂量 | 初始治疗剂量 | 每日最大剂量 | 最高浓度 |
|---|---|---|---|---|
| 硫酸吗啡 | 0.2~1.0mg | 0.1~0.5mg/d | 15mg | 20mg/ml |
| 盐酸氢吗啡酮 | 0.04~0.2mg | 0.02~0.5mg/d | 10mg | 15mg/ml |
| 齐考诺肽 | 1~5μg | 0.5~2.4μg/d | 19.2μg/d | 100μg/ml |
| 芬太尼 | 25~75μg | 25~75μg/d | 待定 | 10mg/ml |
| 舒芬太尼 | 5~20μg | 10~20μg/d | 待定 | 5mg/ml |
| 盐酸布比卡因 | 0.5~2.5mg | 1~4mg/d | 10mg | 30mg/ml |
| 可乐定 | 5~20μg | 40~100μg/d | 40~600μg/d | 1mg/ml |

## （四）IDDS 植入技术

植入技术

1. 麻醉方法和体位　　可采用坐位、侧卧位或俯卧位；一般在局部麻醉下完成手术操作，亦可行全身麻醉或椎管内麻醉。

2. IDDS 的植入　　穿刺点选在 L3～L4 或 L4～L5 间隙，穿刺针的勺状面向头端，在脑脊液流出后，在 C 臂监视下置入导管，导管前端在穿刺间隙上方 2.5 或 3 个椎体，也可置于目标脊髓节段。穿刺成功后，在穿刺部位做 2cm 纵向切口进行导管的固定，在埋泵部位切开皮肤，钝性分离形成"泵袋"，埋入镇痛泵，并通过皮下隧道将导管与镇痛泵相连，固定缝合。

## （五）IDDS 在手术与创伤后慢性疼痛中的应用

1. 患者选择　　采用何种方式来缓解疼痛目前并没有统一的标准。多数疼痛医生认为，如果慢性顽固性疼痛患者全身给药疼痛缓解不理想，或者不能耐受全身给药的副作用均可以采用 IDDS 治疗，此观点对治疗慢性手术与创伤后疼痛同样使用。此外，对一些神经刺激无效或效果不佳的患者，也可以考虑采用 IDDS 治疗。IDDS 的测试治疗，建议采用单次或连续鞘内给药的方式，疼痛缓解 50% 以上为测试有效。

2. 禁忌证

（1）绝对的禁忌证包括：全身感染、手术部位的局部感染、尚未纠正的凝血障碍、对所植入的泵或导管以及所用药物过敏、静脉药物依赖。

（2）相对禁忌证包括：患者衰竭或者体型过瘦无法完成植入，如：皮下脂肪过薄的患者就无法完成泵体囊袋的制作。接受抗凝治疗的患者需要慎重考虑，尽管这类患者并非鞘内药物输注的绝对禁忌，但是行任何有创操作之前都必须确保抗凝的状态已经得到逆转。对于有心理问题的患者应该等待心理问题解决后再行鞘内药物输注的手术。对于有药物成瘾的患者，在行鞘内药物输注之前应该更加仔细的评估。

3. 并发症

（1）手术操作相关并发症：常见的与手术操作有关的可能并发症包括皮下淤血和血肿、脊神经损伤、脊髓损伤、硬膜外出血和血肿、蛛网膜下腔出血。选择合理患者，调节癌痛患者生理状态至较佳水平，熟练仔细的的手术操作，可最大限度地避免上述并发症的发生。

（2）药物相关并发症：IDDS 最常见的并发症是药物不良反应。源于药物的并发症通常在鞘内给药后即可发生，持续用药通常会耐受，反应减轻。严重的不良反应包括呼吸抑制/停止、过敏反应和导管被污染导致的脑（脊）膜炎。表 2-10 罗列了 IDDS 并发症与常用药物之间的关系。

表 2-10 药物相关的鞘内输注药物治疗并发症

| 不良反应 | 可能相关的药物 |
| --- | --- |
| 外周水肿 | 阿片类药物 |
| 激素改变 | 阿片类药物 |
| 呼吸抑制/嗜睡 | 阿片类药物 苯二氮䓬类 局部麻醉药，巴氯芬 |
| 导管尖端炎性肉芽肿 | 阿片类药物（芬太尼除外） |

续表

| 不良反应 | 可能相关的药物 |
| --- | --- |
| 痛觉过敏/耐药/药物戒断反应 | 阿片类药物　巴氯芬 |
| 免疫抑制 | 阿片类药物 |
| 精神异常，自杀倾向，幻觉、意识错乱 | 齐考诺肽　可乐定　巴氯芬 |
| 尿潴留、虚弱、低血压 | 阿片类药物，局部麻醉药 |
| 脱髓鞘、脊髓坏死性损伤 | 氯胺酮　右美托咪定 |

（3）输注装置相关并发症：有文献报道，植入 IDDS 系统长期治疗的患者，需要手术再次处理的并发症年发生率为 10.5%，其中 35% 与泵相关，65% 与导管相关，泵的编程错误导致不精确的流速亦有报道。与 IDDS 装置有关的并发症可以导致感染、（脑、脊髓）、皮袋脓肿、出血血肿、疼痛不适及渗液等（表 2-11）。

表 2-11　与装置有关的并发症

| 与装置有关的并发症 |
| --- |
| 感染/脊（脑）膜炎 |
| 硬脊膜穿透后头痛/脑脊液漏 |
| 导管尖端肉芽肿（团块）形成 |
| 鞘内导管/泵（或 Port）故障 |
| 皮带局部出血、血肿形成、渗液、疼痛或不适感、破损 |

（4）与患者相关的并发症：与患者相关的并发症主要是植入部位的感染。导管顶端形成炎

性肉芽肿的发生率约为 0.7%。可能增加这种发生率的潜在性因素包括精神心理异常、睡眠呼吸暂停综合征、免疫抑制、吸烟、糖尿病、血液病和正在进行的抗凝治疗。

（5）混合用药可能带来的并发症：联合使用药物有可能带来设备方面的问题，IDDS 系统制造商于 2012 年 11 月发表了"医学装置安全紧急通告"，不推荐在其生产的 IDDS 系统使用未经批准的药物。迄今为止，经美国 FDA 批准可用于美敦力 IDDS 系统的药物包括：不含防腐剂的鞘内注射用硫酸吗啡（中国内地推荐沈阳制药厂盐酸吗啡）、齐考诺肽和巴氯芬。

（申 文　陈立平）

# 参考文献

1. Woolf CJ. Pain: moving from symptom control toward mechanism-specific pharmacologic management. Ann Intern Med, 2004, 140: 441-451.

2. Gilron I, Milne B, Hong M. Cyclooxygenase-2 inhibitors in postoperative pain management. Anesthesiology, 2003, 99: 1198-1208.

3. Salerno A, Hermann R. Efficacy and safety of steroid use for postoperative pain relief. Update and review of the medical literature [J]. J Bone Joint Surg (Am), 2006, 88 (6): 1361-1372.

4. Jason J. Song, et al. Present and Potential Use of Spinal Cord Stimulation to Control Chronic. Pain [J]. Pain Physician 2014, 17: 235-246 · ISSN 1533-3159.

5. Sean J, Scott F, et al. Percutaneous Spinal Cord Stimulation for Chronic Pain: Indications and Patient Selection [J]. Neurosurg Clin N Am 25 (2014) 723-733.

6. Marc Soloman, Mark N Mekhail. Radiofrequency treatment in chronic pain [J]. Expert Review of Neurotherapeutics. 2010, 10：3, 469-474.

7. Julie Bruce. Chronic post surgical pain [J]. Reviews in pain, 2011, 5（3）23-29.

8. Fabíola Dach, Álan L. Éckeli, et al. Nerve Block for the Treatment of Headaches and Cranial.

9. Neuralgias-A Practical Approach [J]. Headache 2015, 55；S1：59-71.

10. Jessica Lovich-Sapola, Charles E. Smith, et al. Postope, ative Pain Control [J]. Surg Clin N Am2015, 95：30-318.

11. 张雪，徐琦. 硬膜外脊髓电刺激的应用研究进展 [J]. 北京生物医学工程. 2015, 34（2）：90-95.

12. 蔡长华. 硬膜外脊髓电刺激治疗慢性疼痛研究现状 [J]. 创伤与急危重病医学 2014, 2（1）：23-25.

13. 刘延青，崔健君. 实用疼痛学. 人民卫生出版社. 2013.

# 第三章

# 头面部手术与创伤后疼痛

## 第一节 概 述

头面部的神经分布有以下特点：①颅顶部的神经（包括血管）是由四周底部向颅顶集中；②颅脑后半部浅部结构的感觉神经来自于颈丛，前半部及面部的感觉神经来自于三叉神经分支的感觉神经，即眼神经、上颌神经和下颌神经；③咀嚼肌由三叉神经的运动支支配，而面部的表情肌则由面神经所支配；④内脏运动纤维中的交感部分来自于颈内动脉神经和颈上神经节的节后纤维，并主要附于血管，随血管到达其支配区；副交感部分则主要由睫状神经节、翼腭神经节、耳神经节以下颌下神经节所发出的节后纤维，随相应的神经到达所支配的器官（除眼内的瞳孔开大肌和睫状体肌外，其他均为腺体）。此外，迷走神经作为最大的一支具有副交感性质的脑神经，其副交感成分作用部位在咽部位，而其支配脑膜、耳廓及外耳道皮肤的部分属于躯体传入纤维。头面部手术与创伤后慢性疼痛涉及头部、颌面部创伤，以及神经外科、颌面外科和牙科的手术，临床常见的头面部手术与创伤后疼痛包括创伤后头痛（post-traumatic headache，PTHA）、开颅手术后持续性疼痛（persistent postcraniotomy pain，PPCP）、牙科手术后持续性疼痛（persistent pain after dental surgery，PPDS）和三叉神经创伤性神经病理性疼痛（painful traumatic trigeminal neuropathy，PTTN）等。

据报道，头面部手术 6 个月后慢性疼痛（chronic post-surgical pain，CPSP）的发生率高达 29.6%，其中轻度疼痛占 71.3%，中度疼痛占 24.6%，重度疼痛占 4.1%，20.8% 的患者需使用镇痛药物。

由于头面部手术部位的特殊性，手术后疼痛和创伤可对患者的语言、吞咽、呼吸功能等产生不同程度的影响，而语言、吞咽和呼吸这些功能是患者正常生命活动所必需的。CPSP 会随时刺激患者，引起患者伤口的疼痛，加重应激反应，形成恶性循环，导致治疗效果不佳并严重影响患者的生活质量。

头面部手术与创伤后疼痛产生的原因，可能为：①头颅手术或创伤易导致颅内高压，引起神经源性和神经交感性疼痛。疼痛多表现为刀割样、烧灼样、麻木样或电击样的特征；②手术或创伤损伤到头面部的皮肤、肌肉、骨膜、颅骨及硬脑膜等组织，形成躯体性疼痛；③头面部有丰富的神经末梢分布，损伤后疼痛较为剧烈部，呈持续性，疼痛部位与受损神经支配区域（图3-1）一致。头皮接受颈丛神经以及三叉神经分支的支配。额部头皮接受眶上神经、滑车上神经、额神经的部分神经（三叉神经的眼神经分支）支配，颞部头皮接受颞颧神经（三叉神经上颌支）、颞下颌神经以及耳颞神经（三叉神经下颌支）支配。

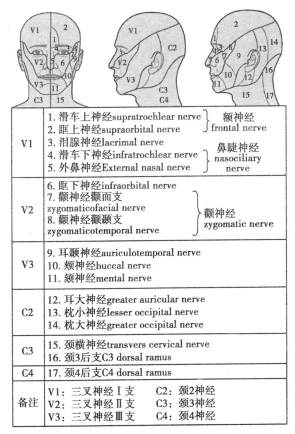

| | |
|---|---|
| V1 | 1. 滑车上神经supratrochlear nerve<br>2. 眶上神经supraorbital nerve } 额神经 frontal nerve<br>3. 泪腺神经lacrimal nerve<br>4. 滑车下神经infratrochlear nerve<br>5. 外鼻神经External nasal nerve } 鼻睫神经 nasociliary nerve |
| V2 | 6. 眶下神经infraorbital nerve<br>7. 颧神经颧面支 zygomaticofacial nerve<br>8. 颧神经颧颞支 zygomaticotemporal nerve } 颧神经 zygomatic nerve |
| V3 | 9. 耳颞神经auriculotemporal nerve<br>10. 颊神经buccal nerve<br>11. 颏神经mental nerve |
| C2 | 12. 耳大神经greater auricular nerve<br>13. 枕小神经lesser occipital nerve<br>14. 枕大神经greater occipital nerve |
| C3 | 15. 颈横神经transvers cervical nerve<br>16. 颈3后支C3 dorsal ramus |
| C4 | 17. 颈4后支C4 dorsal ramus |
| 备注 | V1：三叉神经Ⅰ支　　C2：颈2神经<br>V2：三叉神经Ⅱ支　　C3：颈3神经<br>V3：三叉神经Ⅲ支　　C4：颈4神经 |

**图 3-1 头面部皮区神经支配示意图**

## 第二节 颅脑创伤后头痛

PTHA 是指由颅脑创伤（Traumatic brain injury，TBI）后引起的头部疼痛，包括器质性和功能性损伤，常伴有头晕、记忆力障碍、烦躁等，可在 TBI 后立即出现，或 TBI 发生后几天、几周乃至几个月之后出现。有研究发现，PTHA 多数在 TBI 后 6～12 个月自行缓解。然而，大约 18%～33% 的 TBI 患者的头痛持续超过一年。另一项研究发现，颅脑损伤后第一年出现头痛的患病率达到 40%，包括轻度、中度和重度疼痛。PTHA 的症状类似于紧张性头痛和偏头痛，会给患者的日常工作和生活带来严重的不良影响。

## 一、病　因

引起 PTHA 的因素很多，包括原发性和继发性的神经病理改变。主要包括以下方面：

1. 颅骨和脑组织的直接损伤　如颅骨骨折、头部瘢痕或异物、脑膜损伤、脑挫裂伤、脑水肿、脑组织变性坏死等；

2. 脑组织的继发性损害　如颅内血肿、颅内压力升高或降低、颅内血肿局部神经的压迫或牵拉、反射性头颈部肌肉持续性收缩、头颅血管舒缩功能紊乱、大脑功能失调以及精神因素等；

3. 邻近组织器官的损伤　如颈部软组织损伤、颈椎和颈髓的损伤。

## 二、病理生理

PTHA 由于头部及其附近组织受到伤害性刺的激惹引发局灶性疼痛或牵涉性头痛，这些部位包括：①颅内敏感结构，如颅内较大的动脉、静脉、静脉窦、硬脑膜以及脑神经（三叉神经、舌咽神经、迷走神经等）；②颅骨的皮肤、神经、肌肉以及骨膜；③颈部及颅骨关节囊（包括颞下颌关节）、颈椎关节突关节以及颈部交感神经丛。

上述组织在物理的或化学的伤害性刺激作用下，释放出钾离子、氢离子、组胺、缓激肽、5-HT、前列腺素、白介素、白三烯、乙酰胆碱和P物质等炎性和致痛物质作用于痛觉感受器，通过头面部痛觉传导通路，经三叉丘系、丘脑后侧核、内囊传入大脑皮层的中央后回皮质感觉中枢的后1/3处，产生痛觉。参与痛觉调整与整合的还包括脑干核团、丘脑、隔区、海马、扣带回等结构。伤害性头痛进一步发展，可导致外周神经和中枢神经系统敏化，引发神经病理性头痛。中枢敏化是神经病理性疼痛的重要发病机制之一。这种敏化机制可能部分是由于兴奋性氨基酸释放，从而启动N-甲基-D-天冬氨酸（NMDA）受体和非NMDA受体。NMDA受体的启动可导致神经元长时期兴奋性改变，引起突触活动频率持续升高，表现为自发性和诱发性神经元放电增加和感受阈扩大，临床上可表现为痛觉过敏、异常性疼痛、自发性疼痛。

## 三、临床类型与临床表现

### （一）肌肉骨骼性头痛

创伤后肌肉骨骼性头痛的表现可因累及肌肉不同而异，最典型表现为戴帽样不适感。胸锁乳突肌引起的疼痛可放射至眼窝后或眶周区域，可表现为持续性疼痛或间歇性疼痛。一些特定肌肉引发的疼痛可能还包括自主神经因素。颞下颌关节或颅下颌关节综合征可看作是肌肉骨骼性头痛或紧张性头痛的表现形式，一般在最初遭受创伤时均有颅下颌关节复合体的直接损伤，这也是临床上常被忽视的引发创伤后头痛的类型。

## （二）颈源性头痛

TBI 后颈源性头痛可能与关节突关节功能障碍有关，也有人认为颈部加速—减速损伤以后的慢性疼痛可能与中枢性敏化有关。颈椎，尤其是颈2、3 椎体的关节突关节功能紊乱可以将疼痛放射至头部，因此在鉴别诊断时需要首先掌握颈神经根的感觉支配区（图 3-2）

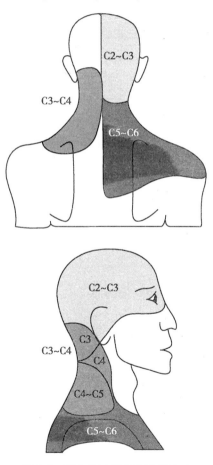

图 3-2　颈 2-颈 6 神经根皮节分布

颈源性头痛往往为单侧性、无偏侧变换的枕下疼痛，常伴继发性眼周、前额及颞部不适或疼痛，并有颈部受累的症状和体征，如颈痛、颈部活动度减小、后颈上部施压可激发头痛等。少数患者可存在双侧性疼痛，后来 Sjaastad 等修订了该诊断标准，认为活动颈部受累部分是第一位的，而疼痛可不限于单侧。

（三）神经性头痛

创伤后神经性头痛本质上是源于神经损伤后的疼痛，如神经性头皮痛可能起源于局部钝伤或穿通性头皮损伤。头皮神经损伤以后有时会形成神经瘤从而成为疼痛的病灶。疼痛性质不一，包括触碰时感觉迟钝、麻木感等不适，甚至表现为无明显诱因下的自发性割裂样疼痛。尽管也可以见到其他类型的外伤后的神经痛或神经病变，常继发于枕神经痛、眶上和（或）眶下神经的神经性头痛是临床上最常见的创伤后头痛和面神经痛类型。

枕神经痛（occipital neuralgia，ON）也可出现于颈部遭受加速或减速损伤以及颅颈移行部的直接创伤以后，如果穿行于该部位的夹肌持续收缩或肌张力障碍，可能使得枕部疼痛持续存在。疼痛部位主要位于颅颈移行部以及 $C_2$ 等神经根感觉支分配区，受累神经可触及压痛，压迫相应区域可诱发刺痛。疼痛还放射至同侧额颞部头皮，偶尔还可以放射至同侧眶后疼痛，这主要是因为 $C_2$ 神经根近端与第五对脑神经眼支之间存在神经元间的接触传递。

（四）创伤后偏头痛

尽管目前文献对创伤后偏头痛（post-traumatic migraine，PTM）的发病率没有确切报道，但事实上比大家想象中的更为常见。创伤后偏头痛的发生存在一定的遗传素质，易感人群更容易在头部/脑部以及颈部创伤后出现偏头痛。创伤后偏头痛的性质通常以搏动性的血管性头痛为主要临床表现，一般为单侧性头痛，并在咳嗽、身体前屈时加剧，冷刺激能缓解疼痛，而热刺激常加重症状。患者可能还伴有恶心、呕吐或食欲减退。偏侧异常性头痛可能在中枢性敏化以后出现。偏头痛或血管性头痛，尤其创伤后偏头痛的激发因素尚未完全阐明或有争议，但比较明确的是三叉神经传入系统由于受到无菌性炎症渗出物的浸润而敏化。三叉神经敏化进而引起颅外血管和脑膜血管扩张，并加重炎症反应，PTM是此恶性循环病理改变的结果。

### （五）创伤后紧张型头痛

紧张型头痛（tension-type headache，TTHA）是最常见的原发性头痛之一，可分为四大类：①非频繁发作性紧张型头痛；②频繁发作性紧张型头痛；③慢性紧张型头痛；④疑似紧张型头痛。对颈部、颅骨及其附属结构或大脑本身遭受创伤以后激发的紧张型头痛的病理生理机制尚未充分了解。紧张型头痛可能来源于三叉神经节脑干伤害感受器二级神经元下行控制以及相关外周改变的共同作用。目前大家公认的是外周机制主要在发作性紧张型头痛中发挥作用，而中枢机制主要参与慢性紧张型头痛的发病过程。随着头痛发作频度增加，中枢机制所起的作用可能越来越大。如果病情持续，伤害感受性神经元长期处于敏化状态以及抗伤害感受性系统活性降低均可使病情慢性化。但人们对紧张型头痛的疼痛是外周起源还是中枢起源仍有争论。

**（六）其他比较少见的 PTHA**

1. 自主神经功能障碍性头痛、丛集性头痛和阵发性偏头痛 已经有各种不同类型的自主神经功能障碍性头痛的报道，在进行创伤后头痛患者的鉴别诊断时还是需要考虑这些不常见类型的诊断。倾向于自主神经功能障碍性头痛诊断的表现包括单侧发作性搏动性疼痛、交感神经活性增强等，症状包括发作时同侧瞳孔缩小、面部发汗增多，而发作间期存在轻度 Horner 综合征。另外还有三叉神经自主神经性头痛的报告。创伤后丛集性头痛和阵发性偏头痛是创伤后头痛中相对罕见的类型。对于这些不太常见的头痛类型来说，损伤与头痛发作与激发之间的因果关系仍未完全清楚，目前文献尚不足以支持创伤与这些头痛类型之间的因果关系。

2. 药物过度使用性头痛 药物过度使用性头痛见于多种镇痛剂以及中断头痛发作的药物如麦角胺类、阿片类制剂、咖啡因、曲普坦和巴比妥类药物等的过度使用。上述药物过度使用可使患者发展为慢性每日头痛，也可能使患者对这些药物产生依赖。撤药可导致头痛症状加重，尤其在突然停药而且没有使用替代的头痛治疗方案时症状尤为明显。头痛药物的过度使用也会使患者难以对预防性头痛药物产生治疗反应。

3. 创伤后窦性头痛 窦性头痛可能与创伤有关，但也可能无明显关系。窦性头痛可以表现为稳定的疼痛或搏动性头痛，部分患者表现为季节性或与过敏体质有关。存在鼻窦或面额部骨折的病史对于诊断具有重要意义。每日型窦性疼痛的性质与引流角存在一定关系，额窦和筛窦一般在夜间卧位时明显、日间直立位时症状缓解；而上颌窦与蝶窦症状夜间卧位时可缓解。

4. 其他原因导致的创伤后头痛　脑外伤、颅骨/颈部创伤后可能存在很多不太常见的原因可以引起头痛，比如：丛集性、连续型偏头痛（hemicranias continua）、癫痫、低压与高压型头痛（包括引流不当）、迟发型轴外积液如硬膜下血肿、张力性气脑、颈动脉窦血栓形成、颈动脉剥离、颈动脉海绵窦瘘以及环锯综合征等。虽然这些情况在临床上不太多见，临床医生在诊断时还是需要考虑这些罕见疾病并予以积极治疗。

## 四、相关检查

急性头痛常伴有原发颅内病变的影像学改变，行头颅 CT 或 MRI 检查可发现脑挫裂、单纯颅骨骨折、颅内出血（包括硬膜下出血、硬膜外出血）、颅内多发伤等。慢性头痛患者的头颅 CT 或 MRI 检查结果可为阴性。

## 五、诊　断

### （一）病史

了解头痛发病机制的病史有助于区分头痛类型。与创伤后头痛有关的物理因子包括冲击力、加速/减速性负荷（惯性负荷），后者主要与颈部挥鞭样损伤有关。病史采集中需要注意的关键点主要包括：疼痛的特征（character）、发作诱因（onset）、部位（location）、持续时间（duration）、加重或恶化因素（exacerbation），缓解因素（relief），及所谓"COLDER"原则。另外，在病史采集的时候还可以考虑使用一些已经过信度和效度验证的疼痛评估量表，比如行为和认知应对状况评估、总体健康功能水平评估、特异性的疼痛评估量表，以及综合性心理评估，特别是明尼苏达多项人格检查表（minnesota multiphasic personality inventory，MMPI）。

## （二）体格检查

体格检查包括观察（创伤性改变及非对称性表现和身体姿势）、神经系统检查、颈椎活动度检查、头颈部肌肉触诊、枕大神经和枕小神经出口点的触诊、激发运动、目镜检查和颈动脉、乳突、颞部以及眼部听诊是否有杂音等。

## （三）辅助检查

创伤后头痛患者恰当的临床测试包括大脑和（或）颈部影像学检查、电生理学检查、心理情绪测试和应对测试以及整体功能评估等。一般只有在测试结果有助于鉴别诊断或制定、修改治疗计划或预后判断的情况下才考虑选用相应测试。

## （四）诊断标准

诊断 PTHA 时，应排除其他原因导致的头痛，既往头部外伤是必备条件之一，其外伤的严重性至少具备以下之一：（1）意识丧失；（2）外伤后遗忘持续 10 分钟以上；（3）下列至少二项异常：①临床神经科检查阳性；②头颅 X 线；③神经影像；④诱发电试验；⑤脑脊液检查；⑥前庭功能试验；⑦神经心理测定。头痛发生在意识恢复后 14 天之内；若无意识障碍，则头痛发生在外伤后 14 天内，且持续 8 周以上。

## 六、鉴别诊断

### （一）紧张性头痛

紧张性头痛是最常见的原发性头痛，表现为双侧头部紧束样或压迫性头痛，发病可能与心理应激相关，转为慢性疼痛形式后常无明显的心理因素。需仔细询问既往有无外伤病史，其临床特征有：①头痛部位多为双侧；②性质为压迫性或发紧性；③疼痛程度为轻到中度；④日常体力活动如散步或爬楼梯不会加剧头痛；⑤不伴有恶心或呕吐，不伴有畏光、畏声。

### （二）丛集性头痛

丛集性头痛是一种典型的周期性疾病，其定义是一种严重的严格位于单侧的头面部疼痛，每次发作持续 15～180 分钟，常伴有同侧结膜充血、流泪、鼻塞、流涕、前额和面部出汗、瞳孔缩小、眼睑下垂和眼睑水肿，发作期间患者有不安或易激动的感觉。

### （三）与血管疾病有关的头痛

包括急性缺血性脑血管病、颅内血肿、蛛网膜下腔出血等，一般行颅脑 CT 平扫（或增强）或 MRI 即可鉴别。

## 七、治 疗

### （一）治疗原则

对于继发性头痛患者，最根本的治疗手段是病因治疗。在去除病因之后，患者头痛症状大多会自然缓解或消失。如急性脑外伤后头痛可能与脑水肿、脑挫裂伤等颅内病变有关，随着原发病变的病情好转，患者头痛症状也会逐渐缓解。为获得最大限度地恢复，应尽可能选择最简单、侵入性最小和风险最低以及成本较低的治疗手段。

### （二）药物治疗

1. 药物治疗的一般原则：根据疼痛的强度和类型进行分级药物治疗。

2. 轻度疼痛：轻度疼痛的治疗药物可以考虑阿司匹林、对乙酰氨基酚和 NSAIDs。

3. 中度疼痛：适用于中度疼痛治疗的药物包括 NSAIDs 注射剂、对乙酰氨基酚与 NSAIDs 的合剂以及麻醉镇痛剂与对乙酰氨基酚的复方制剂，如氨酚可待因、氨酚曲马多、氨酚羟考酮等。

4. 重度疼痛：可以考虑使用硫酸吗啡等肠道外麻醉药、阿片受体激动拮抗剂喷他佐辛、部分阿片受体激动剂如丁丙诺啡、氯胺酮、抗抑郁药、抗癫痫药、局部麻醉药连续使用、外周神经阻滞以及较少使用的大麻酚类等。另外还可以考虑作为辅助用药的药物包括非典型抗精神病药物和 NMDA 拮抗剂，如右美沙芬与美金刚等。

阿片类药物在非癌性疼痛方面的应用越来越多。在平衡阿片类药物的剂量和不可避免的副作用后，应用阿片类药物可缓解神经病理性疼痛。降低性欲、镇静、精神迟钝、精神难集中和骨质疏松都是应用阿片类药物的副作用，且有可能加重 TBI 患者已受损的认知功能，这也是临床医生在使用阿片类药物治疗疼痛时所担忧的。可根据病情选择羟考酮、芬太尼等强阿片类镇痛药。

阿片类制剂治疗效果不佳时可以考虑选用 TCAs（阿米替林），SNRIs（如文拉法辛、度洛西汀），抗癫痫药，如卡马西平、加巴喷丁、普瑞巴林、左乙拉西坦（leviracetam）和拉莫三嗪（lamotrogine）及较少使用的美西律等。最近人们还发现替扎尼定和异戊巴比妥钠可以用于 PTHA 的辅助治疗。

对于某些特殊类型的创伤后头痛，应该根据循症医学指南或分析结果作为选择药物、非药物治疗的指南。尽力避免同时使用多种药物，以增加患者的依从性、减少药物之间的反应、改善生存质量，同时降低患者的费用和经济负担。此外，在可能的情况下，应该尽量减少或避免使用那些药理机制上可能影响神经可塑性的药物如阿片类制剂、巴比妥酸盐类以及部分抗癫痫药等。

（三）侵入性治疗

1. 注射治疗 根据肌肉骨骼性头痛的不同类型，可以考虑选用关节腔内、关节周围、腱鞘周围、韧带/纤维组织或扳机点注射治疗。

2. 神经阻滞

（1）枕神经阻滞：在头痛同侧枕大神经处注射含有利多卡因或罗哌卡因的甲泼尼龙 40mg 可缓解患者的头痛，这也是患者头痛在短时间内得到缓解的理想疗法。

（2）星状神经节阻滞：已有的研究认为星状神经节阻滞（stellate ganglion block，SGB）的作用主要有中枢神经作用和周围神经作用两方面：①通过调节丘脑维护内环境的稳定功能而使机体的自主神经功能、内分泌功能和免疫功能保持正常；②阻滞部位的节前和节后纤维的功能受到抑制，从而抑制分布区域的交感神经纤维支配的心血管运动、腺体分泌、肌肉紧张、支气管收缩及痛觉传导。SGB 被用来治疗头颈部、上肢、肩部、心脏和肺部的一些疾病，对 PTHA 有一定疗效。SGB 患者取平卧位，准确触摸环状软骨弓，以左手示指或中指向外侧推开颈总动脉，用 6 号针头经皮丘垂直向下进针，触及第六颈椎横突后退针 $0.2 \sim 0.3$cm，回抽无血及脑脊液即可注 1%利多卡因 $6 \sim 8$ml，1 次/天，10 次为 1 个疗程，可行 $1 \sim 2$ 个疗程。

3. 脉冲射频（pulsedradiofrequency，PRF）近年来，PRF 脉冲射频治疗被广泛用于疼痛治疗，但具体机制仍不很清楚。有研究指出 PRF 通过改变中枢镇痛物质或神经髓鞘中的传递结构而发挥镇痛、消炎作用；也有研究表明 PRF 所产生的强场效应可能对受损神经周围炎性介质具有灭火效应，起到消炎作用，并可以通过改善神经周围血液循环，对受损神经起到修复作用，从而有效减少神经组织的破坏。根据头痛的部位和类型，脉冲射频的靶点可以选择颈神经的分支（枕神经）或后支（C2 ~ C6），三叉神经节、三叉神经及其分支，蝶腭神经节等。脉冲射频具有微创、安全的特点，在局部麻醉下即可完成，因此较易被患者接受。

（四）物理治疗

物理因子治疗如体表热疗或冷疗可用于调制疼痛；多种电刺激疗法可用于疼痛治疗，包括：经皮电神经刺激、药物离子导入、经颅微电流刺激（Cranial electrotherapy stimulation，CES）等；按摩疗法、针灸和运动等越来越多地被运用到疼痛治疗过程中，放松局部紧张的肌肉，改善局部血液循环。通过这样的治疗，有可能减少患者头痛发作的次数及疼痛程度，并防止疼痛进一步恶化。

（金 毅 程祝强）

# 参考文献

1. Treede RD，Jensen TS，Campbell JN，Cruccu G，Dostrovsky JO，Griffin JW，Hansson P，Hughes R，Nurmikko T，Serra J. Neuropathic pain：redefinition and a grading system for clinical and research purposes. Neurology，2008，70：1630-1635.

2. Faux S，Sheedy J：A prospective controlled study in the prevalence of posttraumatic headache following mild traumatic brain injury. Pain Med，2008，9：1001-1011.

3. Headache Classification Committee of the International Headache Society（IHS）. The International Classification of Headache Disorders，3rd edition（beta version）. Cephalalgia，2013，33（9）：629-808.

4. Lieba-Samal D，Platzer P，Seidel S，et al. Characteristics of acute posttraumatic headache following mild head injury. Cephalalgia，2011，31：1618-1626.

5. Lucas S，Hoffman J，Bell K，et al. Characterization of headache after traumatic brain injury. Cephalalgia，2012，32（8）：600-606.

6. Lucas S，Hoffman J，Bell K and Dikmen S，A prospective study of prevalence and characterization of headache following mild traumatic brain injury. Cephalalgia，2013，0（0）：1=10.

7. Seifert T and Evans R. Post-traumatic headache：A review.

Current pain headache report, 2010, 14: 292-298.

8. Lew HL et al, Characteristics and treatment of headache after traumatic brain injury: a focused review. American Journal of Physical Medicine and Rehabilitation, 2006, 85 (6): 619-627.

9. The International Classification of Headache Disorders: 2nd edition. Cephalalgia, 2004, 24 (suppl 1): 9-160.

10. Rita Formisano, Umberto Bivona, Sheila Catani, MariagraziaD'Ippolito, M. GabriellaBuzzi. Post-traumatic headache: facts and doubts. J Headache Pain, 2009, 10: 145-152.

# 第三节 开颅手术后持续性疼痛

严格意义上来讲，开颅手术后疼痛（post-craniotomy pain，PCP）属于颅脑创伤后疼痛（pain following TBI）的范畴。有些患者手术后恢复顺利，却出现逐渐加重的头痛，神经系统查体、反复头颅 CT 和腰穿检查均无明显异常，因此临床处理较为困难。PCP 越来越被人们所重视，明确头痛的发生原因，有针对性地开展疼痛治疗不仅能减轻患者的痛苦，防止疼痛的慢性化形成持续性 PCP（persistent PPCP，PPCP），还可预防疼痛应激造成的颅脑损害，提高患者的生活质量。

## 一、病因学

头颅是骨骼中高度复杂的结构，除了保护大脑免受外部损伤，还有隔绝脑循环的作用，并允许脑膜及脑脊液调节其平衡。头皮和硬脑膜之间有着丰富的神经支配，包括：三叉神经节及其分支、颈丛、颈交感神经干、迷走神经小分支、舌下神经小分支、面神经和舌咽神经的小分支等。PCP 可能是由于枕骨神经和纤维粘连包围在瘢痕组织周围，直接连接着硬脑膜和颈部肌肉，伴随肌肉运动，颈部肌肉牵拉硬脑膜而引发头痛。因此，增加颅骨膜的肌肉张力可缓解部分患者的慢性紧张性头痛。还有些疼痛可能与开颅手术后继发的癫痫发作相关。脑脊液漏或脑脊液分流可能也会引发直立性头痛。

## 二、流行病学

目前认为，40%的开颅手术患者术后出现与神经外科情况无关的中度和重度疼痛，尤其是颅后窝及颞下路径手术，术后疼痛的发病率较高。一项研究表明，开颅手术患者 PCP 持续时间 2~12 个月约占 6%，超过 1 年者约占 12%。另一项研究指出，听神经瘤切除术患者 PPCP 的发生率为 23%，迁延超过 1 年者占 16%，迁延 2 年以上占 9%。

## 三、病理生理

开颅手术后神经痛可能起源于手术切口导致的头皮损伤。头皮神经损伤后有时会形成神经瘤从而成为疼痛的病灶。疼痛性质也呈多样性，包括触碰时感觉迟钝、麻木感等不适，甚至表现为无明显诱因下的自发性割裂样疼痛。继发于枕神经痛、眶上和（或）眶下神经的神经性头痛是临床上最常见的开颅后头痛和面部疼痛类型。头面疼痛的持续或恶化，如前所述，造成创伤后紧张性头痛的外周和中枢机制则会参与作用（症状临床类似于紧张性头痛）；三叉神经传入系统的敏化，以及致敏的三叉神经传入系统也可能因血管扩张这一单纯的机械刺激而产生伤害感受性传入，导致血管性异常疼痛（临床症状类似于偏头痛的急性发作）。

## 四、临床表现

开颅手术后神经痛也可能与切口位置不符，持续性伴阵发性加重，查体患侧枕大小神经、耳大神经、眶上神经体表投影点处压痛明显，向同侧额颞顶部及眶周放散。开颅手术后头痛还可被描述为类似于紧张性头痛，偶有急性加重，症状类似于偏头痛样发作，常伴随着其他症状，如认知、行为、躯体征状等。低颅内压引发的直立性头痛的典型表现有恶心、呕吐、头晕、复视、畏光、视力模糊等。

## 五、诊　断

尽管目前对于 PCP 何时转为 PPCP 仍有争议，但大多同意如下标准：①疼痛在术后仍有进展；②疼痛至少持续 2 个月；③排除其他原因导致的疼痛。

## 六、鉴别诊断

### （一）偏头痛

偏头痛是呈发作性头痛，常伴有恶心、呕吐和畏光、畏声，头痛发作之前可有局灶性神经系统症状，如疲劳、注意力难集中、颈部僵硬、对光或声音敏感，发作时多以单侧头痛为主，开始为钝痛，渐渐可变为搏动性疼痛。

## （二）三叉神经痛

三叉神经痛常见于 50 岁以上患者，是三叉神经第 2、3 支分布范围内短暂的剧烈疼痛，每次疼痛发作仅数秒，面部存在"扳机点"，刺激该扳机点会诱发疼痛。

## （三）颈源性头痛

有些高位的颈椎退行性疾病，由于其手术部位较高，也可能与一些颅后窝手术术后疼痛症状类似，需详细问病史以鉴别。颈源性头痛呈持续性或间歇性发作，同时伴有同侧颈枕部和（或）肩部疼痛不适、僵硬等症状，影响睡眠及颈部正常活动。查体：颈部肌肉紧张，颈 2 横突压痛明显，并向头侧头部放射，引颈试验阳性。

# 七、治　疗

## （一）非药物治疗

予以适当的心理疏导，尽可能采用非药物治疗，如物理治疗、生物反馈及针灸等治疗方法。

## （二）围手术期的疼痛控制

资料显示，围手术期良好的疼痛控制，包括超前镇痛，是减少 PPCP 发生的最有效的措施。常用的措施包括：头皮神经阻滞、手术切口浸润麻醉、NSAIDs 和阿片类药物的合理使用。

## （三）药物治疗

1. NSAIDs　如阿司匹林、布洛芬或对乙酰氨基酚的复合制剂等，主要用于急性或炎症性头痛。

2. 抗癫痫药物　癫痫与疼痛存在共同的病理生理机制，因此抗癫痫药物可用于疼痛治疗，特别是外周或中枢性神经病理性疼痛。目前最常用于疼痛治疗的抗癫痫药物主要有钠通道阻滞剂：卡马西平和奥卡西平；N 型钙通道阻滞：加巴喷丁和普瑞巴林剂等。卡马西平由于其副作用明显，目前仅作为三叉神经痛的一线用药，推荐剂量 ≤400 毫克/次，（2~3）次/天。奥卡西平结构上与卡马西平相似，其良性副作用大于卡马西平，治疗 NP 推荐剂量 ≤600 毫克/次，每天 2 次。对于开颅手术后神经病理性疼痛，一线推荐加巴喷丁或普瑞巴林。加巴喷丁的剂量由 300mg/d 开始滴定，老年患者酌情减量，直至最大可耐受剂量。普加巴林药理作用类似加巴喷丁，药代动力学呈线型，与 L 形电压依赖性钙通道（voltagedependent calcium channels，VDCC）的 $\alpha2/\delta$ 亚单位亲和力远强于加巴喷丁。其治疗剂量为 150~600 mg/d，若使用有效的起始剂量，起效更快（<2 天）。加巴喷丁和普加巴林在肾功能不全的患者需减量。拉莫三嗪属于二线药物，小剂量开始，平均 5~7 天增量，治疗剂量为 200~400mg/d，潜在的副作用为严重皮疹（>10%）和失眠。拉莫三嗪不能与丙戊酸合用。

3. 抗抑郁药物 包括 TCAs、SSRIs、SNRIs 和 NaSSA 等。总体来说，患者对去甲替林的耐受性优于阿米替林；小剂量开始，止痛效应早于抗抑郁效应，达到作用水平后维持 4~6 周，同时应注意药物不良反应；SSRIs 缓解神经病理性疼痛作用远远不如 SNRIs。度洛西汀、文拉法辛属于 SNRIs。文拉法辛用量 ≥150mg/d，小剂量无效；度洛西汀在 60~120mg/d 均有良好疗效，须注意的是应维持 60mg/d 剂量 1~2 周后再增量。临床应用显示，NaSSA 米氮平可以使幻肢痛患者疼痛减轻 50%以上，对纤维肌痛和慢性紧张性头痛的疗效与阿米替林相当，同时可以显著改善慢性疼痛患者的睡眠和情绪。

4. 阿片类药物　阿片类镇痛药的临床用药应遵循 WHO 癌症疼痛治疗指南和 CFDA 相关原则，规范化、个体化用药。给予强阿片类药治疗时，应重视个体化滴定用药剂量，防止恶心、呕吐、便秘等药物不良反应。此外，应警惕患者对阿片类药物的依赖和成瘾。

**（四）神经阻滞**

对于重度神经痛患者药物治疗无效时可行神经阻滞为主的治疗，如，枕部的 PPCP，行患侧枕大神经、枕小神经和耳大神经阻滞，疼痛可明显缓解。神经阻滞治疗时，复合类固醇激素，有强大的局部抗炎、抗水肿作用，通过消除局部炎症来缓解神经痛症状。

**（五）射频热凝术**

可对靶神经，如枕大神经、眶上神经等行 40~42℃脉冲射频，并注入复方倍他米松 1mg 及 1%利多卡因 1ml。

**（六）神经电刺激治疗**

枕大神经刺激和眶上神经刺激（图 3-3）可用于难治性 PPCP 的治疗。最近有报道，PPCP 患者在头皮疼痛部位行周围神经区域刺激（peripheral nerve field stimulation，PNfS）亦可能获得较好疗效。

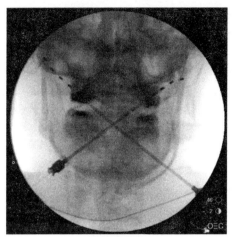

枕神经刺激

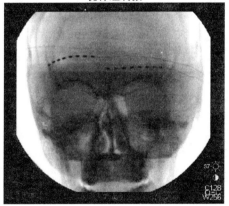

眶上神经刺激

图 3-3 枕神经刺激和眶上神经刺激 X 线图

（金 毅 刘红军）

# 参 考 文 献

1. Gottschalk A, Berkow LC, Stevens RD, Mirski M, Thompson RE, White ED, Weingart JD, Long DM, Yaster M. Prospective evaluation of pain and analgesic

use following major elective intracranial surgery. J Neurosurg, 2007, 106 (2): 210 -216.

2. Thibault M, Girard F, Moumdjian R, Chouinard P, Boudreault D, Ruel M. Craniotomy site influences postoperative pain following neurosurgical procedures: a retrospective study. Can J Anaesth, 2007, 54 (7): 544-548.

3. Rocha-Filho PA, Gherpelli JL, de Siqueira JT, Rabello GD. Postcraniotomy headache: characteristics, behaviour and effect on quality of life in patients operated for treatment of supratentorial intracranial aneurysms. Cephalalgia, 2008, 28 (1): 41-48.

4. Teo MK, Eljamel. Role of craniotomy repair in reducing postoperative headaches after a retrosigmoid approach. Neurosurgery, 2010, 67 (5): 1286-1291.

5. Kaur A, Selwa L, Fromes G, Ross DA. Persistent headache after supratentorial craniotomy. Neurosurgery, 2000, 47 (3): 633-636.

6. Dirks J, Moiniche S, Hilsted KL, Dahl JB. Mechanisms of postoperative pain: clinical indications for a contribution of central neuronal sensitization. Anesthesiology, 2002, 97 (6): 1591-1596.

7. Gee JR, Ishaq Y, Vijayan N. Postcraniotomy headache. Headache, 2003, 43 (3): 276-278.

8. Nguyen A, Girard F, Boudreault D, Fugere F, Ruel M, MoumdjianR, Bouthilier A, Caron JL, Bojanowski MW, Girard DC. Scalp nerve blocks decrease the severity of pain after craniotomy. Anesth Analg, 2001, 93 (5): 1272-1276.

9. Porter RG Sr, Leonetti JP, Ksiazek J, Anderson D. Associationbetween adipose graft usage and postoperative headache afterretrosigmoid craniotomy. Otol Neurotol, 2009, 30 (5): 635-639.

10. Macrae WA. Chronic pain after surgery. Br J Anaesth, 2001, 87: 88-98.

## 第四节　牙科手术后持续性疼痛

口腔颌面部疼痛中，主诉牙痛的占大多数，牙痛多由牙及牙周组织的损伤引起，参与颌面部本体感觉的脑神经以三叉神经为主，其末梢支为眼神经、上颌神经和下颌神经三个分支，分布于整个颅面部，其中上颌神经和下颌神经分布于牙及牙周组织，并将信息传入中枢神经。文献报道，术前存在疼痛和肿胀、牙髓坏死或者急性根尖周炎的患者，更有可能在术后出现疼痛。使用长效麻醉剂、完善根管成形和清洁、给予镇痛剂以及让患者有心理上的准备能有效减低术后疼痛的程度。口腔颌面部位特殊，同时颌面解剖结构复杂，若影响咀嚼、语言等功能运动，导致患者生活质量下降，产生心理疾患。

### 一、病 因 学

牙科手术后持续性疼痛（persistent pain after dental surgery，PPDS）常常是由于治疗过程中热刺激、机械刺激、化学刺激或者渗透性刺激造成了牙本质—牙髓损伤而导致的疼痛，如术前局部麻醉造成牙周组织或神经损伤，手术时牙周器械损伤牙周组织或神经等。此外，对根管充填材料过敏、牙周组织在术后发生炎症也是其可能的原因。年龄、伤口闭合差、感染、异物、伤口处形成血肿、颅骨骨折、糖尿病周围神经病变等都是影响牙科手术后疼痛发生的易发因素。

## 二、流行病学

牙科手术最大的问题是可能损伤三叉神经，暂时性的舌及下牙槽功能减退的发生率在 0.15%~0.54%，而局部注射麻醉药引发的持久损伤的发生率在 0.001%~0.01%。创伤性损伤舌神经及下牙槽神经可引起神经瘤，并引发疼痛综合征，最常累及的是三叉神经分支，且以第三磨牙的手术发生率为高。临床医生应该更加了解手术后疼痛这个问题，并做好准备，预防和控制手术后疼痛显得非常重要。绝大多数的术后反应为轻度不适（40%），约25%的病例会出现中重度疼痛，2%~4%出现急性发作。有报道，女性牙科手术后疼痛的发生率较男性约高一倍。而对于年龄来说，老年人和年轻人之间的发病率未有明显差异。

## 三、病理生理

神经末梢或在牙髓中终止（多为无髓 C 纤维）或穿越成牙本质细胞层一段距离（150~200μm）后在牙本质小管中终止（多为 Aδ 或者 Aβ 纤维）。牙髓坏死是既有炎症性疼痛又有神经病理性疼痛特点的一组独特的组织病理状态。牙髓的感觉神经终末端止于三叉神经尾侧亚核、极间亚核和嘴侧亚核（广泛性）。牙髓受到机械或炎症等伤害刺激时，来自神经末梢的 CGRP 等表达增加，导致三叉神经节细胞致敏，不断合成 CGRP 并以较快速度向末梢运转。三叉神经脊束核是重要的口颌面部感觉信息中继站，其 c-fos 基因表达增强，可能是口腔颌面部手术后疼痛延长的原因之一。

## 四、常见的牙科手术后持续性疼痛

### （一）根管治疗后疼痛（post-endodontic pain，PEP）

根管治疗是治疗牙科疾病中经常提及的治疗方法，常用于治疗牙髓病及根尖周病。PEP 是指发生在根管治疗完成后数小时、数天或更长时间后治疗的牙齿及相关部位的疼痛。根管治疗后的疼痛发生率报道各不相同，在一些调查中 PEP 发生率高达 50% ~ 60%。这些差异可能与不同的样本量、统计学方法不同，或者牙科医生的临床经验有关。

导致根管治疗后疼痛发生的原因归纳起来包括：

1. 机械因素　在根管治疗过程中，机械或化学预备过程可能会将根管上部感染坏死的牙髓及感染物挤压至根尖孔外，导致根尖周组织炎症，影响根尖周组织愈合，出现根管治疗后疼痛。少数情况下可能损伤到相应的牙神经末梢。

2. 化学因素　部分含有甲醛成分根充糊剂，具有一定的组织细胞毒性，在充填过程中被挤压至根尖孔外，会引起不同程度的根尖周组织的炎症反应，导致根管治疗后疼痛。

3. 微生物因素　在机械或化学的预备根管过程中，一些感染的碎片进入根尖周组织，携带一些致病微生物，如微小单胞菌、真杆菌属、卟啉单胞菌属、普氏菌属和黑色素拟杆菌等，这些高致病能力的微生物能够引起根尖周组织的炎症反应，活跃增殖的细菌通过根尖孔进入根尖周组织而引起炎症反应导致牙齿叩诊或者咬合疼痛。此外，在操作中不注意无菌操作，比如龋未清理干净，患者口腔卫生差，充填不密实等也容易造成根管二次感染，出现根管治疗后疼痛。此类感染疼痛一般出现在根管治疗后两周或冠修复阶段。

4. 其他因素　包括：①年龄：年轻患者更容易发生根管治疗后疼痛，尤其是 18~33 岁的患者，而老年患者的根管治疗后疼痛发生率明显较低；②性别：有些研究报道，女性的根管治疗后的疼痛率比男性要高；其原因可能是疼痛的阈值和忍耐度与性激素有关；③根尖周骨组织破坏的患者发生根管治疗后疼痛率是正常根尖周骨组织患者的 9.64 倍，并且有研究表明根尖周骨组织破坏在 5mm 以上的患者，根管治疗后疼痛率更高；④精神因素：根管治疗后疼痛还可能与患者的精神紧张度有关系，在治疗前有咀嚼痛、叩痛，自发痛的患者，根管治疗后疼痛的发生率较高，因为疼痛增加了患者的身体紧张度，还会影响患者的免疫功能，从而导致根管治疗后的疼痛率更高；⑤牙位：研究表明后牙因为其复杂的解剖结构，其根管治疗后疼痛率是其他牙位的 1.7 倍。

PEP 的发生机制主要为：机械的、化学的或生物的因素造成牙周组织的损伤，引起局部炎性反应，如果炎症得不到有效控制或疼痛等伤害性刺激持续存在，可发展为持续性 PEP。根管治疗后持续性疼痛（persistentpost-endodontic pain，PPEP）定义为 ≥6 个月的 PEP，与炎症的慢性化进，更重要的是与三叉神经外周支和中枢神经系统的敏化有关，最终可能导致中枢神经系统的重塑性改变，因而具有神经病理性疼痛的特征。有报道，成功的根管治疗术后持续性疼痛的发生率约为 3%~13%。

PEP 可根据根管治疗病史、疼痛部位、疼痛特征以及相关检查结果等作出诊断。PPEP 需与症状不可逆性牙髓炎、原发性三叉神经痛相鉴别。

PEP 的治疗原则为及时有效的抗炎、镇痛治疗，控制伤害性刺激向中枢的传入，防止疼痛的慢性化，有效预防和抑制外周和中枢神经系统的敏化，降低中枢可塑性变化的风险。

PEP 全身用药，首选非甾体抗炎药，如双氯芬酸、塞来昔布、依托考昔等，其通过解热、镇痛、抗炎等作用缓解局部疼痛症状，但需注意胃黏膜损伤及胃肠出血等相应的副作用。如疼痛控制不佳，可以选对乙酰氨基酚与曲马多或阿片类药物的合剂，如氨酚曲马多、氨酚羟考酮等。如有明确的局部感染征象，应及时采用抗生素治疗。Harrison 等研究表明，根管内封抗菌剂能够有效减缓根管预备后疼痛和减少二次感染率。另有研究发现，在活髓拔出后，根管内封类固醇类药物能够有效地缓解根管预备后疼痛。PPEP 的疼痛呈现神经病理性疼痛的特征，可选择抗癫痫药，如普瑞巴林或加巴喷丁；抗抑郁药，如阿米替林、度洛西汀等（用法、用量参照表 2-4 和表 2-5），甚至阿片类药物。

（二）**非典型性牙痛**（atypical odontalgia，AO）

非典型性牙痛又称幻牙痛（phantom tooth pain，PTP），是发生在正常牙齿及牙周支持组织的一种难以解释的持续性疼痛。

AO 多发在成年女性患者（约占 80% 以上），以上颌磨牙和前磨牙多见，呈中度持续性钝痛和酸痛，疼痛可局限于某个牙，亦可呈弥漫性。除牙齿外，PTP 可波及牙龈、牙槽骨、颌骨以及口腔颌面部其他软组织。

AO 的发生与多种因素有关。经牙科治疗或手术，如全冠修复、根管治疗术、牙周手术、或面部创伤后，牙齿的传入神经破坏，感觉输入丧失，导致神经系统的系列反应，从而产生持续性疼痛和感觉过敏。此外精神因素曾一直被认为是引起 AO 的重要因素，以精神抑郁最为常见。但 Schnurr 等调查 120 例 AO 患者，仅有 21 例（17.5%）有精神紧张史，认为精神症状可能是慢性疼痛的结果，而不是病因。

AO 的诊断目前尚不明确，多用排除诊断，即通过病史和全面检查排除口腔和其他器官的疾患，诊断指征有：①牙及周围牙槽骨持续性疼痛，偶有自发性深部锐痛，且没有明显的局部诱因；②常有外周感觉神经损伤病史，如压碎摘除、牙尖切除和拔牙术等；③疼痛超过 4 个月，以排除 X 线片不能马上看出的尖周损害；④触诊痛区敏感；⑤X 线片正常；⑥躯体感觉神经麻醉阻滞定位不明确；⑦可伴有情绪障碍，如抑郁、焦虑或疑病性精神障碍。

AO 需与三叉神经痛、牙髓炎、颞下颌关节紊乱综合征和上颌窦炎鉴别诊断。由于 AO 的机制不明，目前认为 AO 是一种难治性疼痛，对非甾体抗炎药、阿片类药物、局部阻滞、牙科或神经外科的治疗效果均有限。效果相对确切的是使用抗抑郁药、抗癫痫药和神经安定剂的治疗。一般首选 SNRIs 抗抑郁剂，如度洛西汀、文拉法辛等。

（三）颞下颌关节紊乱（temporomandibular disorders，TMD）

TMD 是最常见的一种慢性口面痛。美国报道在最近 6 个月内经历过 TMD 疼痛约占人群的 5.3%。国内流行病抽样调查结果为 8.6%，其中 4.2% 为慢性 TMD。正应为如此，口腔治疗过程中或治疗后有时会出现 TMD 疼痛，是否与治疗有关要慎重判断，因为人群中有很高比例的人存在 TMD 问题或疼痛。

TMD 症状的年发病率为 8.9%，体征的年发病率为 17.5%，所以治疗中或治疗后出现 TMD 症状体征可能是疾病自然发展的结果，与本次治疗无关。

牙科治疗过程中有可能导致或加重 TMD 的原因包括：①治疗中过大或过久的张口；②下牙槽神经阻滞麻醉注射引起的肌肉损伤或感染；③改变患者咬合状态的治疗如调𬌗或咬合重建等，都有可能引起或加重 TMD 症状体征。尤其是改变了咬合的口腔治疗引起一些患者的口面疼痛，甚至会出现一些无法解释的主诉，如全身其他部位的疼痛不适、其他器官的功能障碍、面型或形象的改变以及精神情绪方面的改变等，文献称之为"咬合幻觉综合征"（phantom bite syndrome，PBS）。这些患者表现为不停地就医，不断地要求咬合治疗，但都没有良好的效果。需要指出的是并非口腔治疗改变患者原有的上下牙接触关系（咬合关系）都会引发 TMD 疼痛。每一个体对咬合改变有很强的适应和代偿能力，但目前对机体的这种适应代偿能力还不知道，对咬合改变如何引起 TMD 疼痛的生物学机制也了解的很少。临床研究指出，以往有 TMD 病史或患者具有某些心理特质对咬合改变更容易诱发 TMD 症状和体征。

TMD 疼痛多表现为慢性、持续、反复的疼痛，明显影响口颌功能，主要临床特征包括：①好发于青、中年，以 20~30 岁患病率、就诊率高；②女性多于男性；③开始发生于一侧，有的可逐渐累及双侧，部分病例迁延反复发作，严重影响咀嚼功能；④可单独累及关节或肌群，也可二者都累及；⑤一般均有疼痛、弹响、下颌运动异常等三类症状；⑥多为功能性紊乱，也可有关节结构紊乱和器质性紊乱。

TMD 的诊断要点：①有颞下颌关节疼痛、运动障碍、弹响或其中的两个症状；②咬肌压痛；③关节区有压痛，特别在开口运动时，扪触髁突压痛明显；④有张口过大、咬硬物、精神紧张等因素；⑤口腔检查可能有殆关系紊乱存在；⑥辅助检查：X 线摄片、关节造影、关节内镜；⑦排除能导致相关症状的器质性疾病，如肿瘤、结核、感染等。

TMD 应与颌面部肿瘤、急性化脓性颞下颌关节炎、类风湿性颞下颌关节炎、茎突过长症、癔症性牙关紧闭、破伤风性牙关紧闭等相鉴别。

TMD 治疗原则为解痉镇痛、促进修复和改善功能。治疗措施包括：①去除可能的病因；②消除不利心理因素，尤其对于 PBS 患者以精神心理治疗为主；③纠正不良咀嚼习惯、避免用力张口；④存在殆紊乱者应口腔专科治疗；⑤神经阻滞：翼外肌或咬肌压痛点和（或）关节腔内注射；⑥疼痛剧烈者可服用 NSAIDs 药物；⑦关节结构病变者，须做手术治疗。

**（四）非典型面痛**（atypical facial pain，AFP）

AFP 又称为持续性特发性面痛（persistent idiopathic facial pain，PIFP），为一种持续性的深部酸痛，有时伴有烧灼样的钝痛，疼痛无间歇期；疼痛位于颌面区域，大多数范围不超过耳廓的高度；没有临床上可以检查出的相关自主神经功能异常、牙齿及相关组织和鼻窦的相关病理改变，所有影像学检查均正常。由于病因不明，又被称之为心因性面痛（psychogenic facial pain，PFP）。

有关 AFP 至今争议不断。有人认为非典型三叉神经痛（atypical trigeminal neuralgia，ATN）、三叉神经神经病理性疼痛（trigeminal neuropathic pain，TNP）和非典型面部神经痛（atypical facial neuralgia，AFN）与 AFP 意义相同。

AFP 至今原因不明，推测与局部感染、血管功能异常、心理因素等关系密切。从医源性角度来讲，有时似乎 AFP 发病之前实施了牙科治疗或口面部手术，AFP 患者的往往会抱怨医生，甚至出现医疗纠纷，应引起临床医生对 AFP 的足够重视。APF 进展可导致神经诱导的下颌骨空化坏死等器质性改变，从而加重疼痛并影响患者的咀嚼功能和生活质量。

AFP 的诊断参照 WHO 持续性特发性面痛（persistent idiopathic facial pain，PIFP）的诊断标准：

1. 疼痛位于面部，每日疼痛，呈持续性。同时具备标准的 2 和 3；

2. 疼痛局限在发病区域一侧面部，位置深且不确定；

3. 疼痛不伴有感觉丧失或其他体征；

4. 面部或颌骨 X 射线检查无相关阳性结果。

X 线、CT 和 MRI 可帮助排除一些器质性病变引起的面部疼痛综合征（facial pain syndromes，FPS），包括动-静脉畸形、肿瘤、颞下颌关节病症，以及多发性硬化（multiple sclerosis，MS）等。

AFP 病因不明，目前尚没有特效的治疗方法。常用的的治疗包括心理干预、药物治疗（麻醉性镇痛药、抗抑郁药、抗癫痫药、中枢性肌肉松弛剂）、神经调制（neuromodulation）和手术治疗等。药物治疗可以参照相关神经病理性疼痛治疗指南；根据疼痛部位所涉及的支配神经（三叉神经及其分支，蝶腭神经节、舌咽神经及其分支和 $C_2$ 感觉支等）行神经调制治疗（脉冲射频、神经电刺激）有时可以获得一定疗效；射频或化学的方法毁损神经、手术的方式切除神经需谨慎进行；神经诱导的下颌骨空化坏死可以考虑外科手术治疗。

**（金 毅 刘红军）**

## 参考文献

1. Benoliel R，Birman N，Eliav E，Sharav Y. The InternationalClassification of Headache Disorders：accurate diagnosis oforofacial pain？Cephalalgia，2008，28（7）：752-762.

2. Türp JC，Hugger A，Nilges P，Hugger S，Siegert J,

BuscheE, Effenberger S, Schindler HJ on behalf of the GermanChapter of the International Association for the Studyof Pain (IASP) Recommendations for the standardizedevaluation and classification of painful temporomandibulardisorders: an update Schmerz, 2006, 20 (6): 481-489.

3. Woda A, Tubert-Jeannin S, Bouhassira D, Attal N, Fleiter B, Goulet JP, Gremeau-Richard C, Navez ML, Picard P, Pionchon P, Albuisson E. Towards a new taxonomy of idiopathic orofacial pain. Pain, 2005, 116: 396-406.

4. Zebenholzer K, Wober C, Vigl M, Wessely P, Wober-BingolC. Facial pain and the second edition of the internationalclassification of headache disorders. Headache, 2006, 46 (2): 259-263.

5. De Boever JA, Nilner M, Orthlieb JD, Steenks MH. Recommendations by the EACD for examination, diagnosis, and management of patients with temporomandibulardisorders and orofacial pain by the general dentalpractitioner. Journal of Orofacial Pain, 2008, 22 (3): 268-278.

6. Durham J. Recent Advancements in Temporomandibulardisorders (TMD). Reviews in Pain, 2011, 5 (1): 18-25.

7. Ravaghi V, Farrahi-Avval N, Locker D, Underwood M. Validation of the Persian Short Version of the Oral HealthImpact Profile (OHIP-14). Oral Health & Preventive Dentistry, 2010, 8 (3): 229-235.

8. Renton T. Dental (odontological) pain. Reviews in Pain, 2011, 5 (1): 2-7.

9. McMillan R. Trigeminal Neuralgia-a debilitating facialpain. Reviews in Pain, 2011, 5 (1): 26-35.

10. Teixeira MJ, de Siqueira SR, Bor-Seng-Shu E. Glosso-

pharyngeal neuralgia: neurosurgical treatment anddifferential diagnosis. Acta Neurochirugica (Wien), 2008, 150 (5): 471-475.

11. Benoliel R, Eliav E. Neuropathic orofacial pain. Oral-Maxillofacial Surgical Clinics of North America, 2008, 20 (2): 237-254, Ⅶ.

12. Baad-Hansen L, Pigg M, Ivanovic SE, Faris H, List T, Drangsholt M, Svensson P. Intraoral somatosensory abnormalities in patients with atypicalodontalgia: a controlled multicenter quantitative sensory testing study. Pain, 2013, 154: 1287-1294.

13. Vora AR, Loescher AR, Boissonade FM, Robinson PP. Ultrastructuralcharacteristics of axons in traumatic neuromas of the human lingual nerve. JOrofac Pain, 2005, 19: 22-33.

14. Nixdorf DR, Moana-Filho EJ, Law AS, McGuire LA, Hodges JS, John MT. Frequency of persistent tooth pain after root canal therapy: a systematic review and meta-analysis. J Endod, 2010, 36: 224-230.

# 第五节　三叉神经创伤性神经病理性疼痛

　　源于三叉神经创伤，包括手术和外伤的神经病理性疼痛，称之为三叉神经创伤性神经病理性疼痛（painful traumatic trigeminal neuropathy, PTTN）。资料显示，PTTN 的患病率呈上升趋势。患病率的上升可能源于牙科侵入性操作的增加、交通事故和暴力等事件发生的上升，以及临床医师对该疾病的认识和诊断水平的提高。

## 一、病　因　学

　　PTTN 多由于创伤或手术损伤了三叉神经及

其分支，创伤或手术引发颅内解剖结构变化和局部组织粘连等所致。口腔治疗操作是导致 PTTN 的重要原因之一。随着口腔种植治疗的普及，邻近神经损伤的风险增高。因种植体植入损伤神经导致的常见并发症包括神经感觉异常和神经病理性疼痛。神经病变的发生率从 0.6%～36% 不等，但 PTTN 的发生率仍不十分清楚。在拔牙相关的三叉神经病变的患者中，约 70% 同时伴随疼痛。根管治疗或其他牙髓治疗要去除神经分布非常丰富的牙髓组织，它会导致根尖部的神经轴索的切断，这可能是最典型的医源性神经损伤。成功的牙髓治疗后的持续性疼痛发生率为 3%～13%。发生于三叉神经分支的损伤，例如颌面部骨折导致的挤压，3%～5% 这样的患者会发生慢性疼痛。下颌第三磨牙拔除术易损伤下颌第三磨牙根尖附近走行的下牙槽神经及其中走行的舌神经。拔牙术后神经损伤的发生率 0.3%～1%，PTTN 的发生率未知，但情况似乎罕见。

## 二、病理生理

牙髓拔除和根管封闭的一个结果是切断的轴突发出分支或发芽，形成类似于神经瘤特点的不规则神经组织团块，这个过程可能是神经病理性疼痛的原因。同样，在一些颌面部创伤中三叉神经分支的损伤也可能形成此类病理性改变，包括脱髓鞘和轴索变性。脱髓鞘改变可以导致相邻的神经纤维之间发生"短路"，微小的触觉刺激可通过短路传入中枢，而中枢传出的冲动亦可经过短路变为传入冲动，如此反复积累，达到痛觉神经元的"阈值"而引起疼痛发作。功能磁共振发现，起因于神经损伤的神经病理性疼痛可导致对侧丘脑灰质容量的减少和大脑皮层的重组。丘脑灰质的改变与神经损伤的时间正相关，提示丘脑在形成 PTTN 中所起的作用。PTTN 患者，轻微的机械刺激和热（45℃）刺激可以激活三叉神经脊束核和丘脑。与热刺激相比，机械刺激导致更多的三叉神经脊束核头侧部的活化。这个结果表明，PTTN 与一般的神经病理性疼痛有所不同。三叉神经痛患者皮质厚度的变化常常与实验诱导性痛觉超敏导致的功能性激活相关，且处于同一位置。三叉神经病理性疼痛患者的感觉处理与它特异的激活模式有关，与它的初级感觉传入通路的敏化是一致的，涉及感觉和情绪环路的改变。

### 三、临床表现

三叉神经表现出不同于其他部位的独特的疼痛症状。这些症状包括三叉神经痛、偏头痛、三叉神经自主性头痛。PTTN 的一个重要特征是，明确外伤部位的持续性烧灼痛和（或）闪痛。PTTN 的另一个特征是临床上可能出现阳性和（或）阴性的神经病学体征。与其他外周疼痛性神经病类似，对疼痛区域进行局部阻滞麻醉的效果不确切，不能完全消除疼痛。

### 四、诊 断

PTTN 的诊断标准参照头痛性疾病的国际分类 PTTN 的诊断标准（表 3-1）。

表 3-1　头痛性疾病的国际分类
PTTN 的诊断标准

| | 标准 | 建议 |
| --- | --- | --- |
| A. | 单侧面部和（或）口腔疼痛，满足标准 C | |
| B. | 明确的三叉神经损伤病史，伴有阳性（痛觉敏感、超敏）和（或）阴性（触觉减退、痛觉减退）的三叉神经功能障碍的临床表现 | 伤害事件可以是机械性、化学性、热致伤或电离辐射 |
| C. | 病因证据：1. 疼痛局限在同一三叉神经分支的分布区域；2. 疼痛在受伤后的 3~6 个月内发生 | 疼痛持续时间各不相同，有间歇性的、有持续性的、或者二者皆有。由辐射导致的神经损伤，神经病变会在损伤后的 3 个月后开始出现。 |
| D. | 不能被另一个 ICHD-3 的诊断解释 | |

## 五、鉴别诊断

### （一）原发性三叉神经痛

PTTN 与典型的三叉神经痛（trigeminalneuralgia，TN）临床表现不同。TN 常为间歇性发作痛，疼痛为撕裂样、电击样等，间歇期可以完全不痛，患者绝大多数存在"扳机点"。PTTN 分为两种类型：间歇性和持续性。间歇性 PTTN 与TN 疼痛性质相似，但间歇期仍有轻度疼痛或痛觉过敏、触诱发痛等神经病理性的特征,且无"扳机点";持续性 PTTN 常表现为头面部患侧三叉神经分布区域内顽固性、难以忍受的剧烈性面部疼痛,偶有骤发、骤停闪电样、刀割样、烧灼样疼痛阵发性加重。PTTN 患者常伴有三叉神经麻痹的表现,如面部感觉减退、角膜反射迟钝等,疼痛多为持续性,常合并其他相邻脑神经麻痹,继发性受损时有感觉症状和运动症状,包括支配区的感觉障碍、角膜反射消失、患侧咀嚼肌瘫痪、咬合无力、张口时下颌向患侧偏斜。

**(二)小脑脑桥角肿瘤**

疼痛发作可与三叉神经痛相同或不典型,但多见于 30 岁以下青年人,多有三叉神经分布区感觉减退,并可逐渐产生小脑脑桥角其他症状和体征。以胆脂瘤多见,脑膜瘤、听神经鞘瘤次之,后两者有其他脑神经受累,共济失调及颅内压增高表现较明显。X 线片、CT 颅内扫描及 MRI 等可协助确诊。

**(三)舌咽神经痛**

易与三叉神经第 3 支痛相混,舌咽神经痛的部位不同,为软腭、扁桃体、咽舌壁、舌根及外耳道等处。疼痛由吞咽动作诱发。用 1% 可卡因等喷咽区后疼痛可消失。

**(四)面部神经痛**

多见于青年人,疼痛超出三叉神经范围,可延及耳后、头顶、枕颈,甚至肩部等。疼痛为持续性,可达数小时,与动作无关,不怕触摸,可为双侧性疼痛,夜间较重。

**(五)偏头痛**

疼痛部位超出三叉神经范围,发作前多有视

觉先兆，如视力模糊、暗点等，可伴呕吐。疼痛为持续性，时间长，往往半日至 1~2 天。

# 六、治　疗

## （一）药物治疗

PTTN 的药物治疗参照其他神经病理性疼痛疾病的标准化治疗方案，如带状疱疹后遗神经痛（postherpetic neuralgia，PHN）、糖尿病周围神经病变（diabetic peripheral neuropathy，PDN）。这些方案主要有抗癫痫药加巴喷丁和普瑞巴林、$TCA_s$ 和 SNRIs。这些治疗对 PHN、PDN 及脊神经损伤后神经病导致的有效率为 20%~40%，而对 PTTN 的有效率只有 10%。目前尚不清楚为何 PTTN 对这些药物的有效率如此的低下，可能是 PDN 和 PHN 起因于损伤，PTTN 则源于疾病。当然，这些数据告诉我们需要更新更好的治疗神经病理性疼痛的药物。此外，尽管 Meta 分析尚未得出认知—行为疗法对慢性神经病理性疼痛的疼痛缓解和生活质量有显著的提升，但多模式治疗将会有良好的前景。

## （二）SGB

SGB 可能通过交感神经张力降低来改善 youtube 交感神经兴奋引起的循环障碍和痛觉过敏；减轻血管痉挛和扩张头面部血管来改善脑循环；消除神经水肿压迫来改善神经功能和缓解神经病理性疼痛。一般在患侧靶点注射 1% 利多卡因 6~8ml，1 次/天，10 次为 1 个疗程，可行 1~2 个疗程。

## （三）射频热凝术

根据疼痛部位与三叉神经的支配关系，在 X

线 C 形臂或 CT 引导下经皮穿刺，可选择半月神经节，亦可选择上颌神经、下颌神经，或对三叉神经的浅表支，如眶上神经、眶下神经或颏神经进行热凝治疗。尽管射频热凝具有创伤小、风险小、近期镇痛效果确切和费用低廉等优点，但术后难免会出现不同程度的颜面部麻木和（或）伴随咀嚼肌功能障碍使得少数患者不太适应或难以忍受。射频热凝用于 PTTN 治疗远期临床效果尚不明确，是否因造成三叉神经的二次损伤而加剧疼痛也是临床医生所担忧的。

（四）神经电刺激治疗

神经电刺激术在治疗神经病理性疼痛中占偶重要地位，自 1967 年在临床开展以来，全球已有数十万例患者接受该项治疗。可用于 PTTN 的神经电刺激治疗包括 PNS、SCS 和 MCS 等。PNS 刺激的靶神经包括枕神经、眶上神经和眶下神经，SCS 主要刺激患侧高位颈髓（C1～C3）。两者均需先植入临时电极，连接体外临时刺激器进行测试，当疼痛区域被一种麻刺感覆盖即表示已达到解剖和功能定位，然后固定电极，连续测试 7～10 天，若测试成功，则可植入永久性电极和刺激器。对 PNS 或 SCS 测试效果不佳者，可采用 MCS 治疗。文献报道神经电刺激治疗 PTTN 总体有效率在 40%～80%。

（五）手术治疗

尽管微血管减压术（microvascular decompression，MVD）对原发性 TN 取得了令人瞩目的治疗效果，但 MVD 治疗 PTTN 的效果尚不确切，除非有明确三叉神经根受压（血管压迫、局部粘连、蛛网膜增厚等）的证据，否则不主张采取

MVD 治疗。

（金　毅　徐霜霜）

# 参考文献

1. Haviv Y, Zadik Y, Sharav Y, Benoliel R. Painful traumatic trigeminalneuropathy: an open study on the pharmacotherapeutic response to steppedtreatment. J Oral Facial Pain Headache, 2014, 28: 52-60.

2. Benoliel R, Zadik Y, Eliav E, Sharav Y. Peripheral painful traumatic trigeminalneuropathy: clinical features in 91 cases and proposal of novel diagnosticcriteria. J Orofac Pain, 2012, 26: 49-58.

3. Headache Classification Subcommittee of the International Headache Society (IHS). The International Classification of Headache Disorders, 3rd edition ( beta version ). Cephalalgia, 2013, 33: 629-808.

4. List T, Leijon G, Svensson P. Somatosensory abnormalities in atypical odontalgia: a case-control study. Pain, 2008, 139: 333-41.

5. Fried K, Bongenhielm U, Boissonade FM, Robinson PP. Nerve injuryinducedpain in the trigeminal system. Neuroscientist, 2001, 7: 155-65.

6. Renton T, Yilmaz Z, Gaballah K. Evaluation of trigeminal nerve injuries inrelation to third molar surgery in a prospective patient cohort. Recommendationsfor prevention. Int J Oral Maxillofac Surg, 2012, 41: 1509-1518.

7. Polycarpou N, Ng YL, Canavan D, Moles DR, Gulabivala K. Prevalence ofpersistent pain after endodontic treatment and factors affecting its occurrencein cases with complete radiographic healing. Int Endod J, 2005, 38: 169-178.

8. Borsook D, Burstein R, Becerra L. Functional imaging of

the human trigeminalsystem: opportunities for new insights into pain processing in healthand disease. J Neurobiol, 2004, 61: 107-125.

9. DaSilva AF, Becerra L, Pendse G, Chizh B, Tully S, Borsook D. Colocalizedstructural and functional changes in the cortex of patients with trigeminalneuropathic pain. PLoS One, 2008, 3: e3396.

10. Attal N, Cruccu G, Baron R, Haanpää M, Hansson P, Jensen TS, NurmikkoT; European Federation of Neurological Societies. EFNS guidelines on thepharmacological treatment of neuropathic pain: 2010 revision. Eur J Neurol, 2010, 17: 1113-1188.

11. Wetering EJ, Lemmens KM, Nieboer AP, Huijsman R. Cognitive andbehavioral interventions for the management of chronic neuropathic pain inadults: asystematic review. Eur J Pain, 2010, 14: 670-681.

12. J. M. Zakrzewska. Differential diagnosis of facial pain and guidelines formanagement. British Journal of Anaesthesia, 2013, 111 (1): 95-104.

# 第四章

# 胸部手术与创伤后疼痛

## 第一节　开胸手术后慢性
## 疼痛综合征

### 一、概　述

开胸手术后疼痛综合征（post-thoracotomy pain syndrome，PTPS）又称开胸手术后慢性疼痛，指开胸手术后 1 周仍然残留并持续 2 个月及以上的疼痛，发病率为 14%～83%。表现为伤口周围和相应肋间神经支配区的持续疼痛和（或）麻木。近一半的患者将疼痛性质描述为酸痛或触痛，其他的包括持续性灼痛和刺痛等，疼痛持续或间断性发生。疼痛可因咳嗽、温度改变、肩部移动而加重，或因情绪紧张、天气的快速变化、携重物、手术侧胸部着床及用手术侧手工作而加重。

PTPS 给开胸手术的患者带来了痛苦，部分患者苦不堪言，影响正常的生活和工作，甚至影响人的情绪和行为，同时也带来了较大的医疗开支。Kinney 等随访观察了 110 例开胸术后的患者，同时让患者填写 SF-36 表格，发现 68% 的患者术后疼痛超过 3 个月，11% 的患者疼痛评分大于 3 分，18% 的患者需要阿片类药物治疗。与非慢性疼痛患者相比，SF-36 提示除了疼痛明显，患者体能和活力明显降低，可严重影响患者的社交和日常生活。笔者所做回顾性分析也提示，与术后非 PTPS 患者相比，PTPS 患者的体能明显降低。可见 PTPS 的后遗症明显影响患者生活质量。

## 二、流行病学

对开胸手术后疼痛的认识最早可追溯到第二次世界大战时期，外科医师发现胸部创伤的士兵进行开胸手术后，出现相应部位的慢性疼痛，且发生率较高，并将其称为慢性肋间疼痛。随着时间的推移，尽管医学已有巨大发展，但 PTPS 的发病机制和治疗策略尚不明确。与其他外科手术相比，PTPS 发生率较高，和截肢术后慢性疼痛一起被认为是手术后慢性疼痛发生率最高的两种手术。

文献报道 PTPS 的发病率在 14%~83%，其中神经病理性疼痛的发生率为 22%~66%。对于单纯肺癌手术，文献报道 PTPS 3 个月到 7 年的发生率为 5%~80%。Kinney 等对 110 例胸科手术后患者进行随访，发现 3 个月时候 PTPS 发生率为 68%，16% 的患者需要应用阿片类药物。Monique A. H. 等发现术后 PTPS 发生率为 40%~47%，而一半的患者患有神经病理性疼痛。Mongardon 等发现，术后 1 年的 PTPS 发生率为 48%，但是神经病理性疼痛的发生率仅仅为 12%。Guastella 等随访的结果是 PTPS 发生率为 70%，神经病理性疼痛的发生率为29%。国内很多单位也开展了PTPS的流行病学调差。黄宇光等回顾性分析2009年2月到2010年5月的607位胸科手术患者，发现术后PTPS发生率为64.5%。彭志友等于2011年至2012年对1284例胸科手术患者的回顾性随访，发现PTPS发生率为24.9%，PTPs患者中32.5%为神经病理性疼痛。不同单位和不同文献报道的PTPS发生率差异可能与描述定义和评估疼痛的不同、前瞻性或回顾性分析、不同的随访时间、样本量、手术方式（单纯胸科开放手术或经胸腔镜微创手术）等因素有关。不同的麻醉方法和围手术期镇痛管理也可能影响术后PTPS的发生。

胸腔镜手术（video-assisted thoracoscopy, VATS）有望通过更少损伤减少PTPS的发生。但是很多临床观察发现，VATS手术后慢性疼痛发生率与普通开胸手术相似，也有三分之一的患者发展为神经病理性疼痛。Monique A. H. 等对2004年1月到2006年9月243例胸科手术（包括普通开胸手术和VATS）后的患者随访（有效随访204位患者）发现，普通开胸手术后PTPS发生率为40%，而VATS后PTPS发生率为47%，其中确定的神经病理性疼痛为23%，可疑神经病理疼痛的发生率为30%。也就是说大概50%的PTPS患者进展为神经病理性疼痛。

虽然文献报道的PTPS发生率大多集中于胸科手术，但心脏手术后PTPS发生率不容忽视。在冠状动脉搭桥术患者，PTPS占30%~50%，发展成为重度疼痛的占到5%~10%。沈蓓等对冠状动脉搭桥术进行随访，其中54例完成随访，

PTPS 发生率为 53.7%。冠状动脉搭桥术内乳动脉移植要比隐静脉移植出现慢性疼痛的更为普遍。小切口心脏手术与普通心脏手术的术后慢性疼痛发生率相似。

PTPS 的发生情况可能与时间有关系。2001 年 Gotoda Y 等报道随访的 85 例开胸手术后患者，术后一天有 50 例患者疼痛，其中轻度疼痛 39 例，中度疼痛 11 例；而术后 1 个月，轻度疼痛 34 例，中度疼痛 14 例，重度疼痛 12 例；术后 1 年，35 例 PTPS 中，33 例轻度疼痛，2 例中度疼痛。48%（41/85）的患者在术后 2~12 个月有改善。Perttunen 等报道，术后 3 个月时 PTPS 发生率为 80%，6 个月时为 75%，而 1 年时为 61%。也就是表明随着时间的推移疼痛有所改善。但也有不同的研究结果。Dajczman 等观察发现，胸科术后 1 年有 50% 的患者出现慢性疼痛，术后 2 年时发生率增高达 73%，术后 3 年为 54%，4 年为 50%，而 5 年为 30%。这可能是观察时间最长的文献，同时作者也发现，疼痛并没有随着时间而改变，除非药物等治疗措施介入。

## 三、病因学

PTPS 病因尚不明确，一般认为与患者术前因素，术中因素和术后管理相关。在机制上，手术损伤和炎症反应等启动了外周敏化和（或）中枢敏化，可能与术后镇痛治疗欠佳等原因下转变成不可逆的病理变化，从而导致 PTPS。文献报道的高危因素包括术前、术中和术后等诸多因素，但是不同的研究有不同的结果，以下为较公认的几个高危因素。

**（一）术前相关因素**

1. 遗传基因因素　临床上患者对伤害感受性疼痛的反应有明显的差异，其原因可能与其基因对疼痛感受的影响有关。但最近也有文献认为，基因多态性与 PTPS 无明显相关性，因此有待于进一步研究。

2. 心理因素　目前一致认为多种心理社会因素能影响慢性疼痛的发生以及发展，但是在 PTPS，不同的研究团队有不一致的研究结果。需要更细致的研究来阐明生理社会因素在 PTPS 发病中所起的作用。

3. 术前疼痛

目前关于术前疼痛与 PTPS 的关系研究不多。有研究发现 17% 的 PTPS 患者有一定程度的术前疼痛，而其他的研究却认为术前疼痛与 PTPS 没有必然的联系。Keller 等学者的一个回顾性调查发现 PTPS 患者中有 52% 术前使用了镇痛药，因而认为 PTPS 的发生与术前疼痛相关，但是研究并没有阐明术前、术中和术后因素的细节，从而不能排除其他的干扰因素。考虑到术前慢性疼痛或者镇痛药物的使用率是很多临床试验的排除因素，术前疼痛对 PTPS 的作用仍有争议。

4. 人口统计学因素　大多数的 PTPS 高危因素分析发现，女性较男性更容易发生 PTPS，年轻较老年人更容易发生 PTPS。胸科手术患者 PTPS 的高危因素分析中，很多文献提及女性是高危因素之一。2001 年 Gotoda Y 等应用回归分析发现女性和术后疼痛明显的患者术后 1 个月和术后 12 个月的 PTPS 发生率明显升高。文献也同时发现 PTPS 发生率与 ASA 分级正相相关。此外，PTPS 的发生与不同种族也有一定的相关性。

**（二）手术相关因素**

术中牵拉、压迫甚至切断肋间神经、肌肉和肋骨造成的创伤，以及胸腔引流管反复摩擦胸壁和胸膜等机械性损伤会产生一系列炎性递质和其他疼痛相关递质，后者不断刺激中枢神经系统产生中枢敏化，再由中枢下行传导使患者产生痛觉。此外，受损的神经、肌肉、肋骨等在受损和再修复过程中，神经纤维异位增生、局部产生的炎性因子和神经生长因子，以及导致的异常放电等外周神经敏化的过程促进了中枢敏化的形成。长时间的中枢敏化还可导致中枢神经系统永久性改变，形成异常的突触。许多药物对上述改变引起的持续中枢敏化和顽固性疼痛无反应，因此给临床治疗带来极大困难。

1. 神经损伤　PTPS 与多种因素有关，其中肋间神经损伤可能是最重要的病理因素。在开胸手术中需要用到胸廓撑开器。在撑开器撑开切口的过程中会压迫肋间肌肉、肋骨和肋间神经导致其损伤，过度的撑开可导致胸肋关节的骨折和肋软骨的分离，肋骨切除可引起更多的神经损伤。关闭胸腔时，间断肋间缝合可引起 78% 患者的切口下肋肋间神经损伤和 40% 患者的切口上肋肋间神经损伤。因此，不同的手术方式也可能影响术后 PTPS 发生。Cerfolio 等在一项预期试验中，将114 例开胸手术的患者随机分成两组：实验组（分离肋间肌瓣）和对照组（不分离肋间肌瓣），由同一个外科医生进行手术，所有患者术后均应用相同药物及剂量进行术后疼痛的干预。结果表明实验组术后短期及长期的疼痛均有明显降低。但是不是所有的临床观察都有类似结果还有待进一步观察。

2. 开放手术时切口种类　将经典的后外侧入路和前入路开胸比较时，研究发现前入路PTPS发生率较低。有研究使用表层腹部反射的破坏来评估后外侧切口后的神经损伤，发现急性和慢性疼痛都有基本的神经损伤，在有表层腹部神经反射破坏组，术后慢性疼痛的发生率和镇痛药物的需求均增加。当评估开胸1个月后的疼痛和神经功能时，肌肉非损伤后外侧切口相比传统的后外侧入路保护了更多的表层腹部反射并改善了疼痛。尽管神经损伤是一个危险因素，目前却没有前瞻性的研究综合地分析术前、术中和术后相关因素，所以开放手术切口的类型对于PTPS的发展的结果并不能完全确定。

3. VATS　尽管涉及多个肋间，VATS因为切口小，被认为可能减少PTPS。一项回顾性研究随访了343个患者，发现与后外侧切口和肌肉非损伤后外侧切口相比，VATS减少了PTPS的发生，但是文章没有同时分析患者术前和术后相关因素和其他的手术细节，因此VATS在减少PTPS发生的作用尚不能完全肯定。Monique A. H. 等对2004年1月到2006年9月243例胸科手术（包括普通开胸手术和VATS）后患者随访，有效随访204患者，其中普通开胸手术后PTPS发生率为40%，而VATS后PTPS发生率为47%。也就是说，VATS并没有降低PTPS的发生率。另外，多个回顾性研究比较了后外侧切口的开放性手术与VATS，没有发现PTPS发生率的差异。尽管切口小，VATS 的使用并没有减少肋间神经损伤，原因包括手术期间腔镜镜头会挤压神经到邻近的肋骨；有的 VATS 的手术时间可能较开放手术延长，尤其是在开展 VATS 早期；切下的肺组织必须从胸腔拿出，肋骨撑开器的应用、延长的切口或者切除组织取出时的挤压都可能导致肋间神经损伤。

4. 引流管的放置　引流管的放置导致的损伤及其压迫肋间神经、刺激胸膜也可能是术后慢性疼痛发生的高危因素。我们的回顾性研究发现引流管放置超过 4 天的患者更容易发生 PTPS。另一篇文献报道，术后 PTPS 发生情况与术后引流管个数相关，个数越多越容易发生 PTPS。因此，改良引流管的材质、缩短引流管的放置时间也可能会明显减少 PTPS 的发生率。

（三）镇痛与麻醉因素

1. 超前镇痛　超前镇痛是指在手术开始之前早期开始镇痛处理从而减少术后疼痛。通过超前镇痛，防止手术创伤所产生的伤害性信号传到脊髓和脊髓以上高级神经中枢，减少损伤的"记忆痕迹"。有效的超前镇痛最重要的条件是在受伤害前发挥有效抗伤害作用，并使这种有效的止痛水平持续覆盖术后炎症阶段，阻止炎症因子所致的中枢敏化形成。最近关于超前镇痛策略的五个随机对照研究，评估了超前镇痛对 PTPS 的作用，其中两个研究的结果发现胸段硬膜外镇痛能显著减少 PTPS 的发生，其他的 3 个前瞻性随机临床观察（两个为关于多模式镇痛包括肋间神经阻滞，一个应用胸段硬膜外镇痛作为超前镇痛）结果提示，对 PTPS 的发生没有影响。然而，以上所有的研究存在不足，包括没有应用充足的随访方法学（如电话采访）、缺乏详细的疼痛评估以及缺乏关于其他潜在的病因学因素等相关信息。超前镇痛在其他手术类型中的作用的结果是否同样适用于 PTPS 仍需进一步研究。

2. 麻醉管理　围术期不同的麻醉管理方案也可能会影响到 PTPS 的发生。Humble 等总结发现，两组患者胸科手术后急性疼痛程度无明显差异，但是与吸入麻醉相比，胸科手术患者术后 3 个月的 PTPS 发生率、术后 3 个月和 6 个月时触诱发痛的发生率均是全凭静脉麻醉组更低。因此，作者认为，麻醉方法可能也影响着 PTPS 的发生发展。很多文献研究围术期阿片类药物用量对术后 CPSP 发生的影响。van Gulik 等发现在 120 例心脏手术患者，术后应用的瑞米芬太尼剂量是术后 12 个月后随访发生 CPSP 的独立危险因素。阿片类药物对其影响有待于进一步研究。

3. 术后镇痛方案和效果　Perkins 等研究表明，在急性术后疼痛演变为慢性疼痛综合征的诸多风险因素中，最突出的高危因素是术后疼痛控制不佳。同样的，在胸科手术很多研究发现急性术后疼痛是否良好控制与 PTPS 发生相关，但也有不同的研究结果。笔者的研究发现，在 PTPS 发生的高危因素中，其中一个就是术后是否能有效镇痛。Senturk 等学者则比较了术前启用硬膜外镇痛和术后启用胸段硬膜外镇痛以及静脉镇痛的效果，发现术前启用胸段硬膜外镇痛比后两者都更有效，这提示胸段硬膜外镇痛覆盖整个围手术期比术后使用胸段硬膜外镇痛或者静脉镇痛都要更好。同时还发现术前启用胸段硬膜外镇痛相比静脉镇痛能够减少术后 6 个月慢性疼痛的发生率，其作用可能是胸段硬膜外镇痛良好的镇痛效果阻止了术后急性疼痛导致中枢敏化的过程，从而减少了慢性疼痛的发生。

将 107 例开胸手术患者随机分为两组，一组术后应用吗啡和布比卡因硬膜外连续镇痛，另一组使用肋间神经冷冻镇痛，发现硬膜外组瘙痒的发生率更高，而术后 3 天的疼痛评分、患者的满意度两组相比没有统计学差异，术后 3 个月～12 个月 PTPS 的发生率两组也相似，然而术后触诱发痛的发生率冷冻组更高。Cerfolio 等实施了一个前瞻性的试验，发现将局部麻醉药注射切口处后没有改善 PTPS 的发生率。由于区域镇痛较少单独应用于胸科手术的术后镇痛，将来的研究可以侧重于如何将它们更好地运用于术后多模式镇痛中。因此，由上可见，术后不同的镇痛方法、相似的镇痛效果，对术后 PTPS 的发生文献报道结果却不一。不同的研究结果可能与应用回顾性研究来调查急性疼痛和慢性疼痛发生的关系时受到显著的回忆偏倚影响有关；同时，不少研究并不是分析急性疼痛评分与 PTPS 的关系，而是把镇痛药物的种类和剂量作为直接测量因素。因此，急性术后疼痛控制程度对 PTPS 发生的影响难以得出定论，主要与试验设计、缺乏关注重要的术前、术中和术后与 PTPS 相关病因因素有关。

4. 术后因素　包括恶性肿瘤复发的系统性检查和辅助放化疗等治疗。肿瘤的转移可直接侵犯胸壁、肋骨、胸膜，压迫肋间神经、刺激骨膜、造成骨折而引起切口周围疼痛。但目前缺乏对肿瘤复发的系统性随访，使得肿瘤复发对 PTPS 发展的影响仍未明朗。目前的研究都没有报道与 PTPS 相关的治疗细节并得出放化疗对 PTPS 影响的原因解释以及放化疗对 PTPS 的确切影响。目前认为，放化疗不是 PTPS 的发病因素。

## 四、临床表现

### （一）症状

1. 疼痛　疼痛是 PTPS 患者的主要症状。疼痛部位主要集中在切口周围或者切口相应的神经节段投射范围。82%～90%的患者主诉疼痛与手术切口直接相关。常见的疼痛性质有刺痛、跳痛、刀割痛、牵拉痛、灼痛、触痛、撕裂痛和酸痛等。疼痛有时会阵发性出现或加重，多数于安静时或夜间发作，情绪变化、气候变化、疲劳或其他疾病可以诱发或加重疼痛。大多数 PTPS 患者仅为轻度疼痛，3%～16%的患者存在中度到重度疼痛，文献报道不一。疼痛部位、疼痛性质、发生时间和疼痛程度也有差别，同时常伴有一些情感症状。

2. 感觉障碍　80%的 PTPS 患者 VAS 疼痛评分小于 4 分，10%～15%患者疼痛严重影响生活，寻求镇痛治疗，其中痛觉过敏为 23%～34%、麻木 39%～78%、感觉异常 19%～35%，胸部幻觉痛（phantom breastpain）13%～36%。Solak 等则发现他们所观察 PTPS 患者疼痛评分 VAS 基本均大于 5 分，LANSS 评分大于 12，也就是基本属于中度和重度疼痛。除了疼痛以外，很多患者常因持续的灼热感、感觉过敏而感到难以忍受。相应的神经分布区域在没有任何外界刺激的情况下可出现感觉障碍，如局部麻木、冷热感、潮湿感和异物感等症状。伴发神经病理性疼痛的患者常常有痛觉过敏和触诱发痛，即一些非损害性刺激，如轻触、冷热等刺激可引起病变区的强烈疼痛，精神紧张时疼痛加剧。温度觉过敏、感觉过度、感觉倒错等较少见。一些患者在同侧上肢产生复杂区域疼痛综合征，并有相应的临床表现。

3. 其他症状　PTPS 患者，尤其是严重的患者将出现其他的临床症状，将会影响正常生理功能，如通气不足，咳嗽受限、活动受限等。此外，长期疼痛患者临床可表现为不同程度的与精神心理障碍相关的症状，大多伴发焦虑、抑郁和睡眠障碍，甚至明显影响正常的生活和社交。

### （二）体征

在相应的脊椎旁、腋线、胸骨旁、肋骨边缘出现压痛点，于肋间神经穿出椎间孔后在背部、胸侧壁、前胸穿出处尤为显著。有的患者存在扳机点。疼痛通常出现在手术切口附近。皮肤无皮损和变色，这一点与带状疱疹神经痛不同。病程长的患者可有肌肉发僵、痉挛或挛缩，同侧肩部活动障碍，肋间隙变窄、软骨板硬化、增生、脊柱生理侧弯改变等体征。有神经病理性疼痛成分的患者出现相应皮肤区的痛觉过敏和痛觉超敏。

## 五、相关检查

### （一）影像学检查

因肺部肿瘤行开胸手术的疼痛患者，务必行 X 线、肺部 CT、胸椎 MRI、骨扫描等检查排除肿瘤复发转移。

胸椎正侧位片、骨密度等检查排除骨质疏松症相关性疼痛甚至是椎体压缩性骨折引起的疼痛。

### (二) 神经病理性疼痛筛查

神经病理性疼痛评估量表进行神经病理性疼痛筛查，必要时行疼痛区域神经电生理检查，确定是否存在神经病理性疼痛。

## 六、诊断与鉴别诊断

### (一) 诊断

1. 有开胸手术史；

2. 疼痛部位主要集中在切口周围，或伴有肋间神经损伤的临床表现以自背部胸椎至前胸部呈半环形区域疼痛伴或不伴感觉障碍；

3. X 线、CT、骨扫描等检查排除器质性病变者。

### (二) 鉴别诊断

PTPS 常需要与以下疾病引起的肋间神经痛进行鉴别诊断：①带状疱疹神经痛；②带状疱疹后神经痛；③胸椎间盘突出症；④肋骨骨折或者胸椎压缩性骨折；⑤椎管内占位或恶性肿瘤椎体或椎管内转移。除此之外，还需要与肌筋膜炎进行鉴别。同时需要进行心理评估，排除躯体形式障碍、焦虑或者抑郁相关性疼痛。

## 七、治　疗

排除肿瘤局部转移复发后，对于 PTPS 患者选择治疗方法的时候，需要考虑以下几点：①患者是否合并焦虑、抑郁和睡眠障碍等；②是否合并神经病理性疼痛；③微创治疗的适应证，主治医师对微创治疗方法的掌握熟练程度以及其可能的不良反应；④动态评估和调整；⑤按照患者疼痛程度、类型等因素采用按阶梯治疗或针对神经病理性疼痛的药物治疗。除此以外，主要的治疗方法还包括经皮神经电刺激治疗、扳机点注射、区域神经阻滞、外用药如利多卡因贴剂、肋间神经冷冻术、射频术、SCS 或者 IDDS 等。

（一）药物治疗

药物是 PTPS 治疗的基础。早期进行药物干预，保证患者睡眠休息，可促进机体自我修复并可能达到阻止疾病进展的目的，是目前的主要治疗手段。药物治疗不仅要缓解疼痛，同时也要治疗抑郁、焦虑、睡眠障碍等共患病。停药应建立在有效、稳定治疗效果的基础上并采取逐步减量的方法。同时药物治疗前建议应先区分患者疼痛是否包含神经病理性疼痛。对于慢性疼痛，建议采用三阶梯药物治疗方案，包括非甾体类消炎镇痛药、弱阿片类药物和强阿片类药物；若患者包括了神经病理性疼痛成分，建议按照神经病理性疼痛药物治疗指南。

目前，PTPS 的药物治疗尚没有正规标准或指南，有时可能需要多种药物的联合治疗。PTPS 复杂的发病机制决定需要多元化综合治疗。

（二）经皮电神经刺激治疗和韩氏穴位神经刺激仪

1. 经皮电神经刺激　大量的文献证明 TENS 有助于减轻开胸手术后急性疼痛。Sbruzzi G 等回顾分析了 11 项有关 TENS 对胸科手术后疼痛治疗的随机临床观察，无论是开胸手术或者胸骨切开手术，与单纯药物治疗相比，TENS 治疗联合药物治疗可更有效镇痛。最近一项椎旁神经阻滞的临床观察也发现，联合应用 TENS 治疗后可更有效镇痛，但是单独应用 TENS 与单独应用椎旁阻滞相比，前者镇痛效应要弱。Fiorelli A 等发现，胸科手术后应用 TENS 在产生明显镇痛作用同时可减少静脉吗啡的用量，此外还能明显减少患者 IL-6 的炎症因子的释放。但是 TENS 应用于 PTPS 尚没有大宗的临床观察。鉴于其在很多慢性疼痛疾病的治疗作用，及其无创、并发症少和使用方便的优势，可以建议 PTPS 患者尤其是轻度疼痛患者临床应用。

2. 韩氏穴位神经刺激仪　HANS 是通过对穴位区域神经电刺激，激发脑、脊髓中的阿片肽和其他神经递质释放，从而发挥镇痛作用。不同频率刺激所产生的效应不同，如低频（2Hz）电刺激可以引起脑啡肽和内啡肽的释放，100Hz 高频（100Hz）电刺激可引起强啡肽释放，而 2Hz 和 100Hz 交替出现的疏密波（D-D 频率），可使脑啡肽、内啡肽和强啡肽这 3 种阿片肽同时释放出来，以达到最大的镇痛效果，充分发挥治疗作用。此外，低频（2Hz）电刺激还可以在脊髓背角引起长时程抑制（long-term depression，LTD），阻止伤害信息的上传，而高频刺激会引起背角神经元发生长时程增强（long-term potentiation，LTP）。

3. 肋间神经冷冻术　经皮肋间神经冷冻毁损术可用于治疗多种疼痛综合征，包括开胸术后疼痛、外伤性肋间神经痛和肋骨骨折疼痛等，其机制是通过低温使神经纤维变性坏死，阻断疼痛传导通路而达到止痛目的。其镇痛作用可长达

1~3个月，但3~6个月后被冷冻的神经修复后可完全恢复正常。在考虑行肋间神经冷冻消融术前，应进行一系列精确的局部麻醉药阻滞试验。局部麻醉药的容量应该少于3ml，以防向后扩散至硬膜外腔。此外，每次只应注射2~3个肋间水平，因为局部麻醉药全身吸收后可以干扰对患者反应的判断。因肋间神经与有较大散热作用的动静脉伴行，所以建议在每一水平进行2次4分钟的冷冻毁损。毁损应该靠近肋骨下缘疼痛处。操作结束后，拍摄胸部X线片来检查是否发生气胸。

　　肋间神经冷冻术对于术后急性疼痛的治疗和PTPS的预防作用文献报道不一。一项关于胸段硬膜外镇痛与肋间神经冷冻术对PTPS影响的比较研究发现，两者对PTPS的发生率影响没有显著差异。而另一项临床观察发现，与吗啡布比卡因的硬膜外镇痛相比，肋间神经冷冻组术后触诱发痛发生率更高，但是PTPS发生率相似。而在一个小型的前瞻性研究中，与腰段硬膜外吗啡镇痛或者胸膜间镇痛相比，肋间神经冷冻术后12周时PTPS发生率显著减少。鞠辉等研究发现，肋间神经冷冻术复合小剂量皮下吗啡虽然对开胸术后急性疼痛有很好的镇痛效果，但有可能增加术后慢性疼痛的发生率，所以这种镇痛方式的推广仍有待商榷。在2010年美国麻醉医师协会（American Society of Anesthesiologists，ASA）《慢性疼痛治疗实用指南》中也提到，对于冷冻消融是否适用于胸部手术后疼痛综合征、神经痛和下腰痛（腰神经内侧支），ASA会员持赞同意见，而美国区域麻醉和疼痛医学会（American Society of Regional Anesthesia and Pain Medicine，ASRA）会员和顾问专家的态度不明确。

4. 神经阻滞　对于术后早期的患者，可行神经阻滞以阻断疼痛的恶性循环，减缓 PTPS 的发生发展。最常用的神经阻滞方式包括后外侧多节段肋间神经阻滞、椎旁神经阻滞或胸部硬膜外阻滞。一项回顾性研究表明胸部椎旁神经阻滞最具优势。通常椎旁阻滞使用较大容量的局麻药注射就可以有效扩散达至包括交感神经阻滞在内的单侧镇痛效果，同时可避免出现硬膜外阻滞相关的低血压和运动神经阻滞。

5. 神经射频术　神经射频术治疗 PTPS 的机制同其他神经病理性疼痛治疗。目前临床上使用较多的有脉冲射频术和射频消融术等。尽管通过射频消融阻断神经支配的技术一直在临床上用于治疗脊源性或其他病因的疼痛，然而射频消融涉及周围组织热损伤，在治疗过程中常有伴随神经损伤的风险，此外还可以导致感觉缺失甚至运动功能障碍，因此部分患者无法耐受消融术后伴随的麻木感。近年来，脉冲射频技术安全地应用于临床，尽管它的主要靶点是神经组织，但却避免了射频消融造成神经切断的危险。脉冲射频的主要优点是不会导致明显的组织损伤。在一项动物实验中，持续输入能量为 67° 的射频和 42° 的脉冲射频，对背根神经节细胞的损伤对比中，射频导致神经细胞损伤和组织结构破坏；而脉冲射频对背根神经节细胞没有明显的影响。脉冲射频对脊柱源性疼痛和外周神经痛等均有效。因此，学者推荐采用脉冲射频治疗开胸术后疼痛综合征。有人对照研究了胸外科术后慢性疼痛药物治疗与脉冲射频肋间神经和背根神经节治疗的效果。结果在为期6周的随访中，脉冲射频背根神经节组中61.5%患者获得了50%以上程度的疼痛缓解，而药物治疗组的缓解率为27%，脉冲肋间神经组的缓解率为21.4%。在随后3个月的随访中，脉冲背根神经节组中58%患者的持续疼痛缓解大于50%，药物治疗组为19.9%、脉冲肋间神经组为6.7%。在脉冲射频治疗有效的患者中，脉冲射频背根神经节组患者平均持续疼痛缓解时间明显长于脉冲射频肋间神经组患者（4.74个月对2.87个月，$P=0.01$）。该研究结果提示脉冲射频背根神经节治疗胸外科术后慢性疼痛的效果比药物治疗和脉冲肋间神经方法的结果更好。

6. 神经刺激术 周围神经刺激（PNS）适用于单一神经支配区域且经较小创伤治疗失败的神经病理性疼痛。该技术主要用于肋间神经痛等术后PTPS的治疗。与其他植入性技术一样，患者的严格选择、受累靶神经的确认和患者的心理预期是治疗成功的关键因素。术前全面的评价包括心理学评价，患者应无药物滥用的证据。可在疼痛区域先行经皮神经电刺激测试性治疗，亦推荐先采用局部麻醉药对可疑神经进行诊断性阻滞，一旦测试治疗或者神经阻滞有效再行PNS植入，可提高治疗的成功率。电极的放置位点通常位于损伤部位的近端。

PTPS患者经过长时间尝试各种服药镇痛方案效果不好，每日发作性疼痛难以耐受，生活质量严重低下，可考虑采用脊髓电刺激（SCS）来缓解疼痛。SCS通过持续的脉冲刺激抑制脊髓丘脑束中高阈值的传导痛觉的 C 神经纤维、有效控制神经元的过度兴奋，限制异常放电，达到让患者自己控制顽固性神经性疼痛的目的。目前使用 SCS 控制顽固性神经痛的成本较高，但综合研究显示，考虑到患者不实施 SCS 时长期严重的疼痛对生活质量的影响，以及长期使用其他失败率很高的治疗费用相比，SCS 具有良好的成本效益比。

7. 鞘内药物输注系统植入术　鞘内药物输注治疗是通过埋藏在患者体内的药物输注泵，将泵内的药物输注到患者的蛛网膜下腔，作用于脊髓或中枢相应的位点，阻断疼痛信号向中枢传递，使疼痛信号无法到达大脑皮层，从而达到控制疼痛的目的。国内常见的鞘内泵配制的药物包括阿片类药物、局部麻醉药、钙通道阻滞剂、α2 受体激动剂及 NMDA 受体拮抗剂等，其中吗啡的临床应用最广，亦被视为一线药物。常用于连续注射的吗啡剂量的预试验（剂量滴定），一般初次剂量从胃肠外剂量 1%开始，根据镇痛效果与患者一般情况逐渐调整，以达到最好的镇痛效果和最小的不良反应。

8. 其他　总之，开胸手术导致的肋间神经等神经和组织损伤所引起的慢性疼痛治疗较困难。手术后损伤神经的修复、疼痛治疗的时机很重要，原则上愈早愈好。术后应有疼痛即应予以持续的疼痛治疗、控制或缓解疼痛、阻断疼痛的恶性循环和促进神经修复，而不应等待神经自行修复或确诊后才开始治疗。治疗 PTPS 采用神经病理性疼痛的常规治疗办法，以药物治疗为主，辅以各种辅助和必要的微创介入治疗，以缓解痛、促进神经修复和改善机体功能为主，尽量避免采用神经毁损的办法。此外有研究显示积极预防 PTPS 的发生可以有效降低其发生率。

（冯智英　彭志友）

## 参考文献

1. International Association for the Study of Pain Committee. ASP Taxonomy. Pain terms — Changes in the 2011 list. Available from www. iasp-pain. org/Content/NavigationMenu/GeneralResourceLinks/PainDefinitions/default. htm. Accessed, 2012, Feb 18.

2. Van de Ven TJ, John Hsia HL Causes and prevention of chronic postsurgical pain. Curr Opin Crit Care, 2012, 18: 366-371.

3. Guastella V, Mick G, Soriano C, Vallet L, Escande G, et al. A prospective study of neuropathic pain induced by thoracotomy: incidence, clinical description, and diagnosis. Pain, 2011, 152: 74-81.

4. Haanpaa M, Attal N, Backonja M, Baron R, Bennett M, et al. NeuPSIG guidelines on neuropathic pain assessment. Pain, 2011, 152: 14-27.

5. Maguire MF, Ravenscroft A, Beggs D, Duffy JP: A questionnaire study investigating the prevalence of the neuropathic component of chronic pain after thoracic surgery. Eur J Cardiothorac Surg, 2006, 29: 800-805.

6. Kinney MA, Hooten WM, Cassivi SD, Allen MS, Passe MA, et al. Chronic postthoracotomy pain and health-related quality of life. Ann Thorac Surg, 2012, 93: 1242-1247.

7. Buchheit T, Pyati S. Prevention of chronic pain after surgical nerve injury: amputation and thoracotomy. Surg Clin North Am, 2012, 92: 393-407.

8. Wildgaard K, Ravn J, Kehlet H. Chronic post-thoracotomy pain: a critical review of pathogenic mechanisms

and strategies for prevention. Eur J Cardiothorac Surg, 2009, 36: 170-180.

9. Miyazaki T, Sakai T, Yamasaki N, Tsuchiya T, Matsumoto K, et al. Chest tube insertion is one important factor leading to intercostal nerve impairment in thoracic surgery. Gen Thorac Cardiovasc Surg, 2013, 62: 58-63.

10. Tiippana E, Nilsson E, Kalso E. Post-thoracotomy pain after thoracic epidural analgesia: a prospective follow-up study. Acta Anaesthesiol Scand, 2003, 47: 433-438.

11. Pluijms WA, Steegers MA, Verhagen AF, Scheffer GJ, Wilder-Smith OH. Chronic post-thoracotomy pain: a retrospective study. Acta Anaesthesiol Scand, 2006, 50: 804-808.

12. Wildgaard K, Ravn J, Nikolajsen L, Jakobsen E, Jensen TS, et al. Consequences of persistent pain after lung cancer surgery: a nationwide questionnaire study. Acta Anaesthesiol Scand, 2011, 55: 60-68.

13. Guastella V, Mick G, Soriano C, Vallet L, Escande G, et al. A prospective study of neuropathic pain induced by thoracotomy: incidence, clinical description, and diagnosis. Pain, 2011, 152: 74-81.

14. Wildgaard K, Ravn J, Kehlet H. Chronic post-thoracotomy pain: a critical review of pathogenic mechanisms and strategies for prevention. Eur J Cardiothorac Surg, 2009, 36: 170-180.

15. Hopkins KG, Rosenzweig M. Post-thoracotomy pain syndrome: assessment and intervention. Clin J Oncol Nurs, 2012, 16 (4): 365-370.

16. Song JG1, Shin JW, Lee EH, Choi DK, Bang JY, Chin JH, Choi IC. Incidence of post-thoracotomy pain: a comparison between total intravenous anaesthesia and inhalation anaesthesia. Eur J Cardiothorac Surg, 2012, 41 (5): 1078-1082.

17. SR Humble, AJ Dalton, L LiA systematic review of therapeutic interventions to reduce acute and chronic post-surgical pain after amputation, thoracotomy or mastectomy. Eur J Pain, 2015; 19（4）: 451-465.

18. Ju H1, Feng Y, Yang BX, Wang J. Comparison of epidural analgesia and intercostal nerve cryoanalgesia for post-thoracotomy pain control. Eur J Pain, 2008, 12（3）: 378-384.

19. 神经病理性疼痛诊疗专家组. 神经病理性疼痛诊疗专家共识. 中国疼痛医学杂志, 2013, 19（12）: 705-710.

# 第二节 乳腺癌手术后疼痛综合征

## 一、概 述

乳腺癌术后疼痛综合征（post-mastectomy pain syndrome，PMPS）是指乳腺癌手术后超过正常组织愈合时间，即持续 2 个月以上疼痛。疼痛程度因人而异，多为轻度和中度疼痛。研究发现相当多的 PMPS 患者并未到医院就诊，少数人自行服用了止痛药物，或者接受了物理治疗如按摩、热疗等。国外研究报道 20% 左右的 PMPS 患者选择到医院就诊，其他 PMPS 患者也大多自行服用药物和进行其他治疗。说明目前 PMPS 患者特别是国内患者对该病的认知力还不够，提示今后应加强宣传教育，使乳腺癌患者对 PMPS 有更多了解与认识。

## 二、流行病学

有调查显示，13%~53%乳腺癌患者术后存在慢性疼痛，症状可持续至术后多年，严重影响患者生存质量。目前的研究对于 PMPS 的发生率并没有统一的结论，这可能是因为患者选择范围不同、测量疼痛程度的工具和评估方法不同、随访期限不同等多种原因造成的。

乳房幻痛的流行病学的结果差别也很大，从 10% 至 66% 不等。乳房幻痛产生的影响也有所不同。乳房幻痛的发生及其影响有可能被低估了，因为这种现象没有像幻肢痛一样为人所了解。所报告的流行病学和抑郁状况受到实验设计和评价方法的显著影响，需要使用新方法进一步研究。

## 三、病因学

乳房及其周围组织的神经支配与臂丛神经密切相关。胸壁受肋间臂神经、胸长神经、胸背神经、胸外侧神经和胸内侧神经支配。每根支配乳房和周围组织的神经都有可能被损伤，研究表明肋间臂神经是乳房切除术中最常被损伤的神经。接受腋窝淋巴清扫的乳房切除患者中 80%～100% 肋间臂神经受到损伤。肋间神经的损伤可导致患者上臂和腋窝区域频繁出现痛觉超敏、麻木感和感觉异常。在使用扩张器重建乳房过程中，胸壁肌肉组织受到损伤会引起术后胸肌紧张和胸肌痉挛。除了神经损伤带来的疼痛，肌无力、软组织纤维化、淋巴回流受阻以及肌张力过高均可导致疼痛。

PMPS 发病的可能危险因素包括低龄、手术类型、放疗、化疗和术前焦虑等。重度术后疼痛是与 PMPS 始终相关的独立危险因素。生理伤残和情感痛苦程度也与 PMPS 的发生高度相关。

## （一）年龄

年轻乳腺癌患者PMPS发生率更高。Macdon Md等对175名PMPS患者进行术后7~12年的长期随访，发现年龄与PMPS的发生率相关，在该调查中30~49岁患者PMPS发生率为91%，50~69岁患者为55%，而超过70岁患者仅为29%。年轻患者PMPS的高发生率可能与其对神经损伤更为敏感，以及对疼痛耐受较差有关。与年老患者相比，年轻患者承受更多心理压力，焦虑程度常更为严重。

## （二）体质指数

Fecho等对196名女性乳腺癌术后患者的回顾性研究发现，体质指数（body mass index，BMI）与PMPS具有正相关趋势。这可能是因为脂肪组织增多，BMI升高，增加了手术辨别术区周围神经的难度及术中神经损伤的发生率从而使PMPS的发生率增加。但也有研究发现BMI与PMPS并无相关性。

## （三）心理因素

通过对乳腺癌患者的术前心理及术后疼痛评估发现，术前焦虑、抑郁水平较高的患者术后急性疼痛程度及镇痛药的需求量明显增高，并可导致慢性疼痛，说明心理因素可引起急性疼痛加剧并由此导致PMPS的发生。辛玲和冯艺采用前瞻性队列研究对202例乳腺癌患者进行随访调查，发现术前焦虑抑郁是发生PMPS的独立危险因素。

## （四）手术方式

手术方式是导致疼痛综合征的重要因素。Tasmuth等人进行了大规模的随机对照研究，证实行乳腺切除术及人工乳房假体植入术的患者PMPS发生率为53%，而单纯乳腺切除术患者仅为31%。如果手术中对肋间臂神经（肋间臂神经是T1、T2和T3的皮神经分支）加以保护，腋窝淋巴结清扫术后3个月有61%的患者出现感觉障碍，而术中分离该神经的患者，出现感觉异常者达80%。乳腺肿瘤的外科手术包括单纯乳房切除术、保乳手术，以及包括腋窝淋巴结清扫的乳癌根治术等。保留乳房手术较乳腺癌根治术，患者PMPS的发生率可能更高，这可能是因为保乳手术的患者术后常需放疗，而行乳房切除术的患者则根据复发风险而选择性地放疗。曹旭晨等在探讨保留肋间臂神经手术对乳腺癌患者临床疗效的随访研究中发现，保留肋间臂神经组中69.2%患者术后无感觉变化，而切除肋间臂神经组中所有患者均出现感觉异常。还有研究发现腋窝淋巴结清扫的患者较未经腋窝手术的患者疼痛程度更重，PMPS发生率更高。这可能是与行腋窝淋巴结清扫术时肋间臂神经的损伤有关。

### （五）术后急性疼痛

术后急性疼痛是比较公认的PMPS危险因素。Poleshuek等对95名乳腺癌切除术患者的前瞻性研究发现，术后发生急性疼痛的患者常在术后3个月出现慢性疼痛，有效治疗急性疼痛不仅可加速康复，还可以降低慢性疼痛的发生率。手术后急性疼痛范围的大小、术后镇痛药物的使用剂量也是乳腺切除术后是否形成PMPS的预测因素。

### （六）术后放疗与化疗

放疗作为乳腺癌综合治疗方法之一，射线除

杀伤肿瘤细胞，也对周围正常细胞造成损伤，可导致神经周围组织纤维化及神经受压与缺血。患者常出现臂丛神经病变，表现为上肢疼痛、乏力、感觉减退与麻痹等症状。因此放疗也是乳腺切除术后 PMPS 是否形成的预测因素。化疗所致周围神经病变是化疗药物常见的不良反应之一，其周围神经病变发生率可达 60%，患者在治疗周期中出现麻木、疼痛和手足感觉异常。但化疗与 PMPS 的发生是否相关尚无明确结论。

## 四、临床表现

### （一）临床特征

PMPS 主要表现为疼痛、感觉异常或感觉缺失。多项研究表明，疼痛可在术后即刻出现，一般长达 2 个月以上，呈间歇性或持续性；疼痛部位主要位于术侧腋窝、上肢及肩部受损神经所支配的区域，前胸最为多见，其次是腋窝和手臂；疼痛性质可表现为麻刺痛、烧灼痛、电击痛和针刺痛等，可出现与幻肢痛类似的乳房幻觉痛；疼痛程度因人而异，多为轻度和中度疼痛；患侧卧位、天气变化、疲劳、运动及心理压力等许多因素可致疼痛加剧。

### （二）症状

乳腺手术后前胸壁、腋窝以及手臂正背面的持续性疼痛。疼痛常较剧烈，约 50% 女性有持续性疼痛。可能有麻木感、烧灼感、针刺感。患者疼痛持续的时间超过正常手术愈合时间 2 个月。活动后疼痛加剧。随时间的延长，疼痛也加剧。

乳房幻痛可表现为乳房幻觉和乳房痛觉。乳房痛觉可以描述为刺痛、刀割痛、压迫痛和烧灼痛，乳房幻觉可以是游走感、发痒、麻木、紧张或撞击感。

（三）体征

上臂、腋窝、胸壁或手术切口处感觉迟钝、触诱发痛和感觉过敏。胸壁或肩部呈束带状分布的痛觉敏感区。淋巴回流障碍时局部可能有肿胀。在扳机点可触及结节，有时伴有放射痛。按压神经瘤可引起撕裂样疼痛。

## 五、辅助检查

PMPS 的评估方法较多，但目前尚无特异性评估工具，以往临床多使用 SF-MPQ 作为疼痛评估工具。目前有研究者推荐通过神经病理性疼痛诊断量表来评估患者的疼痛性质、疼痛部位及持续时间，用以筛查 PMPS 是否含有神经病理性疼痛成分，常用的筛查量表包括 LANSS 评价量表、IDPain 量表、DN4 量表及神经病理性疼痛量表（Neuropathic Pain Scale，NPS）等。

没有特征性的实验室检查可用于诊断。如果有临床需要，可以做适当的影像学检查以排除乳腺癌复发或有无转移。通过定量感觉测定或其他神经电生理可以确定神经损伤程度。

当疼痛持续很长时间后，心理学评估非常重要。通过评估可以发现与疼痛和功能丧失有关的影响因素，有助于制定治疗计划。患者的社会支持、治疗医师、家庭关系、工作经历、文化素养、精神状态和卫生保健的使用权等都可以影响治疗效果。

## 六、诊　断

根据乳腺切除的病史、详细的疼痛描述或伴

有感觉障碍等一般可初步诊断，经 X 线、CT、骨扫描等检查排除器质性病变者，即可确诊为 PMPS。传统的神经生理学检查无法发现肋间臂神经的损伤情况。

## 七、鉴别诊断

因疼痛都存在相应神经节段的分布范围疼痛或者放射性疼痛，PMPS 需要与带状疱疹性神经痛、带状疱疹后遗神经痛、胸椎间盘突出症、肋骨骨折或者胸椎压缩性骨折引起的肋间神经痛进行鉴别诊断。除此之外，还需要与肌筋膜炎进行鉴别。同时需要进行心理评估，排除躯体形式障碍、焦虑或者抑郁相关性疼痛。

一旦确定为 PMPS，需要分层评估是否包含典型的神经病理性疼痛症状。神经病理性疼痛的典型症状包括触诱发痛、感觉异常、痛觉超敏和自发痛等。

## 八、治　疗

乳腺切除术后疼痛综合征的主要治疗方法是药物治疗。对于神经病理性疼痛患者，可以应用抗癫痫药、抗抑郁药、局部麻醉药及其他一些辅助镇痛药物进行治疗，应用较大剂量的阿片类药物也有一定疗效。若疗效不佳还可以应用介入治疗技术，包括神经阻滞和神经刺激等方法。长期疼痛的患者如心理评估异常可到精神科专科治疗。

### （一）药物治疗

药物干预是 PMPS 的主要治疗方法。术后慢性疼痛的用药方案还没有统一的标准，目前，慢性疼痛按阶梯可以应用非甾体抗炎药、弱阿片类药物和强阿片类药物等，而治疗神经病理性疼痛的一线药物包括抗抑郁药、抗癫痫药及局部麻醉药，阿片类药物及曲马多作为二线药物也广泛使用。使用过程中应密切评估患者对疼痛的反应及相关危险因素而采取个体化治疗措施，并在用药期间密切关注患者主诉及临床表现，早期识别并处理药物不良反应。药物治疗的目的不仅要缓解疼痛，同时也要治疗抑郁、焦虑、睡眠障碍等共患病。停药应建立在有效、稳定治疗效果的基础上并采取逐步减量的方法。常用的药物包括：

1. NSAIDs　NSAIDs 主要用于轻度和中度疼痛。使用时应注意 NSAIDs 对消化道、肾脏、血小板凝聚和心脏的不良反应，尤其避免在高危人群的长期使用，此外 NSAIDs 的消炎镇痛作用具有封顶效应，具体用法用量和个体化用药可参照第二章第一节。

2. 钙通道调节剂（加巴喷丁和普瑞巴林）钙通道调节剂包括加巴喷丁和普瑞巴林，是神经病理性疼痛的一线用药。两者作用机制为调节电压门控钙通道 $\alpha2\delta$ 亚基，减少谷氨酸、去甲肾上腺素和 P 物质释放。加巴喷丁通常起始剂量为 300mg/d，可逐渐滴定至有效剂量，常用剂量为 900~1800mg/d，3/d。普瑞巴林是在加巴喷丁基础上研制的新一代药物，药代动力学呈线性。该药起始剂量为 150mg/d，分两次使用，每剂量范围 150~600mg/d。为避免头晕及嗜睡，应遵循：晚上开始、小量使用、逐渐加量、缓慢减量的原则。副作用主要为剂量依赖的嗜睡和头晕，肾功能不全的患者应减量。

3. 抗抑郁药

(1) TCAs：最常用的为阿米替林。阿米替林首剂应睡前服用，每次 12.5~25mg，根据患者反应可逐渐增加剂量，最大剂量 150mg/d。使用阿米替林时应注意其心脏毒性，窦性心动过速、体位性低血压、心室异位搏动增加、心肌缺血甚至心源性猝死。有缺血性心脏病或心源性猝死风险的患者应避免使用 TCAs。此外，该药可能导致或加重认知障碍和步态异常。

(2) SNRIs：常用的 SNRIs 有文拉法辛和度洛西汀等。文法拉辛的有效剂量为每日 150~225mg，每日 1 次。度洛西汀的起始剂量为 30mg/d，1 周后调整到 60mg/d，可一次服用或分两次服用。常见不良反应有恶心、口干、出汗、乏力、焦虑、震颤等。

4. 中枢镇痛药物　曲马多是人工合成的非阿片类中枢性镇痛药，曲马多的镇痛强度约为吗啡的 1/10。口服后 20~30 分钟起效，30~45 分钟达峰值，作用时间约 3~6 小时，肌内注射后 1~2 小时产生峰效应，镇痛持续时间约 5~6 小时。

常用的阿片类药物有吗啡、羟考酮和芬太尼等。速释剂型用于爆发痛，缓释剂型用于慢性疼痛的长期治疗。未用过阿片类药物的患者起始量应从小剂量开始，个体量化。阿片类药物的副作用有恶心、呕吐、过度镇静、呼吸抑制等，但在用药后 1~2 周内多数不良反应可耐受，而便秘则终身不耐受，需要加以防治。长期使用阿片类药物有可能导致躯体依赖或成瘾。一旦神经病理性疼痛病因去除或神经调控治疗疼痛有效缓解后，应缓慢减少药物用量至撤除用药。

（二）神经阻滞

相应的肋间神经阻滞或臂丛阻滞也可减轻PMPS 患者的疼痛，但远期疗效尚无随机对照试验证实。最常用的神经阻滞方式包括后外侧多神经节段肋间神经阻滞、椎旁神经阻滞或胸部硬膜外阻滞。一项回顾性研究表明胸部椎旁神经阻滞最具优势，因其通常只需要一点注射，使用较大容量的局部麻醉药可以有效扩散达到包括交感神经阻滞单侧镇痛的效果，同时避免出现硬膜外阻滞相关的低血压和运动神经阻滞。

反射性交感神经萎缩引起的疼痛可采用患侧的 SGB 治疗。SGB 主要发挥中枢神经和周围神经两方面的作用：通过调节丘脑维护内环境的稳定，使机体的自主神经功能、内分泌功能和免疫功能保持正常；通过阻滞交感神经的节前和节后纤维，抑制分布区域交感神经纤维支配的心血管运动、腺体分泌、肌肉紧张、支气管收缩和痛觉传导。SGB 一直被用来治疗头颈部、上肢、肩部、心脏和肺部的一些疾病。

（三）神经调制

脉冲射频术、外周神经刺激、脊髓刺激和鞘内镇痛系统植入术，常被用于药物治疗无效、经过心理评估筛查的难治性 PMPS 患者。

（四）非药物干预

PMPS 还可采用非药物方法进行干预，如针刺、手臂运动、局部理疗、热疗、冷敷、按摩及心理护理等。一旦疼痛控制较好时，可进行物理治疗和康复锻炼以避免形成"冰冻肩综合征"。此外，做好患者围术期心理护理，减轻焦虑情绪及充分缓解术后疼痛均有助于患者预后。

## 九、预　防

目前尚没有明确统一的预防措施。但是如何预防 PMPS 的发生，一直是被关注的焦点。有待于更多更深入地探讨和研究。

### （一）术中神经保护

在术中保留肋间臂神经，可降低患者术后腋窝、上臂内侧和（或）前胸壁发生疼痛和感觉缺失的概率。保留乳腺的乳癌根治术和前哨淋巴结活检的应用越来越广泛，使得手术范围较前缩小，手术导致的神经、血管和淋巴管的损伤减少，从而降低 PMPS 的发生率。

### （二）预防性的多模式镇痛

乳腺癌术后急性重度疼痛是发生 PMPS 最大的危险因素。最近的研究显示，降低乳腺癌术后急性疼痛强度可减少发生慢性疼痛的风险。有文献报道联合应用 NSAIDs、阿片类药物、外用局部麻醉药区域阻滞、椎旁阻滞和硬膜外阻滞等可有效减少术后慢性疼痛的发生。

### （三）心理干预

目前手术仍是综合治疗乳腺癌的重要手段之一。大多数患者对手术缺乏了解而产生强烈的生理和心理应激反应，加之因切除乳房而担心失去女性的魅力，患者常常会出现焦虑、恐惧和悲观等情绪，影响术后对疼痛的耐受。有效的心理干预可调整患者的心理环境、减轻心理负担和提高痛阈从而减轻术后疼痛。

总之，医护人员应加强对 PMPS 及其危险因素的认知，提高管理 PMPS 的能力。PMPS 一旦发生常需要进行多学科联合治疗，包括疼痛医师、专科医师、心理学或精神医学医师，以及物理治疗师等。

（冯智英　彭志友）

# 参 考 文 献

1. V. Peuckmann, O. Ekholm, N. K. Rasmussen et al. Chronic pain and other sequelae in long-term breast cancer survivors：nationwide survey in Denmark. European Journal of Pain, 2009, 13：478-485.

2. M. K. Mejdahl, K. G. Andersen, R. Gartner, N. Kroman, and H. Kehlet. Persistent pain and sensory disturbances after treatment for breast cancer：six year nationwide follow-up study. British Medical Journal, 2013, 346.

3. Y. Y. O. Li and S. K. Kong. Persistent pain after breast cancer surgery in a chinese population. Clinical Journal of Pain, 2011, 27：481-485.

4. H. Kehlet, T. S. Jensen, and C. J. Woolf. Persistent post-surgical pain：risk factors and prevention. The Lancet, 2006, 367：1618-1625.

5. K. Fecho, N. R. Miller, S. A. Merritt, N. Klauber-Demore, C. S. Hultman, and W. S. Blau. Acute and persistent postoperative pain after breast surgery. Pain Medicine, 2009, 10：708-715.

6. M. Browall, U. Ostlund, I. Henoch, and Y. Wengstrom. The course of Health Related Quality of Life in postmenopausal women with breast cancer from breast surgery and up to five years post-treatment. Breast, 2013, 22：952-957.

7. L. Macdonald, J. Bruce, N. W. Scott, W. C. S. Smith, and W. A. Chambers. Long-term follow-up of breast cancer survivors with post-mastectomy pain syndrom. British Journal

of Cancer，2005，92：225-230.

8. 神经病理性疼痛诊疗专家组. 神经病理性疼痛诊疗专家共识. 中国疼痛医学杂志. 2013，19（12）：705-710.

9. Deumens R1，Steyaert A，Forget P，Schubert M，Lavand'homme P，Hermans E，De Kock M. Prevention of chronic postoperative pain：cellular，molecularand clinical insights for mechanism-basedtreatment approaches. Prog Neurobiol. 2013，104（1）：1-37.

# 第五章

# 腹部手术后疼痛

## 第一节　腹部手术后急性疼痛

### 一、概　述

术后急性疼痛一般指患者手术后即存在的疼痛。如果疼痛持续超过 2 个月，并排除其他原因，则被定义为术后慢性疼痛（Chronic postsurgical pain，CPSP）。国际卫生组织和国际疼痛研究联合会已明确，缓解疼痛是人的基本权利。术后疼痛如果得不到有效处理，则会延缓术后康复及引起各类并发症，还会演化为 CPSP，使得处理更为棘手，并增加患者的痛苦，使患者的生活质量急剧降低，引起一系列心理和社会问题。有效地解决术后急性疼痛能减少住院天数、降低患者费用、提高患者满意率。因此，术后急性疼痛的处理显得尤为必要。在美国，有专门机构监控住院患者的疼痛的管理。

就现阶段国内状况而言，术后急性疼痛的管理还存在不足。这是由多方面因素决定的，如患者教育程度不高、担心镇痛药物或镇痛措施的副作用、疼痛评估系统不够完善、医护人手不够等。就医生目标而言，术后急性疼痛管理的目的是缓解疼痛并尽可能地减少副作用。一般目标的完成都需要多学科多模式，而日益发展的微创介入或手术治疗更丰富了治疗手段。

## 二、评 估

对患者进行术前评估和计划是术后疼痛管理的重要组成部分。术前评估包括患者的疼痛病史、相关的体格检查及疼痛处理计划。应该在术前根据患者具体情况调整术前用药，减轻患者的术前疼痛或术前紧张，术前即开始多模式镇痛是疼痛管理的重要组成部分。有证据表明，患者术前疼痛评估可预测术后疼痛水平。术前评估的因素包括年龄、紧张程度、是否有抑郁等。患者的受教育程度和其家庭情况也应考虑，因为文化程度和术后疼痛、焦虑及康复时间息息相关。

术后疼痛管理应该被量化。标准是患者的主诉。在术后应该常规进行患者的疼痛自我评估，以很好地了解疼痛管理的效果。临床有许多疼痛强度的评估量表，比较普遍接受的是 VAS 量表，其客观性和灵敏度较高，且易于被患者理解，便于操作。要取得良好的疼痛治疗效果，很重要的一点便是要反复评估患者对疼痛处理的满意度，以便调整疼痛管理方案。为此，满意度评估应该和疼痛评估一起进行。和患者保持良好的沟通是临床疼痛管理的关键，也是有效解决患者术后疼痛的必要措施。

## 三、超前镇痛

在疼痛刺激发生前给予患者超前镇痛对预防

或者减轻术后急性疼痛可能具有积极的重要意义。这个假设已经催生了很多临床研究，但迄今还没有强有力的证据清楚地表明其功效。一般认为，有效的超前镇痛，可以阻断或降低伤害性感受器的活化，抑制痛觉神经递质的产生或活化。超前镇痛包括术前腹部创口/切口局部浸润或阻滞、术前硬膜外给药或全身给药等。一项 meta 分析显示，术前创口/切口给予局部麻醉药，虽然并没有减轻术后急性疼痛评分，但可以减少术后镇痛药物的使用量。而硬膜外的超前镇痛不仅可以减少术后镇痛药物的使用量，同时还减轻术后急性疼痛评分。如果行腹腔镜手术，在腔镜的小切口处进行局部浸润预处理，并不能减轻术后的内脏痛。但总的来说，超前镇痛可能提供一些短期收益，对门诊手术患者尤为明显。

## 四、阿片类药物

阿片类药物依然是术后疼痛处理的主要用药。阿片类药物的镇痛作用机制是多方面的：阿片类药物可与位于脊髓背角胶状质（第二层）感觉神经元上的阿片受体结合，抑制 P 物质的释放，从而阻止疼痛传入脑内；阿片物质也可作用于大脑和脑干的疼痛中枢，发挥下行疼痛抑制作用。阿片类药物可以经口服给药，也可以经静脉、经皮、经椎管内、经直肠给药。最常用的经静脉给药的阿片类药物为吗啡。吗啡是经典的阿片类药物，在临床上广泛使用。阿片类药物最常见的副作用是恶心、呕吐、肠蠕动减少引起便秘及瘙痒等。阿片类药物最危险副作用是呼吸抑制，可能会导致缺氧和呼吸暂停。因此，对那些使用阿片类药物的术后急性疼痛患者，应定期监测呼吸和氧饱和度。而如果长期使用阿片类药物，会引起药物依赖和成瘾。但如果规范使用，药物成瘾的风险其实非常低。

## 五、患者静脉自控镇痛

患者自控镇痛（patient-controlled analgesia，PCA）的概念在 20 世纪 70 年代就已经提出。通过 PCA 泵给药需要特殊的设备，同时需要患者能有很好的自主性且能控制药物量。PCA 泵的使用需要对患者和医护人员进行必要的培训，以达到正确使用的目的。一项对 15 个随机对照试验的 meta 分析显示，对比静脉吗啡 PCA 和肌注吗啡镇痛，PCA 途径能取得更好的镇痛疗效，患者也更倾向于选择 PCA 给药途径。另一项 Cochrane 综述显示，吗啡静脉 PCA 途径用药和常规静脉途径用药相比，PCA 途径镇痛效果更佳，并在满意度上成为患者的首选。而且这两种途径在吗啡的用量、住院天数及吗啡相关副作用不存在明显差异。这也提示，在处理术后急性疼痛时，PCA 途径给药是一个不错的选择。

## 六、椎管内镇痛

椎管内镇痛是临床上广泛开展的腹部术后镇痛方式。持续硬膜外镇痛（continuous epidural analgesia，CEA）时，硬膜外导管置入相应的腰椎节段，持续给予局部麻醉药和阿片类药物的混合液。一项分析（包括 9 项随机对照试验）比较了 CEA 与静脉 PCA 用于腹部手术后镇痛，发现 CEA 在术后 72 小时能更好地减轻患者的疼痛，两组的住院天数和不良反应没有显著差异，吗啡相关性的瘙痒在 CEA 组有较高的发生率。另一项随机对照试验显示，在大肠癌手术患者分别采用 CEA 和静脉 PCA 行术后镇痛，CEA 能明显降低术后疼痛和肠梗阻的发生率。但 CEA 组的瘙痒、低血压及尿潴留的发生率要比静脉 PCA 组高。镇痛药物（一般指局部麻醉药和阿片类药物的混合液）也可以使用 PCA 泵硬膜外给药，让患者自行控制，这样可以降低用药量及副作用的发生率。使用 CEA 镇痛时，需要注意低血压的发生，必要时应给予补液治疗。通过上述可知，CEA 能有效减轻腹部术后疼痛，但也要关注其低血压、尿潴留及瘙痒等副作用。

蛛网膜下腔给予局部麻醉药和阿片类药物镇痛时，其效果可维持 24 小时。在最近的一项研究中（观察性试验），大肠癌手术患者静脉 PCA 加单次蛛网膜下腔给予阿片药物，与 CEA 相比，能达到更好的术后镇痛效果，而且患者的康复时间和住院天数均比 CEA 组短。另一项随机对照试验比较了蛛网膜下腔镇痛、CEA 和静脉 PCA 在腹腔镜下大肠癌手术后镇痛的作用强度和副作用，发现 PCA 组术后疼痛评分最高，而 CEA 组的恶心持续时间、肠功能恢复时间和住院天数都最长，结果显示蛛网膜下腔镇痛在腹腔镜下大肠癌术后患者有很好的应用效果。单次蛛网膜下腔给药用于术后镇痛的还有一个优点是不需要像 CEA 那样管理导管。

## 七、非阿片类药物

NSAIDs 能减少腹部术后疼痛患者阿片类药

物的使用量，并能减少阿片类药物的副作用。NSAIDs 药物常用于轻度和中度疼痛的治疗。NSAIDs 通过抑制环氧化酶的活性来抑制花生四烯酸生成前列环素（PGI1）、前列腺素（PGE1，PGE2）和血栓素 A2（TXA2）。NSAIDs 除了抑制前列腺素的合成外，还可抑制炎症过程中缓激肽的释放，改变淋巴细胞反应，减少粒细胞和单核细胞的迁移和吞噬作用。NSAIDs 的副作用，主要表现在心脏、胃肠道与肾脏等方面。

对乙酰氨基酚是一种中枢性镇痛药，但缺乏外周抗炎效应。口服对乙酰氨基酚被广泛用于急性轻度疼痛缓解。随机对照研究的系统分析表明，对乙酰氨基酚对急性疼痛有效。对乙酰氨基酚的优势是解热镇痛作用强，对血小板凝血机制无影响。许多口服止痛药都含有对乙酰氨基酚成分，但由于其肝毒性的风险，推荐最大剂量不超过 4000mg/d。

## 八、周围神经阻滞

腹横肌平面（transversus abdominis plane，TAP）阻滞最早在 2001 年被提出。将局部麻醉药注入腹内斜肌和腹横肌平面，阻断经过此平面的感觉神经，从而达到镇痛效果。深入的医学研究证实 TAP 阻滞技术可以很好地用于腹部手术术后镇痛，可显著减少阿片类药物的用量并减少阿片类药物的相关不良反应，让患者对总的镇痛效果更满意，使术后镇痛更安全。

一项系统性综述表明，行 TAP 阻滞的腹部手术后患者与不行 TAP 阻滞或用安慰剂阻滞的患者相比，术后 24 小时和 48 小时的吗啡需求量明显减少，且恶心、呕吐和镇静的发生率有显著降低。

TAP 阻滞的解剖基础是腹内斜肌和腹横肌平面存在支配腹部疼痛的神经，如髂腹下神经和髂腹股沟神经。在此平面注射局部麻醉药，能起到很好的麻醉和镇痛作用。腹壁前外侧的肌肉组织主要有 3 层，由外及里依次为：腹外斜肌、腹内斜肌和腹横肌，肌肉之间为筋膜层。腹部正前方主要由腹直肌及其腱鞘构成。腹内斜肌与腹横肌之间的平面称为 TAP，也就是 TAP 阻滞的目标平面。前腹部的皮肤、肌肉及壁腹膜由低位胸腰段神经支配（T6~L1），这些神经离开椎间孔后越过横突，穿入侧腹壁肌肉，进入腹内斜肌与腹横肌之间的神经筋膜层，在腋中线附近发出分支支配侧腹部皮肤，然后继续往前进入腹直肌层，再发出前分支支配腹中线附近的皮肤。TAP 阻滞是在腹内斜肌与腹横肌之间的神经筋膜层注射局部麻醉药，阻断相关神经感觉传导，从而使前腹部的皮肤、肌肉及壁腹膜的疼痛感觉减弱，达到镇痛效果。

2001 年 Rafi 首次描述了 TAP 阻滞技术，通过 Petit 三角进针。Petit 三角是腹部一个类似三角形的区域，以髂嵴为下边，腹外斜肌的边缘为前边，背阔肌边缘为后边围成的区域。

在体表触摸到 Petit 三角的位置：首先，找到髂嵴，沿着髂嵴往后触摸，直到感觉到背阔肌的边缘，Petit 三角位于背阔肌的前方，确定这个点后，在髂嵴上方、Petit 三角区域向着头侧进针，直到两次突破感后，表示针已到达目标平面。第 1 次进针的突破感是针尖穿破了腹外斜肌筋膜层，到达腹外斜肌与腹内斜肌之间，第2次突破感表示针尖到达了腹内斜肌与腹横肌层之间，即目标平面。

2007年HeBBard等首次描述了超声引导下TAP阻滞技术。后经不断完善，方法如下：

患者取仰卧位，暴露肋缘至髂嵴之间的腹部区域。将超声探头横向置于肋缘与髂嵴之间、腋前线或腋中线附近，辨认腹部3层肌肉：腹外斜肌、腹内斜肌、腹横肌。调整探头位置，直到这些肌肉层的超声显像清晰为止。在这3层肌肉中，腹内斜肌显像最明显。腹腔在腹横肌深面，可以通过肠襻的活动加以辨认。如果肌肉层显像不好，可让探头从腹白线开始扫描，先确认腹直肌，再逐渐往外寻找最佳位置。如图5-1所示。

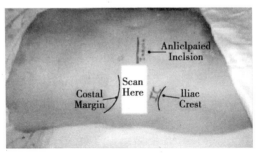

**图5-1 TAP阻滞体位及超声探头定位**

先分辨出肋弓下缘和髂嵴，超声探头位于肋弓下缘和髂嵴之间，进针方向由内向外，能尽可能地避免损伤肠道等内脏器官

固定探头位置后，在探头上方采用平面内进针的方法，在超声可视状态下，进针至腹内斜肌与腹横肌之间，回抽确保针尖不在血管内后注入局麻药。如果药物注射点正确，推入局部麻醉药时，在超声仪上可看到腹内斜肌与腹横肌之间出

现一个低回声的梭形的影像,如图 5-2。

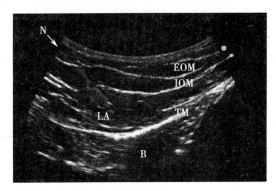

**图 5-2 超声下 TAP 阻滞时,针尖位置及注药后影像**
注:N:针尖;LA:局部麻醉药;EOM:腹外斜肌;IOM:腹内斜肌;TM:腹横肌;B:肠

做此操作时,建议选用高频探头,因为相关的解剖组织比较表浅,显像更清晰。在注药时,还可测量头侧至尾侧(纵向)及横向的药物扩散的范围,以观察药物扩散的速度等。

## 九、局部浸润

在术后镇痛中,局部浸润由于局部麻醉药的时效性短而一直被忽视。最近美国食品和药品管理局批准了一种布比卡因脂质体新剂型(exparel),其能提供长达 72 小时的局部镇痛。exparel 已被批准用于手术部位的局部浸润镇痛。虽然关于此药物在临床镇痛中的应用证据还很少,但显然局部浸润作为多模式镇痛的一部分,存在巨大潜力。

## 十、小 结

腹部术后急性疼痛是腹部手术患者必经的

历程，因此如何有效处理术后急性疼痛显得尤为必要。在使用阿片类药物时，应常规监测呼吸和氧饱和度。应尽可能使用多模式镇痛，包含局部阻滞的多模式镇痛及减少或避免使用镇静药是现在手术后镇痛普遍达成的共识。PCA及外周神经阻滞等均是减轻腹部术后急性疼痛的有效措施，在腹部手术患者，椎管内镇痛显得尤为有效。非甾体类抗炎药或对乙酰氨基酚能有效减少阿片类药物的用量。超前镇痛对术后疼痛也可能存在益处。腹部术后多模式镇痛可以归纳表 5-1。

表 5-1　腹部术后急性疼痛处理例表

| 术前 | 术中 | 术后 |
| --- | --- | --- |
| 对乙酰氨基酚 1000mg 静注 | 布比卡因脂质体新剂型 266mg 手术创口局部浸润 TAP 阻滞 椎管内阻滞 | 对乙酰氨基酚 1000mg/6h 静注，直至换成口服制剂 布洛芬 800mg/8h 静注，直至换成口服制剂 重度疼痛患者（VAS 评分 6-10 分）PCA 阿片类自控镇痛 |

## 第二节　腹部手术后慢性疼痛

### 一、腹股沟疝术后慢性疼痛

前文已述，慢性术后疼痛（CPSP）被定义为手术后形成的疼痛持续至少 2 个月，并需排除由其他原因引起的疼痛。腹部术后慢性疼痛最常见的是腹股沟疝修补术后慢性疼痛（chronic postherniorrhaphy inguinal pain，CPIP）。

腹股沟疝手术是外科最常见的手术之一。腹股沟疝手术方式在过去的几十年间快速发展和完善，利用先进的补片技术，已经形成了传统手术和腹腔镜手术等手术方式，使得腹股沟疝术后的疝复发率明显下降，也因此，腹股沟疝手术后的慢性疼痛取代以往的腹股沟疝复发，成为腹股沟疝手术后的主要并发症。

造成 CPIP 的病因比较复杂，包括腹股沟疝术后复发、组织炎症、补片和周围组织发生炎症反应后形成的 meshoma 肉芽组织及神经损伤等。患者会有感觉缺失、痛觉超敏、触诱发痛等神经病理性疼痛症状以及其他非神经病理性疼痛性质的重度炎性疼痛症状。慢性术后疼痛还会引起焦虑、抑郁、认知缺失等。而睡眠剥夺是慢性术后疼痛比较常见的并发症，并能加剧疼痛恶化。CPIP 患者的经济付出虽没有完全统计，但也是一个很沉重的负担。考虑到 CPIP 的普遍性及严重性，如何预防和处理 CPIP 变得很现实也很重要。

（一）病因

CPIP 性质复杂，可以分为神经病理性疼痛、非神经病理性疼痛、躯体性疼痛及内脏性疼痛等，这也决定了其确切病因复杂多样。

CPIP 的神经病理性疼痛被认为是损伤腹股沟区神经引起。引起 CPIP 神经病理性疼痛的腹股沟区的神经包括髂腹下神经、髂腹股沟神经和生殖股神经的生殖支。生殖股神经的股支和股外侧皮神经损伤引起 CPIP 很少见，但也有这种可能性。髂腹股沟神经起自 T12 和 L1 神经根，经腹横肌穿出，与精索伴行，控制腹股沟区、阴茎根部及阴囊上部的感觉，女性为阴阜及大阴唇感觉。髂腹下神经也起自 T12 和 L1 神经根，控制区域与髂腹股沟神经相似。生殖股神经起自 L1 和 L2 神经根，它向下穿过腰大肌，然后分为生殖支和股支。其中股支与股动脉伴行穿过腹股沟韧带下方提供大腿内侧一小块皮肤的感觉神经分布。生殖支穿过腹股沟管后，在女性分布于子宫圆韧带和大阴唇，在男性同精索伴行支配提睾肌并提供阴囊根部的感觉神经分布。腹股沟疝手术会损伤这些神经，对神经造成牵拉、卡压、电损伤或热损伤、部分或完全切断神经、被缝线结扎、固定等，造成术后类似肉芽增生及神经瘤的形成，从而引起神经病理性疼痛。

非神经病理性疼痛包括腹股沟疝术后复发性疼痛、瘢痕组织增生性疼痛、补片引起的疼痛、肉芽组织 meshoma 形成的疼痛等。CPIP 中典型的躯体性疼痛便是耻骨炎，其通常由补片锚定太深或太靠近耻骨结节所致。内脏性疼痛则可能由于疝复发时疝囊内容物包含肠子、补片粘连、精索及尿道周围结构的损伤，譬如精索静脉曲张、精索扭曲等。

（二）危险因素

通过 meta 分析和一些回顾性研究，青年人和女性是两个独立的危险因素。肥胖虽然有时也被列入危险因素，但还没有确切证据。虽然还未完全深入研究，但心理和社会因素，包括焦虑、抑郁、后期回归工作等，也是强有力的危险因素。此外，术前和术后的疼痛水平也是一个很重要的危险因素。术前和术后发生强烈疼痛，往往预示着后期慢性疼痛的发生。其机制包括术中神经损伤、手术野伤害性感受器的致敏、术后早期初级神经元损伤后的异位活化、中枢致敏甚至中枢神经系统的结构改变等。

术中辨别和分离神经的技术很关键。补片也是引起术后慢性疼痛的危险因素。为此，补片的类型及其锚定方式已进行更深入的研究。最近的系统研究和 meta 分析表明，轻量级的补片比重量级的补片能明显减少 CPIP 的发生。轻量级补片减少 CPIP 发生的机制被认为其具有有更好的生物相容性（炎症反应更小），而且其弹性类似于腹壁，能减少僵硬度和异物感。

麻醉方式并不能认为是 CPIP 的危险因素。但硬膜外阻滞、蛛网膜下腔阻滞会增加老年患者尿潴留的风险。也有研究通过术前刺激试验检测患者对疼痛的耐受度，然后能根据试验针对性地对高风险患者采取预防镇痛措施。表 5-2 列出了 CPIP 的危险因素。

（三）临床症状

CPIP 临床症状包括神经病理性疼痛、非神经病理性疼痛、躯体性疼痛及内脏性疼痛等。神经病理性疼痛症状包括触诱发痛、触觉痛敏、感觉异常等。患者常表述为针刺样痛、烧灼样痛、撕裂样痛、射击样痛等。这些症状可以持续发作，但一般都有间歇期。疼痛可以是局限性的，也可以呈放射样疼痛，引起阴囊、阴唇及大腿内侧疼痛。有时还存在"扳机点"，对扳机点的各种轻微刺激都能引起患者的剧烈疼痛。

表 5-2　疝修补术后慢性疼痛的危险因素

| 术前因素 | 术中因素 | 术后因素 |
| --- | --- | --- |
| 年轻人<br>女性<br>疼痛耐受性差<br>术前心理不够乐观<br>日常活动少<br>疝气复发手术<br>遗传体质（DQB1<br>＊03：02 人类白<br>细胞抗原）<br>疼痛试验<br>　对热刺激的疼<br>　痛耐受差 | 手术不熟练/非专业<br>疝气手术中心<br>开放性疝修补术<br>补片类型：非轻量级<br>（不管是开放性手术还<br>是腹腔镜手术）<br>补片锚定方式：缝线<br>（开放性手术）；U 形<br>钉（腹腔镜手术）？<br>神经损伤（Lichtenstein<br>术式时损伤髂腹下神<br>经等） | 术后并发<br>症（血肿、<br>感染等）<br>术后早期<br>疼痛强度<br>剧烈<br>预期处理<br>疼痛不够<br>腹股沟区<br>感觉障碍 |

注："？"代表证据不足或者存在证据冲突

非神经病理性疼痛主要表现为腹股沟区的持续钝痛，一般不存在扳机点，也无放射痛。而 CPIP 的躯体性疼痛则主要指的是耻骨结节处的持续性疼痛，内脏性疼痛则是指性功能障碍或者射精疼痛。

评估疝修补术后的腹股沟区慢性疼痛时，要考虑到鉴别诊断的广度，譬如是否涉及其他学科的疼痛包括普外系统、泌尿系统、妇科系统及各种传染或感染等。疝手术后腹股沟区疼痛很常见的就是疝复发痛，这比较容易鉴别诊断，应该在疼痛发生的早期就进行辨别。

（四）诊断

诊断 CPIP 应考虑患者的病因和症状，排除其他系统的疾病。详细的病史和体格检查是必不可少的。对疼痛、功能及生活质量进行评估，也是诊断的重要组成部分。简明 SF-MPQ 疼痛评估量表、神经病理性疼痛问卷（Neuropathic Pain Questionnaire，NPQ）、DN4量表、SF-36问卷等是常用的评估工具。其中，NPQ量表和DN4量表对神经病理性疼痛有很好的特异性。而如果神经病理性疼痛的诊断成立，可以进一步使用NPS或SF-MPQ-2量表评估。

Tinel试验有时可以复制出沿着受损感觉神经而引起的神经病理性疼痛。具体操作是由内而外至髂前上棘轻轻敲击皮肤或者在髂前上棘上方最疼痛区域轻轻敲击，引起放射性疼痛。但由于腹股沟区存在重叠的感觉神经支配，而且髂腹下神经、髂腹股沟神经及生殖股神经在外周经常存在交通支，所以往往不能明确是具体哪根神经受损。

超声检查对疝复发或meshoma结节比较敏感。CT和MRI能明确诊断或排除其他疾病。现阶段，MRI被认为是不能明确原因的腹股沟区疼痛最有效的诊断成像工具，但成像数据有时也依赖放射科医生的诊断。

诊断性的外周神经阻滞或椎旁神经阻滞有助于鉴别髂腹下、髂腹股沟或生殖股神经损伤。如果神经阻滞的结果模棱两可时，可以尝试肌电图检查（例如检查腹部肌群的异常运动和去神经支配以鉴别髂腹下或髂腹股沟神经损伤）。小结如下：

1. 病史特征　有腹股沟疝手术史；疼痛部位位于腹股沟区、大腿内侧上部以及生殖器及周围；行走、弯腰、拉伸或扭动患侧臀部时诱发疼痛；大腿弯曲及卧位可使疼痛缓解。运用SF-MPQ、NPQ、DN4量表和SF-36等工具评估疼痛性质和程度。

2. **体格检查**　相应神经分布区域皮肤疼痛，如髂腹股沟神经——腹股沟区和阴囊或大阴唇皮肤；髂腹下神经——腹股沟区以及下腹部皮肤；生殖股神经——阴囊或大阴唇、股部及附近皮肤；股外侧皮神经——大腿外侧皮肤；股神经——大腿内侧皮肤。

髂腹下神经/髂腹股沟神经损伤时 Tinel 征可能阳性；耻骨结节损伤者骨盆分离试验呈阳性。

3. **临床检查**

（1）超声：排除复发，评估精索、睾丸等生殖系统。是否存在 meshoma 结节及解剖异常等。

（2）X 线：评估耻骨结节损伤。

（3）CT 或 MRI：排除复发、补片感染、挛缩或移位。

（4）肌电图检查：评估髂腹下神经/髂腹股神经损伤。

**（五）鉴别诊断**

1. **疝复发**　是腹股沟手术区再次出现可/不可复性肿块，在患者站立、劳动、行走、跑步、剧咳时出现，平卧或用手压时肿块可自行回纳，消失。病史及术后腹股沟区的症状和体征是诊断复发性疝的主要依据；一般需要再次手术治疗。

2. **精索静脉曲张**　主要表现为阴囊坠胀痛，可有腹股沟的牵拉痛，但一般平躺后可好转，局部精索增厚压痛，发作频繁需手术治疗。

3. **前列腺炎**　老年男性居多，临床表现为盆骶疼痛，排尿异常和性功能障碍。疼痛一般位于耻骨上、腰骶部及会阴部，放射痛可表现为尿道、精索、睾丸、腹股沟、腹内侧部疼痛，向腹部放射酷似急腹症，沿尿路放射酷似肾绞痛。排尿异常表现为尿频、尿急、尿痛、排尿不畅、尿线分叉、尿后沥滴、夜尿次数增多，尿后或大便时尿道流出乳白色分泌物等。B超和前列腺液分泌表达（expressed prostatic secretious，EPS）检查可帮助鉴别和诊断。

4. 盆腔炎　临床表现下腹部坠胀，疼痛及腰骶部酸痛，常在劳累、性交后及月经前后加剧；若盆腔炎包裹形成盆腔脓肿可引起局部压迫症状，压迫膀胱可出现尿频、尿痛、排尿困难；压迫直肠可出现里急后重等直肠症状；病程长时部分妇女可出现精神不振、周身不适、失眠等神经衰弱症状。可行阴道、宫颈管分泌物、尿道分泌物或腹腔液等直接涂片检查寻找病原体；超声波检查可识别来自输卵管、卵巢及肠管粘连一起形成的包块或脓肿。

5. 复杂区域疼痛综合征　继发于意外损伤、医源性损伤或全身性疾病之后出现的以严重顽固性、多变性疼痛，营养不良和功能障碍为特征的临床综合征。有损伤史、疾病史，局部持续性烧灼样疼痛，有血管及发汗功能障碍，营养性改变如肌肉萎缩，肢体水肿或脱水，对寒冷等刺激过度敏感，诊断性交感神经阻滞试验多为阳性。

### （六）治疗

1. 多学科非介入治疗　CPIP不仅仅是一种神经病理性疼痛或伤害感受性疼痛，而且包含情绪、认知、社会和遗传因素，因此，多学科多模式的治疗方案显得尤为必要。因为神经病理性疼痛涉及中枢敏化和心理疾病，其治疗非常棘手。而且由于缺乏基于 CPIP 的非介入治疗策略，我们只能基于 CPIP 的小型研究、经验治疗及基于 CPSP 和其他神经病理性疼痛治疗的外推得出一些治疗方案。

2. 非药物治疗　物理治疗、针灸治疗、身心治疗等是疼痛治疗的组成部分。迄今为止上述疗法还未在 CPIP 的治疗中进行有效研究。但研究表明身心治疗能提高外科手术和分娩后的康复时间以及减轻术后疼痛。一些生活方式譬如俯卧位、髋和大腿屈曲位可能会暂时减轻疼痛。

3. 药物治疗　在一些非神经病理性疼痛，甚至包括神经病理性疼痛，NSAIDs 及甾体类激素能在一定程度上治疗或缓解疼痛，但由于副作用，这些药物都不可能长期使用。在 CPIP 的治疗中，迄今为止还没有这几类药物的随机对照研究（譬如 NSAIDs、激素及对乙酰氨基酚之间的比较）。

最新的神经病理性疼痛药物治疗指南都是基于随机对照试验进行系统分析得出结论（如 IASP；欧洲神经病学联合会 European Federation of Neurological Societies，EFNS；加拿大疼痛学会 Canadian Pain Society 等）。虽然绝大多数研究都是关于带状疱疹后遗神经痛、三叉神经痛及糖尿病性神经痛，而且随访时间普遍偏短（小于 3 个月），但不妨碍我们可以从中得出治疗 CPIP 的基本用药策略。目前而言，不可能对具体患者提出哪种药物是优先的，因为要考虑到患者的个体差异、潜在的药物副作用、其他疾病的联合用药

（如焦虑、抑郁、失眠等）、药物相互作用、药物的滥用及成本等。上述各组织提出的药物治疗指南都有一些细微的差异，但就 CPIP 而言，比较合理可靠的应该是首先选用作用于 α2-δ 亚单位的 L 形 VDCC 阻滞剂（加巴喷丁或普瑞巴林）或 SNRIs 等。

加巴喷丁和普瑞巴林结构类似 GABA。使用此类药物时，必须经过 1~2 周数的剂量滴定，其副作用主要表现为眩晕和嗜睡等，且均为暂时性的和剂量依懒性的。meta 分析表明，用于 α2-δ 亚单位的钙通道阻滞剂使用术前并持续一段时间，可减轻术后疼痛并能预防中枢敏化的发生。一项小型次优研究表明，术前给予加巴喷丁能明显降低腹股沟疝术后 6 个月内的疼痛评分。虽然其设计上缺乏使用综合治疗措施，但也提供了一个潜在的预防 CPIP 的方案。遗憾的是，一项探讨普瑞巴林在 CPIP 中疗效的试验由于纳入病例不足而被取消。

SNRIs 度洛西汀和文拉法辛被 IASP 推荐为一线用药，而加拿大疼痛学会则推荐为二线用药。三环类抗抑郁药的优点是花费少、使用方便、能明显改善焦虑抑郁和睡眠问题，其最大的风险是抗胆碱能副作用和体位性低血压。还有一个风险便是心脏毒性作用，考虑到三环类抑郁药在使用剂量超过 100mg 时和突然死亡有相关性，在心脏病患者使用三环类抑郁剂时，应考虑剂量不超过 100mg/d。

阿片类药物和曲马多在神经病理性疼痛中被推荐为二线药物。但当重度神经病理性疼痛爆发期间或者三环类抑郁剂滴定期间，阿片类药物和曲马多也可被视为一线用药。尽管阿片类药物在很多不同类型的神经病理性疼痛中与三环类抑郁剂的需治数（numbers needed to treat，NNT）相近，但药物依懒性及药物滥用等副作用限制了其在临床的长期使用。但很少有其他替代品能像阿片类药物那样快速有效地缓解疼痛，因此，阿片类药物是临床药物治疗神经病理性疼痛的有效组成部分。阿片类药物最常见的副作用是恶心、镇静和便秘。神经病理性疼痛有时需要联合用药，有强烈的证据表明，三环类抗抑郁药与加巴喷丁联合，或加巴喷丁与阿片类药物联合在神经病例性疼痛的治疗中能取到更好的治疗效果。

因此，如果一线和二线用药存在禁忌或治疗无效时，可以考虑使用其他药物。如 SSRIs 西酞普兰和帕罗西丁，抗癫痫药物拉莫三嗪、奥卡西平、托吡酯及丙戊酸钠，以及安非拉酮、大麻、右美沙芬、美金刚、可乐定、美西律等。这些药物虽然在神经病理性疼痛的治疗中证据很弱或存在证据冲突，但有时根据具体情况和患者特点，也可以进行尝试使用。

4. 局部用药　因为 CPIP 疼痛一般都有特定的局限部位，所以可以合理尝试局部用药。但这些局部用药可能不会被完全吸收，而且，也没有确凿证据表明利多卡因和辣椒碱贴剂能适用CPIP。

利多卡因贴剂作用于电压门控型钠离子通道，可降低伤害性冲动的传入，已被证实对带状疱疹后遗神经痛和其他多种神经病理性疼痛均能起到治疗作用。然而，在一个精心设计的小型交叉性试验中，利多卡因和安慰剂相比，对重度CPIP 患者疼痛的缓解并无统计学差异。辣椒碱是通过局部区域的反复施加引起持续脱敏而起到镇痛作用。辣椒碱已被证实能有效缓解其他类型的神经病理性疼痛，如带状疱疹神经痛和 HIV相关性神经痛。考虑到在 CPIP 的治疗中局部用药缺乏证据，而且相对的高费用，不考虑推荐为一线用药。但当患者不适合其他治疗方式或有严重并发症，可以尝试使用局部用药。

5. 介入性治疗　总体而言，现在还缺乏循证医学证据来评价介入治疗在 CPIP 中的有效性和安全性。在此领域还没有设计巧妙的随机前瞻性试验，大多数信息均来自于此类技术在 CPIP应用中的个案报道或病例系列报道。

（1）神经阻滞：髂腹下神经和髂腹股沟神经阻滞在 CPIP 治疗中已开展多时，既可用作诊断也可用作治疗。传统的髂腹下神经和髂腹股沟神经阻滞都是按照体表标记进行盲法操作。鉴于髂腹下和髂腹股沟神经阻滞可能导致的局部损伤轻微，在美国，现在还允许进行盲法操作，但如果是生殖股神经阻滞，因为其解剖的特殊性和操作的危险性，现在已不允许进行盲法操作。

超声引导技术现已广泛应用于髂腹下神经/髂腹股沟神经/生殖股神经阻滞。超声定位下髂腹下神经/髂腹股沟神经/生殖股神经阻滞时，定位准精确，可以进行小容量药物注射，并能有效避免针尖误进入腹腔。B 超引导下髂腹下神经/髂腹股沟神经阻滞具体操作可参考本章第一节。B 超引导下生殖股神经阻滞，一般需使用高频探头。目标是阻滞生殖股神经的生殖支。B 超需要辨别周围包括腹股沟管的组织。腹股沟管包含生殖股神经的生殖支，有时也包含髂腹股沟神经的分支，腹股沟管还包含精索，睾丸动脉和输精管动脉，在女性则是子宫圆韧带的女性。探头应处于腹股沟韧带处股动脉和髂外动脉的长轴位。具体如下图 5-3 及图 5-4 所示。

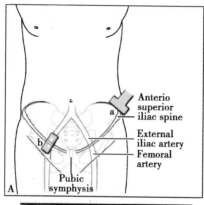

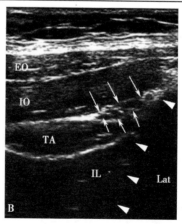

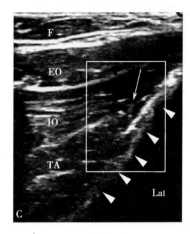

**图 5-3　B 超引导下髂腹下神经/髂腹股沟**
**神经/生殖股神经阻滞**

A. 髂腹下神经/髂腹股沟神经阻滞，B 超探头位于髂前上棘外上三指左右，处于髂腹股沟神经的短轴位；B. 生殖股神经阻滞，B 超探头位于腹股沟韧带处股动脉和髂外动脉的长轴位。显示腹外斜肌、腹内斜肌和腹横肌，白色箭头指出的是腹内斜肌和腹横肌之间的髂腹下神经和髂腹股沟神经。白色三角则是髂嵴；C. 多普勒超声可以看到箭头指示的旋髂动脉

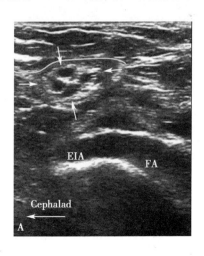

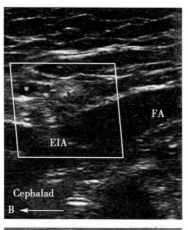

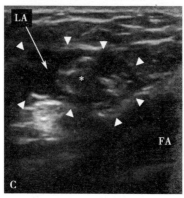

**图 5-4 B 超引导下生殖股神经阻滞**

A. 显示了男性患者股动脉髂外动脉和精索的 B 超下影像，白色箭头显示精索，EIA：髂外动脉，FA：股动脉；B. 超声多普勒显示精索内动静脉；C. 显示注射药物后能清晰显示腹股沟管（白色三角围绕区域）。LA：局部麻醉药，＊代表精索

（2）神经调节/神经破坏：如果神经阻滞有明显的镇痛作用但不能提供长期的缓解，则可以考虑神经调节或神经破坏疗法。此类技术包括化

学破坏、冷冻消融及射频治疗（radiofrequency，RF）等。化学药物苯酚和酒精已被应用于CPIP的治疗。冰冻消融技术是通过沃勒变性，有选择性的破坏轴突而同时保持神经外膜和神经索膜的完整。经过冷冻处理的轴突形成神经瘤的概率很低，因此形成神经痛的概率也相应很小。有报道称冰冻消融技术已成为一种成功的镇痛模式。Campos首先在腹股沟慢性疼痛的患者中开展B超引导下生殖股神经的冰冻消融技术。也有病例报道，在手术野直接进行神经冰冻消融，可以取得良好的镇痛作用。RF是一种高频交变电流，对生物组织具有热效应，但无电解效应。根据射频电流产生的方式，射频可分为连续射频（continuous radiofrequency，CRF）和脉冲射频（pulsed radiofrequeney，PRF）两种。CRF，也称传统射频或标准射频，其治疗神经性疼痛是通过作用于神经的射频电极针精确输出超高频无线电波，在高频电流作用下产生离子振动，与周围质点相互摩擦，在组织内产生热量，在神经上形成一定范围的蛋白凝固灶，阻断痛觉信号的传导，从而达到缓解或消除疼痛的目的。PRF是对CRF热凝改进后的一种疼痛治疗技术，是由射频仪间断发出的脉冲式电流传导至针尖垂直前方的神经，射频电流在神经组织附近形成高电压，但在脉冲发射的间隙时间里，组织热量扩散，电极尖端温度一般不超过42℃。脉冲射频是对射频热凝术的改进，射频电流间歇发出，频率一般为2Hz，每次发出的射频电流持续20ms，在神经组织周围形成较高的电压；随后有480ms间歇期，在间歇期，目标神经周围组织的热量被扩散，电极尖端温度被设定为 42℃，如果超过设定温度，电极前端温度传感器反馈目标神经周围组织温度，系统自动调节射频电压以确保设定温度，从而使射频产生的热量得以充分散发，可避免神经热离断效应，术后避免感觉减退、酸痛或灼痛及运动神经损伤。PRF 对神经性疼痛有较好的镇痛作用，但其镇痛机制尚不完全清楚，且存在争议。PRF 的镇痛特点提示，PRF 可能破坏了传导痛觉的直径细小的 C 和 Aβ 纤维神经元。有一项研究发现，在 CPIP 患者中进行 T12、L1、L2 神经根选择性 PER 治疗时，患者的疼痛能得到较好的缓解。而 Cohen 和 Foster 报道了对 3 例腹股沟疼痛患者进行髂腹下/髂腹股神经/生殖股神经 PRF 治疗。这 3 例患者中有两例是诊断明确的 CPIP 患者。与前一项腰神经根选择性 PRF 研究相比，Cohen 和 Foster 根据腹股沟区的神经解剖，在外周对神经进行 PRF 治疗，而且通过感觉测试，明确射频针尖定位。这 3 例患者在随后的半年中疼痛都得到了完全的缓解。另有个案报道，在一例非 CPIP 的腹股沟区疼痛患者进行腹股沟区的髂腹下/髂腹股沟神经 PRF 治疗时，也取得了良好的效果。持续随访 3 个月，发现疼痛评分从 8 分下降到了 3 分。总体而言，PRF 在 CPIP 中的应用证据强度还比较弱，以后还需设计更为严谨的前瞻性试验，以明确其在 CPIP 中有效性。

（3）神经调制：对一些难治性 CPIP 患者而言，不管是药物治疗还是物理治疗或介入治疗，甚至手术治疗，都不能缓解他们的疼痛。当所有传统治疗方案失败，可以考虑采用 PNS 或 SCS 治疗。目前主要适合于患有单一外周神经病变且对诊断性局部神经阻滞和刺激试验有反应者，如枕部头痛、眶上神经痛、术后腹股沟痛等。

已有大量报道不管是单独运用 PNS 还是 SCS 或联合使用 PNS 和 SCS，都能在神经病理性疼痛病人群中取得良好效果。其中，患者的选择很关键。有一些学者建议应该严格把关植入 PNS 或 SCS 的患者筛选。对那些主观上接受此类治疗、植入前期调试效果好、相对年轻、脊柱解剖良好的患者，进行 PNS 或 SCS 治疗的效果会相对理想。

SCS 用于慢性腹痛的临床报道屡见不鲜，主要包括慢性内脏痛（慢性胰腺炎导致和肠易激综合征导致的腹痛和一些功能性腹痛）和慢行腹壁痛等。PNS 是直接刺激外周神经或皮下组织的神经小分支，通过神经、皮肤和肌肉传导电脉冲来抑制疼痛，是治疗交感神经介导的慢性疼痛综合征和外周单一神经病变引起的顽固性疼痛的重要方法。PNS 对神经源性疼痛比伤害感受性疼痛更为敏感，可用于手术后的慢性腹壁痛和腹部切口痛。

6. 手术治疗　如果患者药物治疗、物理治疗及介入治疗等效果不佳，可以考虑进行手术治疗。成功的手术治疗，应该是充分考虑到局部神经解剖的关系，而不是由于患者其他治疗无效便进行所谓的手术治疗。腹股沟区疼痛的手术治疗迄今还没有一级或二级证据。手术治疗的建议均来自个案报道、病例系列报道、专家意见或专家共识。

腹股沟区疼痛的手术治疗不同于腹股沟疝手术，充分了解患者疼痛的原因、完全掌握腹股沟区的神经解剖以及熟练的手术技术是腹股沟区疼痛手术的关键。腹股沟区神经解剖复杂，支配腹股沟区的神经从腰部神经丛发出，然后穿过腹股沟管再变成终末支，期间存在很多变异。掌握潜在部位的神经损伤对手术而言至关重要。在腹横肌筋膜前面，应考虑到髂腹下神经、髂腹股沟神经及生殖股神经的生殖支。前路开放性手术（如组织修补、Lichtenstein 等）、腹腔镜下（totally extraperitonea，TEP）或完全腹膜外腔镜下（transabdominal preperitoneal，TAPP）补片固定时均有可能会损伤上述神经。在腹横肌筋膜后面的腹膜前间隙，生殖股神经的主干和生殖股神经生殖支的腹膜前段在手术时均有可能发生损伤，当然有时还要考虑到股外侧皮神经的损伤。

手术治疗 CPIP 的时机一般应在疝修补术后 1 年，CPIP 经各种治疗无效时。彻底而系统的术前检查和评估，找出疼痛的原因，对手术而言非常重要。这些检查和评估包括患者症状、行疝修补术时的手术操作（包括手术方式、补片的类型和锚定方式，以及手术中神经的处理等）、影像学检查是否存在 meshoma 组织和解剖异常以及患者保守治疗时对各种治疗方案的反馈等。

手术治疗腹股沟区手术后疼痛在 1942 年就已有报道。当时的病例被认为是生殖股神经的损伤引起了腹股沟区的疼痛。手术治疗腹股沟区疼痛最常见的便是选择性的分离或离断髂腹下神经、髂腹股沟神经和生殖股神经，处理补片，对先前的疝修补术进行重新处理等。由于神经松解术不能解决神经纤维的超微变化，所以其疗效不确切，也限制了其在临床中的应用。单纯处理补片或者其他结缔增生组织而不处理神经，也不能得到良好的临床效果。选择性的单根或两根神经切断术对某些患者有很好的疗效。从技术角度而言，由于第一次手术已经改变了手术区域的正常解剖结构，所以再次手术和后续补救措施会显得很复杂困难。从解剖学上看，由于腹股沟区神经存在各种变异和交通支，有时选择性的神经切断术会显得疗效没那么可靠。髂腹下神经/髂腹股沟神经/生殖股神经的三神经切断术，在 1995 年开始有所论述，也是现在被普遍接受的手术方式。三神经联合切断术可以经原先腹股沟疝手术的切口入路，也可经腹腔镜入路。在一项报道中，对 650 名患者进行开放性前路三神经切断手术时，达到了 85% 的成功率；对 37 名患者进行腹腔镜下三神经切断术，则达到了 92% 的成功率。行神经切断术的同时对 meshoma 结节处理，能很好地缓解顽固性 CPIP 患者的疼痛。

然而，很难确切的评估手术治疗对 CPIP 患者的潜在效益和后期影响。除了通常的手术风险，手术治疗可能还会引起患者腹壁肌肉松弛、男性睾丸萎缩、提高反射消失和女性阴唇麻木等后遗症。手术前应告知患者，由于神经的特殊性如神经可塑性、中枢致敏等，即使成功分离和切断神经，也并不一定能有效解除疼痛。

疝复发和 meshoma 结节引起的疼痛，是再次手术的适应证。通常推荐再次手术时，采取和第一次手术不一样的手术方式。如第一次手术是开放性手术，再次手术时可考虑腹腔镜下操作，反之亦然。

## （七）总结

CPIP 迄今为止没有普遍接受的病因、分类、治疗手段和手术方式。行第一次腹股沟疝手术时深入了解腹股沟区解剖和神经分布是关键。在手术中鉴别、分离和保护是预防术后腹股沟区慢性疼痛的关键因素。补片的类型和合理应用也能预防 CPIP 的发生。

术前应鉴别哪些可能是 CPIP 的高危患者，应该优先考虑术前预防性运用多模式镇痛。在围手术期，在术中或术后可以给予加巴喷丁，或者进行局部麻醉，减少炎症级联反应、降低中枢敏化，从而减少术后 CPIP 的发生。再次手术的时间推荐是首次手术 6 个月~1 年后，各种其他治疗方案无效时。系统的评估疼痛的原因是必不可少的一环。这种评估包括患者症状、首次手术的操作方式、meshoma 结节和其他解剖异常的影像学检查，以及各种治疗手段的疗效等。

所有的 CPIP 患者都应该在疼痛专家的指导下进行多模式镇痛治疗。药理性治疗包括非甾体抗炎药、局部麻醉、神经性药物、抗抑郁药及阿片类药物等。所有的患者都应该进行诊断性的髂腹下神经/髂腹股沟神经/生殖股神经的阻滞治疗。神经射频及神经调制术在保守治疗无效或者再次手术治疗失败或者存在中枢敏化的患者中可以尝试进行。对 CPIP 顽固性疼痛患者，可行手术神经切断，清除 meshoma 结节及复发性疝修补术。多学科多模式渐进式的治疗方案能给患者最大限度的减轻疼痛，提高生活质量。

## 二、其他腹部手术后慢性腹痛

### （一）前言

手术后 2 个月及以上时间持续存在或新发的腹痛称为术后慢性腹痛。术后慢性腹痛可继发于术后急性腹痛，也可缓慢起病且病程较长。因病因不同，这种慢性腹痛可长达数月至数年、十几年，甚至数十年不等。引起术后慢性腹痛的原因多而繁杂，大体上可分为三类，一类为器质性疾病引起的腹痛，包括手术相关并发症如术后肠粘连、创伤性神经瘤、手术对周围器官的损伤等；术后原发病复发如恶性肿瘤、结石等；并存的其他疾病如：肠道炎性疾病、肠系膜血管供血不全、内脏下垂、慢性胰腺炎、慢性胆囊炎，以及妇科疾病如慢性盆腔炎、子宫内膜异位等；另两类腹痛是发生在手术后（也可以在术前已经存在）但与术后并发症无直接相关的慢性腹痛，分别为第二类的功能性疾病引起的腹痛如肠易激综合征、肛提肌综合征等，以及第三类的无具体原因的功能性腹痛综合征。在排除各种器质性和功能性疾病后，最后方可考虑功能性腹痛综合征的诊断。功能性腹痛综合征是指持续和频繁发作的腹痛，病程超过半年，但与胃肠道无关或关系不大的功能性疾病。患者常伴有其他全身不适感和日常生活受限，也常伴有抑郁、焦虑等心理障碍。此类腹痛常因心理和生理因素相互作用于脑—肠轴而引起，多见于年轻女性，大多数病史至少 6 个月以上，腹痛不规律、程度不一、和情绪有关、大便基本正常和体重不减等。

引起术后慢性腹痛的原因种类繁杂，临床表

现往往不是很重，病史和体检多数无特殊和有意义的临床表现和阳性体征，临床常常诊断困难，因此需对导致慢性腹痛的疾病有一个全面的认识。同时，在诊治患者过程中，应严格规划诊治思维程序，掌握辩证思维，结合各种特殊性检查，全面而周密的考虑导致腹痛的病因，并决策出最佳的治疗方式，从而使患者获得最好的治疗效果。

（二）流行病学

术后慢性腹痛的发病率报道不一，研究证实，胆囊手术后慢性腹痛的发病率较高，为 30%～40%，其中约 15% 为中度和重度疼痛。75% 的慢性腹痛发生在术后 1 年之内，以反复的上腹部痛为主。另有研究证实，肠易激综合征的发病率为 9%，而功能性腹痛综合征的发病率为 2%。

（三）病因

引起术后慢性腹痛的原因多而繁杂，主要病因列举如下：

1. 切口痛　术前经过中、重度疼痛以及术后有过较严重的切口痛患者，容易发生术后慢性腹痛；术后慢性切口痛属于神经病理痛范畴，软组织筋膜在其中扮演重要角色。

2. 术后肠粘连　术后肠粘连是术后常见的并发症，与术后慢性腹痛密切相关。

3. 手术相关损伤　如创伤性神经瘤、医源性胆管损伤、十二指肠缩窄性乳头炎、吻合口漏、切口疝、腹壁皮神经牵拉综合征等。

4. 手术未能完全治愈原发病　肿瘤复发或转移、胆囊管遗留过长、结石残留、胆囊切除术后综合征等。

5. 手术前、后并存其他疾病，包括：

（1）肠道炎性疾病：溃疡性结肠炎、克隆恩病等；

（2）肠系膜血管供血不全；

（3）腹痛相关慢性疾病：慢性胰腺炎、慢性胆囊炎、慢性阑尾炎等；

（4）妇科疾病：慢性盆腔炎、子宫内膜异位等；

（5）肠道寄生虫病；

（6）胃肠运动功能障碍：胃轻瘫、功能性消化不良、肝曲及脾曲综合征；

（7）脊柱疾患：如胸椎结核，椎间盘突出，肿瘤转移等；

（8）神经源性：如带状疱疹、末梢神经炎；

（9）代谢障碍：血卟啉病、尿毒症等；

（10）神经精神因素：功能性消化不良、肠易激综合征、胆道运动功能障碍、功能性腹痛综合征等。

**（四）病理生理**

术后慢性腹痛的病理改变集机体、心理、行为和社会等方面的障碍，为需要综合和整体研究的综合征，其病理生理特点包括：术后慢性腹痛为器质性、功能性、和心因性三要素重叠的病变，时间愈长，疼痛发生和演变过程中心理因素所占比重就越大。

**（五）临床表现**

术后慢性腹痛因其病因不同，临床表现各异，常见的手术相关并发症导致的术后慢性腹痛如下：

1. 切口痛　术后慢性腹痛中切口痛的比例

较大，主要表现为切口区域及周围组织的痛、麻、灼、紧、捆、轧、胀等各种不适症状。

2. 术后肠粘连导致的慢性腹痛 腹腔术后出现腹部手术区周围隐痛、胀痛、"窜气样"疼痛，腹痛呈阵发性发作，食欲因腹痛而欠佳，肛门排气后疼痛可缓解；腹软、压痛，无反跳痛，无肠型及蠕动波，听诊肠鸣音活跃。腹部 X 线透视或摄片可见肠管胀气扩张。

3. 创伤性神经瘤 其主要临床表现为疼痛，性质为烧灼样疼痛或刀割样，持续时间较长，严重者寝食不安、情绪波动，以致产生病态人格及特殊行为，有时疼痛可牵涉受累神经的远侧分布区。

4. 胆囊切除术后综合征（postcholecysteotomy syndrome，PCS） PCS 是指胆囊切除术后重新出现症状或在此基础上又有新的症状发生的一组综合征。一般在行腹腔镜胆囊切除术较长时间后出现右上腹痛，持续时间较长，常规检查可无异常。

5. 切口疝 由于疝内容物常与疝囊壁粘连形成难复性疝，故患者可出现腹部牵拉感，伴食欲减退、恶心、便秘、腹部隐痛等表现，常需佩戴厚的腹带，影响日常生活和工作。

（六）相关检查

彻底而详尽的检查对术后慢性腹痛的诊断和治疗是非常必要的，慢性腹痛患者应该详细询问腹痛部位、腹痛的性质和特点、腹痛的病程、伴随症状、腹痛的诱因等，育龄期患者还应该询问其月经情况。

1. 腹部检查 注意有无切口疝、触觉异常及痛觉过敏等现象。对于下腹痛，有排便异常者要做肛检，对已婚妇女疑有盆腔病变者应由妇科医师做盆腔检查。

2. X 线　胸腹部平片可了解膈肌运动情况，明确有无膈肌运动变化、膈下游离气体，肠积气、液平面等，当诊断困难，疑及胸腹有病变者，可行胸腹透视。当疑有乙状结肠扭转或低位肠套叠时，可行钡剂灌肠检查；但如怀疑有胃肠穿孔、肠梗阻或 2 周内有大量出血者不宜行此检查。

3. B 超　可显示肝、胆、胰、脾、肾这些实质器官及腹腔病变，主要用于检查胆道和泌尿系结石、胆管扩张、胰腺及肝脾肿大等。对腹腔少量积液、腹内囊肿及炎性肿物也有较好的诊断价值，彩色多普勒超声有助于腹腔脏器血管病变的诊断。

4. 内镜检查　消化道内镜检查可直接观察各种病变，取活组织进行病理学检查，并对某些良、恶性病变可行镜下治疗，是临床寻找腹痛原因的重要手段。在患者病情允许的情况下，还可进行逆行胰胆管造影、胃镜、胶囊内镜、膀胱镜及腹腔镜检查。

5. CT、MRI、MRCP 检查　CT、MRI 对腹腔内和腹膜后的病变，如肝、脾、胰的病变和一些腹内肿物及腹腔脓肿、积液、积气等均有较好的诊断价值，应根据病情合理选择应用。磁共振胆胰管成像（magnetic resonance cholangiopancreatography，MRCP）在胆胰系统病变的诊断率高，而且具有无创伤性的优点。

6. 心电图、心超检查：对年龄较大者，应作心电图和（或）心超检查，以了解心肌供血情况，排除心肌梗死和心绞痛。

7. 诊断性腹腔穿刺和（或）剖腹探查 腹穿对腹膜炎和内脏破裂具有诊断价值。B 超导向下对腹腔实质性占位病变进行细针穿刺做病理检查有助于定性诊断。对于高度怀疑腹腔内脏的病变而其他检查又不能确诊者，可考虑剖腹探查。

（七）诊断

术后慢性腹痛一般分为脐周痛、上腹痛（脐以下中间部位痛）和下腹痛（脐以下、小腹两侧部位痛）。通常最早出现腹痛的位置，或压痛最明显的部位，大多为病变所在处。应注重患者主诉，详细体格检查，结合各类实验室检查，明确病因，得出诊断。

（八）鉴别诊断

术后慢性腹痛的病因较复杂，常常与急性腹痛的病因相互交叉，引起诊断及鉴别诊断上的困难。

1. 精索静脉曲张 主要表现为阴囊坠胀痛，可有腹股沟的牵拉痛，但一般平躺后可好转，局部精索增厚压痛，发作频繁需手术治疗。

2. 前列腺炎 老年男性居多，临床表现为盆骶疼痛，排尿异常和性功能障碍。疼痛一般位于耻骨上、腰骶部及会阴部，放射痛可表现为尿道、精索、睾丸、腹股沟、腹内侧部疼痛，向腹部放射酷似急腹症，沿尿路放射酷似肾绞痛。排尿异常表现为尿频、尿急、尿痛、排尿不畅、尿线分叉、尿后沥滴、夜尿次数增多，尿后或大便时尿道流出乳白色分泌物等。B 超和 EPS 检查可帮助鉴别和诊断。

3. 盆腔炎　临床表现下腹部坠胀，疼痛及腰骶部酸痛，常在劳累、性交后及月经前后加剧；若盆腔炎包裹形成盆腔脓肿可引起局部压迫症状，压迫膀胱可出现尿频、尿痛、排尿困难；压迫直肠可出现里急后重等直肠症状；病程长时部分妇女可出现精神不振、全身不适、失眠等神经衰弱症状。可行阴道、宫颈管分泌物、尿道分泌物或腹腔液等直接涂片检查寻找病原体；超声波检查可识别来自输卵管、卵巢及肠管粘连一起形成的包块或脓肿。

4. 复杂区域疼痛综合征　继发于意外损伤、医源性损伤或全身性疾病之后出现的以严重顽固性、多变性疼痛，营养不良和功能障碍为特征的临床综合征。有损伤史、疾病史，局部持续性烧灼样疼痛，有血管及发汗功能障碍，营养性改变如肌肉萎缩，肢体水肿或脱水，对寒冷等刺激过度敏感，诊断性交感神经阻滞试验多为阳性。

5. 慢性阑尾炎　多有急性阑尾炎病史。患者感右下腹持续性隐痛或不适感，只局限于右下腹，行走过久、过急或剧烈运动，可诱发症状加重。腹部检查：腹软，肝脾不大，右下腹阑尾部位局限性深压痛，位置固定，但无包块可触及。无腹肌紧张和反跳痛，肠鸣音正常。X线钡餐或钡灌肠回盲部造影：可见阑尾不充盈，或阑尾扭曲、阑尾位置不易移动，盲肠正常。

6. 慢性胰腺炎　上腹部反复发作性疼痛，伴有发热、恶心、呕吐，可放射到腰背部和肩部，疼痛发作常与饮食有关。腹部检查：可有腹部压痛、腹肌紧张，有时可触及界限不清的包块，发作期间血白细胞增多，部分患者血清及尿淀粉酶增高，和一过性血糖升高。X 线腹部平片：可见到胰腺结石、胰腺钙化。胃、十二指肠钡餐造影检查：可见到十二指肠降部内缘变直，或出现毛刺状突起，或因慢性胰腺炎症造成邻近器官的移位、变性或受压。B 超检查可显示胰腺肿大或缩小，结石、钙化声影，胰管扩张、囊肿等；CT 可见有细微的钙化斑，胰腺周围筋膜增厚、假性囊肿等；内镜逆行胰胆道造影可见胰管呈串珠状狭窄、不规则，内有结石及胆道改变。

7. **慢性胆囊炎**　持续性右上腹钝痛、不适、腹胀、嗳气、反酸、恶心、胃烧灼感，可向右肩部、肩胛区放射。体检：右上腹在右侧腹直肌外缘与肋弓交点处有压痛；B 超检查显示胆囊壁增厚，胆囊缩小、排空功能减退或消失，有结石时可见结石；口服胆囊造影，可显示胆囊影淡薄或不显影，或胆囊肿大或缩小变形，胆囊浓缩和收缩功能不良。

8. **慢性胃炎**　中上腹部不适、隐痛、钝痛或烧灼痛，有时有节律性、周期性、但一般多无。患者常伴有反胃、反酸、嗳气、腹胀，饭后饱胀，少数患者有食欲减退。服用抗酸、制酸药后症状可以缓解，很少有出血，若出现出血表示黏膜有糜烂。腹部检查：上腹部有较广泛的轻压痛，无其他特殊体征。纤维胃镜检查，取胃黏膜活体组织检查可以确诊。

9. **肠结核**　多见于青年人，临床表现主要为腹痛，腹泻，便秘或腹泻，便秘交替出现，腹痛位于右下腹或脐周，呈钝痛，隐痛或阵发性疼痛，可因进食而加重，伴有低热，盗汗，消瘦，腹胀，贫血，食欲不佳等；体检：下腹部有压痛，无反跳痛及肌紧张，增殖型可扪及包块；血沉明显增快，粪便抗酸杆菌检查，结核菌素试验等有助于诊断；X 线钡餐检查可确立病变部位；结肠镜检查及病变处黏膜活检有利于诊断和鉴别诊断。

10. 功能性腹痛综合征　患者有精神病病史或精神创伤史，有焦虑、抑郁、恐惧和癔症性表现，诱因不明显。无腹部器质性病变，腹痛部位不固定，有不能或难以互相联系的自觉症状，反复体检，各项检查或长期观察均无器质性病变的证据，本病诊断应慎重。

### （九）疼痛治疗

1. 病因治疗　手术后慢性腹痛的治疗原则首先应强调针对病因的治疗，应首先区分器质性和功能性腹痛，然后分别对因治疗。在未明确诊断时，可采用相应对症治疗，包括镇静、解痉、止痛以及心理治疗。病史较长，腹痛症状不重，体重可维持，健康状况尚可，但诊断不能确立，可长期观察或对症治疗。手术治疗需谨慎，确有器质性外科疾病并有手术适应证时方可行手术治疗。

2. 药物治疗　治疗手术后慢性腹痛的常用药物包括：抗癫痫药，如加巴喷丁和普瑞巴林，适用于神经病理性腹痛和内脏痛。SSRIs，如氟西汀和西酞普兰等，适用于中度和重度慢性功能性腹痛患者。SNRIs，如度洛西汀和文拉法辛，适用于伴有焦虑和抑郁的神经病理性腹痛和内脏痛。阿片类药物，如羟考酮、芬太尼贴剂，通常作为二线药物，适用于中度和重度慢性腹痛，不全性或完全性肠梗阻患者禁用。NSAIDs，如双氯芬酸、塞来昔布，适用于轻度和中度炎性慢性腹痛，消化道溃疡、肾功能不全和心血管疾病患者须慎用或禁用。具体用法用量及注意事项可参考本书第二章第一节"手术与创伤后慢性疼痛的药物治疗"。

3. 心理治疗 中等度间断腹痛，且腹痛发生与心理应激显然有关的患者，往往对心理治疗的反应良好。认知—行为治疗可帮助患者认识到自己错误的想法、感觉和行为，提高其控制症状的能力，使其学会处理应激事件或焦虑带来的内心巨大压力，精神科医生的全程参与治疗将有利于心理治疗发挥作用。

4. 手术治疗 术后慢性腹痛患者的病情复杂，术前较难判断病情，因此对手术适应证应严格掌握。对慢性腹痛病史超过半年且诊断明确的患者，可进行手术治疗；当病情处于进展期，多次腹部手术史，腹腔粘连严重者，应慎重考虑手术。而一般情况差合并内科疾病、凝血功能障碍、存在局部或全身性感染、全身情况差，不能耐受麻醉及手术创伤患者则不应进行手术治疗。

5. 多学科合作治疗疼痛 多学科合作的疼痛治疗模式可为慢性疼痛患者提供综合、合理、有效的康复治疗，有助于缓解难治性慢性疼痛，可帮助患者逐渐摆脱止痛药。还有一个意想不到的好处是可能会发现漏诊的疾病。

6. 手术后慢性腹痛急性发作的治疗

（1）应根据以往的慢性腹痛病史，结合此次腹痛的性质、部位、持续时间及有无放射痛等特点，并结合随之产生的伴随症状以及腹部体检的结果，初步作出可能的诊断。

（2）根据初步诊断的结果，应及时进行必要的化验或特殊检查。如三大常规、血、尿淀粉酶、肝肾功能、腹部或下腹部 B 超检查（包括泌尿系统及盆腔）、腹部平片、胸片，必要时行 CT 或 MRI 检查，老年人还应作心电图等检查，以便及时明确诊断。

（3）为了减轻患者的腹痛，在未明确诊断前，可以应用镇静药、解痉药或者一般的镇痛药，但不应给予哌替啶等强烈的镇痛药。

（4）急性腹痛诊断未明或因急性肠梗阻、肠缺血或肠坏死或急性胰腺炎所致者时，予以禁食，必要时进行胃肠减压。

（5）加强监护，严密观察患者病情变化及其生命体征，包括体温、脉搏、呼吸、血压及尿量变化等。

（6）诊断明确，有明确手术指征的可行手术治疗：如胃肠穿孔、肝或脾破裂所致时，如肝癌结节破裂。

（7）已明确腹痛是因胆石症或泌尿系结石所致者，可给予解痉药治疗，胆总管结石者可加用哌替啶治疗。

（8）生育期妇女发生急性腹痛者，尤其是中、下腹部剧痛时，应询问停经史，并及时做盆腔 B 型超声波检查，以明确有无异位妊娠、卵巢囊肿蒂扭转等疾病。

**（杜冬萍　浦少锋）**

# 参考文献

1. American Society of Anesthesiologists Task Force on Acute Pain. Management. Practice guidelines for acute pain

management in the perioperative setting: an updated report By the American Society of Anesthesiologists Task Force on Acute Pain Management. Anesthesiology, 2012, 116（2）: 248-273.

2. Brennan F, Carr DB, Cousins M. Pain management: a fundamental human right. Anesth Analg, 2007, 105（1）: 205-221.

3. Kehlet H, Holte K. Effect of postoperative analgesia on surgical outcome. Br J Anaesth, 2001, 87（1）: 62-72.

4. Kehlet H, Jensen TS, Woolf CJ. Persistent postsurgical pain: risk factors and prevention. Lancet, 2006, 367（9522）: 1618-1625.

5. Kalkman CJ, Visser K, Moen J, Bonsel GJ, GroBBee DE, Moons KG. Preoperative prediction of severe postoperative pain. Pain, 2003, 105（3）: 415-423.

6. ABrishami A, Chan J, Chung F, Wong J. Preoperative pain sensitivity and its correlation with postoperative pain and analgesic consumption: a qualitative systematic review. Anesthesiology, 2011, 114（2）: 445-457.

7. Caumo W, Schmidt AP, Schneider CN, et al. Preoperative predictors of moderate to intense acute postoperative pain in patients undergoing aBdominal surgery. Acta Anaesthesiol Scand, 2002, 46（10）: 1265-1271.

8. GunningBerg L, Idvall E. The quality of postoperative pain management from the perspectives of patients, nurses and patient records. J Nurs Manag, 2007, 15（7）: 756-766.

9. Shuldham CM, Fleming S, Goodman H. The impact of pre-operative education on recovery following coronary artery Bypass surgery. A randomized controlled clinical trial. Eur Heart J, 2002, 23（8）: 666-674.

10. Ghezzi F, Cromi A, Bergamini V, et al. Preemptive port site local anesthesia in gynecologic laparoscopy: a random-

ized, controlled trial. J Minim Invasive Gynecol, 2005, 12 (3): 210-215.

11. Leung CC, Chan YM, Ngai SW, Ng KF, Tsui SL. Effect of pre-incision skin infiltration on post-hysterectomy pain—a douBle-Blind randomized controlled trial Anaesth Intensive Care, 2000, 28 (5): 510-516.

12. Goettsch WG, Sukel MP, van der Peet DL, van Riemsdijk MM, Herings RM. In-hospital use of opioids increases rate of codedpostoperative paralytic ileus. Pharmacoepidemiol Drug Saf, 2007, 16 (6): 668-674.

13. Marret E, Remy C, Bonnet F, Postoperative Pain Forum G; Postoperative Pain Forum Group. Meta-analysis of epidural analgesia versus parenteral opioid analgesia after colorectal surgery. Br J Surg, 2007, 94 (6): 665-673.

14. Mann C, Pouzeratte Y, Boccara G, et al. Comparison of intravenous or epidural patient-controlled analgesia in the elderly after major aBdominal surgery. Anesthesiology, 2000, 92 (2): 433-441.

15. Virlos I, Clements D, Beynon J, Ratnalikar V, Khot U. Short-term outcomes with intrathecal versus epidural analgesia in laparoscopic colorectal surgery. Br J Surg, 2010, 97 (9): 1401-1406.

16. Levy BF, Scott MJ, Fawcett W, Fry C, Rockall TA. Randomizedclinical trial of epidural, spinal or patient-controlled analgesiafor patients undergoing laparoscopic colorectal surgery. Br J Surg, 2011, 98 (8): 1068-1078.

17. Wongyingsinn M, Baldini G, Stein B, CharleBois P, LiBerman S, Carli F. Spinal analgesia for laparoscopic colonic resection using an enhanced recovery after surgery programme: Better analgesia, But no Benefits on postoperative recovery: a randomized controlled trial. Br J Anaesth, 2012, 108 (5): 850-856.

18. Garimella V, Cellini C. Postoperative pain control. Clin Colon Rectal Surg, 2013 Sep, 26（3）: 191-196.

19. Bjurstrom MF, Nicol AL, Amid PK, Chen DC. Pain control following inguinal herniorrhaphy: current perspectives. J Pain Res, 2014, 7: 277-290.

20. Neilesh Soneji, Philip Wenn Hsin Peng. Ultrasound-Guided Pain Interventions-A Review of Techniques for Peripheral Nerves. Korean J Pain, 2013 Apr, 26（2）: 111-124.

21. LaBus JS, Van Horn JD, Gupta A, et al. Multivariate morphological Brain signatures predict patients with chronic aBdominal pain from healthy control suBjects. Pain, 2015, 156（8）: 1545-1554.

22. Wong YY1, Smith RW, Koppenhaver S. Soft Tissue Mobilization to Resolve Chronic Pain and Dysfunction Associated With Post-Operative ABdominal and Pelvic Adhesions: A Case Report. J Orthop Sports Phys Ther, 2015, 15: 1-29.

23. Hingula L, Maslin B, Rao S, Wood S, RoBerts K, Kodumudi G, Schermer E, Vadivelu N. PERIOPERATIVE PAIN CONTROL IN GASTROINTESTINAL SURGERY. Middle East J Anaesthesiol, 2015, 23（2）: 137-146.

24. Miller EC, Szeto M, Boet S. Unilateral Transversus ABdominis Plane Block Catheter for the Treatment ofABdominal Wall Pain in Pregnancy: A Case Report. Reg Anesth Pain Med, 2015, 40（6）: 720-722.

25. Gerner-Rasmussen J, Burcharth J, Gögenur I. The efficacy of adhesiolysis on chronic aBdominal pain: a systematic review. LangenBecks Arch Surg, 2015, 400（5）: 567-576.

26. Joris JL, Georges MJ, Medjahed K, Ledoux D, Damilot G, RamquetCC, CoimBra CI, Kohnen LP, Brichant JF.

Prevalence, characteristics and risk factors of chronic postsurgical pain after laparoscopic colorectal surgery: Retrospective analysis. Eur J Anaesthesiol, 2015, 32 (10): 712-717.

27. Ohkura Y, Haruta S, Shinohara H, Lee S, Fukui Y, KoBayashi N, Momose K, Ueno M, Udagawa H. Laparoscopic plug removal for femoral nerve colic pain after mesh & plug hernioplasty. BMC Surg, 2015, 15: 64.

28. Shi Y, Felsted AE, Masand PM, Mothner BA, Nuchtern JG, Rodriguez JR, Vasudevan SA. Congenital left paraduodenal herniacausing chronic aBdominalpain and aBdominalcatastrophe. Pediatrics, 2015, 135 (4): e1067-1071.

29. Blichfeldt-Eckhardt MR, Ording H, Andersen C, Licht PB, Toft P. Early visceral pain predicts chronic pain after laparoscopic cholecystectomy. Pain, 2014, 155 (11): 2400-2407.

30. Gupta M1, Goodson R. Transverse aBdominal plane neurostimulation for chronic aBdominal pain: a novel technique. Pain Physician, 2014, 17 (5): E619-22.

31. Bunting DM1, SzczeBiot L, Peyser PM. Pain after laparoscopic antireflux surgery. Ann R Coll Surg Engl, 2014, 96 (2): 95-100.

32. Tsirline VB, Colavita PD, Belyansky I, Zemlyak AY, Lincourt AE, Heniford BT. Preoperative pain is the strongest predictor of postoperative pain and diminished quality of life after ventral hernia repair. Am Surg, 2013, 79 (8): 829-836.

33. BleiBel W1, Berg CL, Wang AY. Chronic aBdominal pain in a liver transplant recipient. Am J Transplant, 2013, 13 (5): 1364-1366.

34. VanDenKerkhof EG, Hopman WM, Reitsma ML, Goldstein DH, Wilson RA, Belliveau P, Gilron I. Chronic pain, healthcare utilization, and quality of life following

gastrointestinal surgery. Can J Anaesth, 2012, 59 (7): 670-680.

35. Ryou M, MogaBgaB O, Lautz DB, Thompson CC. Endoscopic foreign Body removal for treatment of chronic aBdominal pain in patients after Roux-en-Y gastric Bypass. Surg OBes Relat Dis, 2010, 6 (5): 526-531.

# 第六章

## 脊柱手术后疼痛综合征

### 第一节　腰椎手术后疼痛综合征

#### 一、前　言

背部手术失败综合征（failed back surgery syndrome，FBSS），又称腰椎手术后综合征（post lumbar surgery syndrome，PLSS），泛指在行椎板切除术或腰椎间盘摘除等手术后，患者仍有腰部、臀部或下肢的顽固性疼痛或其他不适症状，或症状消失一段时间后复发。FBSS 的中文翻译——"腰椎手术失败综合征"易引起患者的误解，目前国内统称为腰椎手术后疼痛综合征。FBSS 可能与手术失误有关，但也可发生于一次正确无误的手术之后。

据统计，有三分之二的成年人曾患有腰痛（low back pain，LBP），而由腰痛导致功能受限的患病率为 5%。随着腰痛发病率的增加，腰椎手术的数量也逐年上升，与此同时 FBSS 的发病率也显著增加。据报道，FBSS 的发病率约为 10%~40%。研究显示，采用椎间盘切除术治疗椎间盘突出，术后 10~22 年的长期随访后发现：
74.6%的患者仍存在腰背部疼痛，其中 12.6%的
患者需要进行再次手术治疗。Javid 等的另一项
研究纳入了 170 例椎管狭窄（中央型或侧隐窝
型）伴或不伴髓核脱出患者，随访 1 年后发现：
中央椎管狭窄患者 30.4%术后无改善；伴髓核脱
出的椎管狭窄患者 22.8%术后无改善；侧隐窝型
患者 34.8%术后无改善。

　　腰椎手术后疼痛的发病率远远大于腹部、四
肢等其他部位的外科手术。因为腰椎手术部位邻
近脊髓、神经根、感觉神经节等解剖结构，手术
过程中很容易受到损伤。此外，由于椎管内空间
狭小，纵使完全打开椎板，外科医生依然面临视
野狭小、解剖结构暴露相对困难、止血困难等特
点。由于腰椎解剖的特殊原因，腰椎手术后发生
并发症的概率较高。

　　引起 FBSS 的因素非常复杂，有复发性椎间
盘突出、继发性腰椎管狭窄、粘连性蛛网膜炎、
硬膜外瘢痕增生、手术定位或技术失误、社会及
心理因素等。每个患者的具体病因不尽相同，多
由综合因素构成，有的病因尚难以确定。较多的
文献报道，硬膜外粘连是引起 FBSS 的一个重要
原因，但学术界尚有争论。近几十年来，尽管许
多新的诊断、治疗方法不断问世，对 FBSS 的认
识也不断深入，但至今国际上没有制定统一的临
床路径，治愈率也不尽如人意。FBSS 仍然是疼
痛科、骨科和神经外科医生面临的难题。

## 二、病因学

　　FBSS 的病因非常复杂。Hussain 将 FBSS 的

致病因素分为术前、术中和术后三类。术前因素包括：患者纳入不当、精神心理因素、有工伤诉讼背景、治疗目标沟通不当、患者期望值过高等；术中因素包括：漏诊、减压不充分、术中残留物、内固定植入不当、融合不稳等；术后因素包括：椎管狭窄（残余或新发）、硬膜外纤维化、椎间盘突出、椎间盘退化加重等。Guyer 等认为，FBSS 常见病因中，手术指征欠严谨，选择非疼痛根源的手术部位是主要原因。此外，手术创伤是 FBSS 的重要因素。腰椎手术引起的椎旁软组织的损伤和炎症、椎管内操作导致神经根损害、假性脑脊膜膨出、蛛网膜炎、蛛网膜下腔或硬膜外血肿、神经根袖脊膜突出、小关节硬化、假关节形成以及感染等也会导致术后疼痛。术后康复治疗不充分也会残留下功能性疼痛。随着手术技术的进步，手术因素所导致的 FBSS 有所减少。

　　患者本身因素，是 FBSS 的另一重要病因。部分患者存在腰椎关节突关节退变，腰部韧带损伤、腰部肌筋膜炎、骨质疏松症等慢性病变；还有部分患者，由于长期的伤害性因素的存在，神经系统产生了不可逆的损害，如椎间盘突出引起的神经根受压变性；部分患者由于长期的慢性疼痛，感觉神经系统产生了中枢和外周痛觉敏化。这些疼痛的因素，在手术前已存在，手术未能消除这些疼痛因素，而导致术后的 FBSS。临床上较为常见的情况如腰椎间盘突出症的患者，术前由于神经根长期受压，神经根变性，已形成感觉神经系统痛觉敏化，而单纯的椎间盘髓核切除术，只是给神经根的自我愈合创造了条件，但不能快速逆转神经根变性和痛觉敏化，而遗留长期疼痛，形成 FBSS。

## 三、病理生理

关于 FBSS 的病理生理改变的报道较多。Waguespack 等统计发现，FBSS 患者中侧隐窝狭窄占 58%，中央椎管狭窄占 7-14%，椎间盘再次突出占 12%～16%，蛛网膜炎占 6%～16%，硬膜外粘连占 6%～8%。Yeung 等认为疼痛既有炎性疼痛机制，也有神经病理性疼痛的机制，且这些机制往往在同一个患者上同时存在。事实上，FBSS 的病理生理改变非常复杂，其可分为神经病理性疼痛机制、炎性疼痛机制和心理机制。

### （一）神经病理性疼痛的机制

FBSS 患者，当手术未能彻底缓解中央椎管狭窄、侧隐窝狭窄，或椎间盘再次突出时，硬膜囊或神经根受压。当硬膜囊受到压迫时，椎管内静脉回流受阻，神经组织血供受阻，产生神经源性间歇性跛行。而当腰神经根受到压迫，则导致神经根缺血以及神经根无菌性炎症，而产生根性痛。术前椎间盘突出或椎管狭窄压迫神经根，亦已导致神经根受损和痛觉敏化，术后更易产生FBSS。手术操作损伤神经根，受损的神经根和背根神经节的异常放电，也构成术后下肢放射痛的重要神经病理基础。此外手术过程中，损伤脊神经背支，也会产生脊神经背支分布区域的疼痛。

硬膜外粘连在 FBSS 患者中很常见。通过硬膜外腔镜观察发现，83% FBSS 患者存在硬膜外腔的广泛粘连。硬膜外瘢痕的形成在术后 6 周到术后半年。形成硬膜外粘连的原因较多。术后硬膜外的出血、血肿机化，最终形成粘连。有报道认为，硬膜外粘连是由于术中使用的止血海绵的棉絮残留在硬膜外腔，诱发的纤维增生。相关研究发现，骨桥蛋白（osteopontin，OPN），作为一种非胶原性骨基质糖蛋白，是参与瘢痕形成的重要蛋白。

硬膜外腔瘢痕粘连可以导致腰背痛。Ross等研究发现，存在广泛硬膜外粘连的患者较没有明显硬膜外粘连者，发生 FBSS 的概率高 3.2 倍。硬膜外瘢痕粘连可影响硬膜外血液循环，以及导致硬膜外腔炎症因子的释放引起神经根的炎症，从而引起疼痛。部分学者认为瘢痕组织本身不产生疼痛，但瘢痕组织将神经根和邻近的椎间盘组织或硬膜囊等粘在一起，限制了神经根的活动性，使得神经根更容易受到损伤，而产生疼痛。亦有报道认为，伴随着硬膜外瘢痕的形成，硬膜外腔有痛觉神经长入。Kobayashi 等则更为细化的发现，在硬膜外后间隙和神经根周围没有痛觉神经长入，而在前间隙靠近椎间盘和后纵韧带处存在痛觉神经的分布。当患者腰椎及下肢活动时，例如行直腿抬高试验或腰椎过伸过屈活动时，痛觉敏化的瘢痕组织受到激击，产生疼痛。

也有临床观察发现，存在硬膜外粘连的患者未必导致腰背痛。对此的解释有：只有刺激存在炎症或受到卡压的神经根时才会出现坐骨神经痛。一部分病例显示，虽然神经根周围存在粘连，但神经根未受到损害，也不存在炎症，因此没有疼痛。甚至有相关研究表明：术后硬膜外粘连以及粘连的部位与术后疼痛没有明显联系。

## （二）炎症性疼痛机制

FBSS 患者手术未能有效解除压迫或术后形成的瘢痕也会对神经根和硬膜囊产生压迫。受压迫的神经组织，缺血缺氧，产生神经根的无菌性炎症而形成下肢痛。研究表明，FBSS 患者在硬膜外局部，炎症因子，如 IL-1β，IL-6 等，表达和释放增加。

此外，椎管外病变也是 FBSS 的重要因素。由于手术过程中切开和剥离椎旁肌肉组织，对椎旁肌肉形成损伤以及造成瘢痕粘连，引起疼痛。腰椎手术过程中，损伤腰椎小关节，例如损伤关节面软骨或关节囊，破坏腰椎小关节的功能和稳定性，也可引起 FBSS。腰椎手术后，卧床休息或制动，导致椎旁肌肉活动减少，血液循环的影响，更易在椎旁肌肉内形成激痛点和肌肉附着点炎。临床实践中，也会发现相当部分 FBSS 的患者存在肌筋膜激痛点和肌肉附着点炎。

## （三）心理因素

FBSS 除了长期的疼痛外，往往伴有活动受限，睡眠障碍，情绪低落等。这些因素，又会加重疼痛，形成恶性循环。多数 FBSS 患者存在抑郁、焦虑，其社会和家庭生活受到严重影响。慢性腰背痛还与疑病症、癔症等关系密切。

## 四、临床表现

因 FBSS 的病因复杂，病理生理变化多样，临床表现较为多样。FBSS 患者，多表现为顽固性腰部疼痛，疼痛程度轻重不等。腰部活动可有僵硬或腰部失去支撑感，伴有或不伴有沿相应神经节段分布的下肢放射痛。疼痛在晨起或过度劳累时加重，卧床休息缓解。部分患者还可表现为双下肢麻木、发凉等。严重者可有行走困难、活动受限等症状。

存在神经根炎症患者往往表现为沿神经节段分布的下肢放射痛，活动、咳嗽诱发或加重，平卧缓解。存在椎管狭窄的患者，可表现为双下肢疼痛，间歇性跛行。严重者可有鞍区感觉障碍、大小便失禁等表现。伴有腰椎椎体不稳的 FBSS 患者，可表现为不能耐受久站，轻微腰椎活动诱发腰痛，平卧缓解的症状。

体征：患者可有明显腰椎活动度的受限，腰椎活动诱发下肢放射痛。腰部椎旁、椎体横突、臀部可有明显压痛点。脊柱叩击痛显阳性。可有直腿抬高试验阳性。部分患者可有下肢皮肤感觉异常和下肢肌力的减退。

FBSS 患者的体格检查还应该包括骶髂关节、髋关节和膝关节的体格检查。

## 五、相关检查

### （一）MRI 检查

MRI 可显示椎间盘突出。由于瘢痕组织存在血供，增强 MRI 能区分瘢痕组织和再次突出的椎间盘髓核组织。此外，神经根的信号增强，往往提示神经根炎症，多见于有根性痛患者。而没有根性痛患者往往无神经根的增强信号。此外，椎体和椎间盘的高信号或增强提示椎间盘感染的可能。MRI 检查可排除早期股骨头坏死、骶髂关节炎等疾病。

### （二）CT 检查

对 MRI 检查禁忌的患者，可行 CT 检查。CT

检查可分辨椎体骨折、腰椎滑脱、椎体失稳、小关节硬化、椎间盘突出、内固定断裂或移位等。

### （三）硬膜外造影

通过造影剂的分布判断硬膜外腔粘连的情况。造影剂充盈缺损往往提示硬膜外粘连或椎间盘突出的可能。神经根不能显影，提示神经根被瘢痕组织包裹或神经根受卡压可能。硬膜外造影是一种间接检查，须结合患者症状及其他检查综合判断。

### （四）硬膜外腔镜

经骶管裂孔硬膜外腔镜，可观察到硬膜外腔粘连以及神经根粘连、充血的情况，从而直接的判断疼痛的原因。硬膜外腔镜既可以实施检查，也可以实施粘连松解、靶向给药等治疗。

### （五）X 线片

腰椎平片和动力位片：腰椎正侧位片可以观察手术的节段，椎体是否有滑脱，椎板及关节突关节切除以及腰椎退行性变的情况。腰椎过伸过屈位片可以判断是否存在腰椎失稳，判断是否存在内固定松动、移位以及骨不连等。

骶髂关节平片和髋关节平片：可以排查骶髂关节疾病或髋关节疾病误诊为腰椎疾病的病例，或同时患有腰椎疾病和骶髂关节或髋关节疾病的FBSS病例。平片可显示骶髂关节面硬化，甚至融合，以及髋关节骨关节炎、股骨头无菌性坏死，裂隙骨折等。

### （六）肌电图和神经传导速度检查

肌电图有助于定位受损的神经根以及神经根受损程度，以及与其他原因引起的神经损伤相鉴别，鉴别周围神经病变和根性疼痛。部分神经根受损严重的患者有下运动神经元受损的肌电图表现。

### （七）红外热成像检查

红外线成像检查，可辅助判断疼痛的来源。FBSS 患者神经根受刺激，相应交感神经缩血管纤维兴奋性增加，造成肢体血管收缩，该区域产生"低温像"。

### （八）实验室检查

血沉和 C 反应蛋白的升高，结合相关症状，提示椎间盘感染的可能。血沉和 C 反应蛋白的动态变化，也可辅助判断治疗方案的有效性。

### （九）诊断性注射

诊断性注射对 FBSS 非常重要，可以精确定位病灶所在的位置，以及判断治疗预后。常用的诊断性注射有选择性神经根阻滞、脊神经后支阻滞、坐骨神经阻滞、腰部痛点注射、骶髂关节注射、髋关节注射等。

### （十）椎间盘造影

对 FBSS 患者的诊断意义有限，不作推荐。

## 六、诊　断

FBSS 是一个笼统的诊断。对该疾病应结合患者的病史、症状、体格检查和辅助检查综合评估，找出 FBSS 的具体病因，即 FBSS 的子诊断。例如，腰椎间盘再突出、硬膜外腔粘连、神经根损伤、腰椎关节突关节损伤、腰椎失稳、内固定松动、硬膜外感染、椎管外软组织损伤等。此外，还应该包括对患者功能状态和心理的评估。当然，相当一部分 FBSS 难以查清其病因，可以不追究具体病因而给予镇痛治疗。

FBSS 常见子诊断特征性表现：

**（一）腰椎间盘再突出**

此类患者往往伴有术后腰椎负重史，多见于单纯椎间盘突出摘除术患者。表现为沿神经节段分布的下肢放射痛，咳嗽或改变体位可诱发疼痛。严重者可伴有下肢感觉减退或肌力下降。直腿抬高试验可阳性。腰椎 MRI 可明确诊断。

**（二）硬膜外粘连**

此类患者较为多见，但患者无特征性症状和体征。主诉多为腰痛、伴有下肢放射痛或下肢发凉、麻木等。硬膜外腔造影或硬膜外腔镜可明确是否存在硬膜外腔粘连。硬膜外导管触及粘连所在区域，诱发与患者平时主诉相一致的疼痛，强烈提示为硬膜外腔粘连所致的 FBSS。

**（三）硬膜外腔感染**

患者存在剧烈腰背痛和下肢疼痛。此类患者伴有发热、血象增高、血沉和 CRP 增高等感染征象。MRI 可见硬膜外腔和椎体间隙信号增高。

**（四）腰椎失稳**

常见于单纯椎间盘突出摘除患者。表现为腰痛大于腿痛。患者不能耐受久站、平卧疼痛缓解。轻微活动可诱发疼痛。腰椎过伸过屈位片可明确诊断。

**（五）脊神经后支损伤**

患者有腰痛，可放射至臀部，下肢放射痛不超过膝盖。查体：无明显阳性体征，椎旁可有压痛。因相邻节段脊神经后支可代偿分布，故无腰背部感觉减退或腰背肌肉萎缩的征象。脊神经后支诊断性注射有较高的诊断价值。

**（六）内固定松动、断裂**

腰椎平片或 CT 即可明确诊断。

### （七）神经根损伤

包括术前即产生的慢性神经根损伤和手术操作产生的损伤。可表现为沿神经节段分布的疼痛、麻木，部分患者可疼痛剧烈、可有自发痛。查体：直腿抬高试验可阳性。可有痛觉超敏或感觉减退，可有肌力下降，严重者可有肌肉萎缩。

## 七、鉴别诊断

引起腰部疼痛的疾病种类繁多。部分 FBSS 疼痛的病因，与腰椎手术和腰椎原发病没有因果关系，因此需要与 FBSS 相鉴别。部分疾病术前已存在，被误诊或遗漏；部分疾病，为术后产生。例如，部分老年人患有股骨头无菌性坏死，被误诊为椎管狭窄而手术，或同时患有股骨头无菌性坏死和椎管狭窄，而仅行腰椎手术，术后依然有下肢疼痛。再例如，行腰椎手术术后，患者因姿势不当，罹患软组织急性损伤。这些疾病要与 FBSS 相鉴别。

### （一）腰臀部肌筋膜炎和肌肉附着点炎

较为常见的有腰 3 横突综合征、臀中肌肌筋膜炎。此类疾病往往表现为腰痛，伴或不伴有下肢痛，但无放射至小腿和足部的放射痛。疼痛在受凉、夜间加重，活动后稍缓解。体检：可有局部激痛点，有时可触及条索状硬结。必要时，可采用诊断性注射辅助鉴别。

### （二）股骨头无菌性坏死

该疾病多发于老年人，部分患者有长期服用激素病史。主要表现为负重痛、行走痛，卧床休息缓解。体格检查："4"字试验可阳性。无神经根功能受损表现。早期髋关节 MRI 可鉴别。

## （三）骶髂关节炎

强直性脊柱炎较为多见。此类患者多见于中青年男性，以腰部活动受限、夜间痛、晨僵为特征表现。骶髂关节 MRI 或 CT 可见关节破坏。HLA-B27 可阳性。活动期可有血沉升高等表现。

## （四）梨状肌综合征

此疾病较为少见，但其存在下肢放射痛，极易与椎管内疾病混淆。梨状肌综合征，有梨状肌压痛、梨状肌试验阳性等，不存在典型的体位改变和咳嗽诱发放射痛等症状，下肢感觉异常和肌力减退也较少见。

## （五）脊髓型颈椎病和胸椎间盘突出症

患者颈部胸部可无症状，可表现为上位运动神经元受损症状和体征。如单侧或双侧下肢麻木、无力，步态不稳，可有下肢腱反射亢进、病理反射阳性等。早期可与腰椎疾病相混淆。颈椎或胸椎 MRI 可鉴别。

## （六）骨质疏松症

多见于老年女性，表现为疼痛、身长缩短、驼背等，脊柱叩击痛可明显阳性。腰椎平片、骨密度检测可诊断。

## （七）糖尿病性神经病变

可为单发性神经炎和多发性神经炎两类。单发性神经炎一般不对称，可累及下肢的坐骨神经、股神经、股外侧皮神经等。多发性神经炎以末梢神经炎多见。可表现为感觉过敏、感觉异常。后期则感觉减退或消失伴有腱反射减弱等。与腰椎疾病根性痛相区别的是，糖尿病性神经病变往往呈片状或袜套样感觉改变。肌电图检查，感觉传导速度减慢对早期糖尿病神经病变较为敏感。根据患者的病史、症状、结合腰椎影像学检查不难鉴别。

### （八）臀上皮神经卡压

常表现为一侧臀部弥散性疼痛，向臀下部和腘窝放射。体检可触及病变侧髂后上棘外下方条索状硬结，按压有疼痛即下肢放射痛。直腿抬高阴性。腱反射正常。根据不同的临床征象可鉴别。

### （九）股外侧皮神经卡压

常表现为大腿前方和外侧麻木和疼痛。疼痛不过膝盖。髂前上棘内下方可有压痛，按压可向疼痛区域放射。根据其典型表现可明确诊断。

### （十）躯体化精神障碍

躯体化精神障碍是躯体形式障碍的一个类型。其主要特征为存在多种多样、反复出现、变化多端、查无实据的躯体征状至少两年，且未发现任何恰当的躯体疾病来解释上述症状，不断拒绝医生关于其症状没有躯体解释的忠告与保证。由于 FBSS 术前即存在腰痛，经过手术的打击，极易产生以腰背痛和下肢疼痛为主诉的躯体化精神障碍，临床上必须警惕。此类患者往往伴有焦虑、抑郁、浑身乏力、睡眠障碍等。躯体化障碍的诊断，必须建立在排除所有躯体疾病的前提下。

## 八、治　疗

FBSS 的治疗原则是在全面而精确的诊断和评估后，进行个体化的治疗。对于无法找到具体病因者可给予对症镇痛治疗。此外，治疗方法的选择应遵循从无创到微创再到有创的顺序。

FBSS 的治疗方法包括药物治疗、物理治疗、注射治疗和微创治疗（包括硬膜外注射、硬膜外腔粘连松解术、脊髓电刺激或外周神经刺激术）以及二次手术治疗等。

**（一）药物治疗**

镇痛治疗常使用非甾体类抗炎药。非甾体药物不能缓解疼痛者可给予曲马多、羟考酮等中强效镇痛药物。对于伴有抑郁、焦虑的患者可给予抗焦虑、抗抑郁药物治疗。必要时，根据患者具体情况给予松弛肌肉、抗感染、抗骨质疏松、营养神经等药物对症治疗。

**（二）物理治疗**

物理治疗，有改善局部循环、消除软组织炎症、缓解肌肉痉挛、加强肌肉力量、改善骨关节功能等作用。包括关节活动、肌肉牵拉、腰椎牵引、肌力训练等运动治疗和超短波、冲击波、中频电疗等器械治疗等。

**（三）痛点注射**

主要应用于椎管外软组织疼痛，包括腰三横突综合征、棘间韧带炎、腰臀部肌筋膜炎等。常用的药物配方为低浓度局部麻醉药复合糖皮质激素混悬剂。醋酸曲安奈德和复方倍他米松是较为常用的糖皮质激素。

**（四）腰脊神经后支射频热凝术**

腰椎手术过程中，损伤脊神经后支和小关节，以及椎旁软组织损害，均可引起 FBSS。这些解剖结构均位于脊神经后支分布范围，适用于脊神经后支射频热凝术。

1. 适应证　腰臀部疼痛的 FBSS 患者，经药物、理疗和痛点阻滞等无效，而脊神经后支诊断性阻滞阳性患者。

2. **禁忌证**　凝血功能异常、局部感染征象等。

脊神经后支向后行至横突间肌内侧后，分为内侧支和外侧支。内侧支紧贴关节突，经腰椎乳突和副突间沟向后行走，内侧支发出分支小关节、多裂肌、棘间韧带等。而外侧支支配竖棘肌。所以严格的界定，脊神经后支阻滞为脊神经后内侧支阻滞。其靶区为上关节突和横突根部的结合处。由于不同脊神经后支之间分布有重叠，且关节突关节接受上下两个节段脊神经后支的支配。例如：L5-S1 关节突关节接受 L4 和 L5 脊神经后支的支配。因此脊神经后支射频一般至少连续阻滞两根脊神经后支。

3. **操作方法**　患者取俯卧位，取 X 线斜位透视。尽量使上下关节突位于椎体上缘的中点附近。横突和上关节突结合部，即"狗眼"上方即穿刺靶区（图 6-1），保持针体和进针方向与 X 线一致，行同轴技术穿刺。

电刺激测试：针尖到位后，若给予 50Hz，小于 0.5V 电刺激能复制出患者原疼痛区域麻木或疼痛，2Hz，1.0V 能诱发出局部竖棘肌收缩，说明位置较好。可视具体情况稍作调整，使更小的刺激电压诱发出相应反应，以求针尖位置更接近靶区。

射频热凝：给予 1% 利多卡因 0.5~1ml 局部麻醉，给予 75℃，60~120 秒射频热凝。注意，在测试和射频热凝过程中，注意避免损伤脊神经前支，若治疗过程中出现下肢放射痛、麻木、灼热感等，应立即停止操作，调整针尖位置。

术后，大多数患者会出现后支支配区域麻木，不需要特别处理。部分患者会出现一过性疼痛加重，一般可自愈，不需要处理。

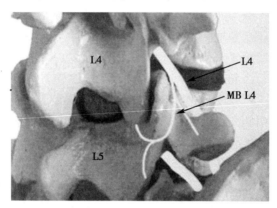

**图 6-1  腰脊神经后内侧支和外侧支解剖示意图**

### （五）硬膜外神经阻滞

硬膜外神经阻滞是治疗 FBSS 的有效方法。硬膜外阻滞可以阻断痛觉信息传入和感觉神经元的自发电活动。同时糖皮质激素可以抑制炎症因子的合成和释放。另外，硬膜外糖皮质激素的应用，可以减少硬膜外粘连的形成。Manchikanti 通过治疗后一年的随访，硬膜外注射治疗 FBSS 的有效率达 53%～59%。亦有分析认为，硬膜外注射对椎间盘突出症有较好的疗效，而对 FBSS 疗效较差。疗效取决于正确的诊断，若 FBSS 的疼痛仅仅由于硬膜外炎症引起，且硬膜外粘连不重，或尚未形成，神经根未严重受压，则疗效较佳。此外，正确的操作很关键，因为药物能够进入靶区是疗效的前提。

硬膜外注射有经椎间孔入路、经椎板间隙入路和经骶管入路三种方法。三种不同硬膜外注射入路的区别见表 6-1。药物一般使用 0.2% 利多卡因复合 20mg 甲泼尼龙或 0.5ml 复方倍他米松。

表 6-1　三种不同入路硬膜外注射的对比

| 硬膜外注射入路 | 操作方法 | 优点 | 缺点 |
|---|---|---|---|
| 经椎间孔入路 | 腰部外侧入路，穿刺靶区为神经根腹侧硬膜外间隙 | 只需要少量药物即可到达神经根炎症所在部位。疗效较优 | 需要影像引导，操作要求较高 |
| 经椎板间隙入路 | 可选择经椎板间隙正中或稍旁开垂直入路 | 所需药物较少，药物能够直接进入病变节段硬膜外腔 | 此入路药物注射入神经根背侧硬膜外间隙，而突出物和炎症多位于神经根腹侧，故疗效较经椎间孔入路差 |
| 经骶管裂孔入路 | 经骶管裂孔穿刺 | 操作方便 | 骶管存在变异可能，成功率较低；需要较大的药物容量，一般至少需要 30ml 药液；因无法确保药物进入神经根炎症区域，故疗效较差 |

### （六）经骶管裂孔硬膜外粘连松解术

由于硬膜外粘连的存在，硬膜外注射治疗时，有时药物难以扩散到受累神经根所在部位。硬膜外粘连松解术，则能够通过可弯曲导管机械松解粘连以及将药物注射到病灶所在的区域。透明质酸酶可以溶解蛋白多糖，从而增强了硬膜外粘连松解的效果。

1. 适应证 硬膜外炎症、粘连引起的 FBSS，硬膜外注射无效，而患者不适合或拒绝再次手术的患者。

2. 操作方法 患者取俯卧位，腹部垫枕，从骶管裂孔穿刺，置入硬膜外微导管于病变节段。给予硬膜外造影，可见硬膜外充盈缺损和造影剂无法从椎间孔流出等征象。给予硬膜外微导管机械松解粘连。松解完毕，再次给予硬膜外造影，手术成功标志为硬膜外腔充盈缺损消失、造影剂能顺畅地流出椎间孔、神经根能清晰显影（图 6-2）。靶区域给予 1500IU 透明质酸酶和 0.2% 利多卡因和甲泼尼龙 20mg 混合液。

有研究表明，硬膜外导管的位置与手术的预后有关。硬膜外微导管置入于硬膜囊和神经根前侧，给予松解和给药，疗效优于背侧。故在手术中，尽可能将导管置于硬膜外前间隙。此外，在机械松解过程中，触及受累神经根，能够诱发出患者与平时症状一致的疼痛，则高度提示局部硬膜外粘连和炎症为患者疼痛来源，应给予充分松解。

3. 禁忌证 严重心肺功能障碍、骶管裂孔畸形、马尾神经受损、严重糖尿病、凝血功能障碍、颅内占位病变、颅内压增高、青光眼和视网膜病变等。

4. 手术并发症 硬膜外腔出血、穿破硬脊膜、穿刺部位感染，神经根损伤等。不良反应包括术后短期头痛、膀胱直肠功能障碍等。

### （七）内镜下硬膜外腔粘连松解术

内镜下硬膜外腔粘连松解术诞生于 20 世纪

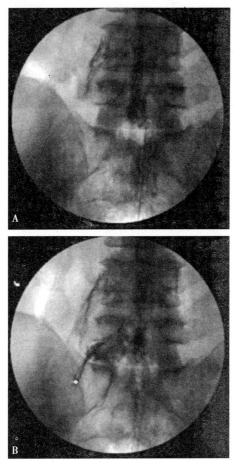

**图 6-2 硬膜外粘连松解前后造影对比**

A. 松解前；B. 松解后

90 年代。因为常规的 CT 和 MRI 检查无法诊断硬膜外腔粘连，而内镜下硬膜外腔粘连松解术，既可以诊断硬膜外腔粘连，又可以松解粘连和靶向给药，因此是较为有效的诊断和治疗方法。

硬膜外腔镜的工作原理与硬膜外腔粘连松解类似。其手术入路均经过骶管裂孔。其粘连松解操作和硬膜外给药均类似。不同的是，硬膜外腔镜可以直视下操作。此外，为提供清晰视野，需要持续的生理盐水灌注。生理盐水的灌注可增加硬膜外腔压力，进而通过脑脊液的传递，导致颅内压的上升。因此术中要保持患者清醒，一旦患者出现头颈部疼痛，应终止操作。生理盐水的灌注一般使用 100~250ml；推荐的生理盐水注射速度小于 1ml/s。

主要并发症包括：颅内压增高所致视网膜水肿、出血或黄斑出血。其他一些并发症包括，硬膜囊撕裂、硬膜外腔出血、血肿，硬膜外腔感染，神经损伤等。

### （八）脊髓电刺激

较早认为脊髓电刺激（SCS）是根据 Melzack 和 Wall 的疼痛闸门学说，通过外源性电信号干扰脊髓背角神经环路而产生镇痛作用。Melzack 和 Wall 研究发现，脊髓背角内存在传导痛觉的 C 纤维和 Aδ 纤维与传导触觉的 Aβ 纤维之间的交互抑制。当刺激 Aβ 纤维可关闭传导 C 纤维和 Aδ 纤维传入的闸门。但至今 SCS 治疗的确切机制尚不十分清楚。SCS 不能够完全消除疼痛，而是能够使得原疼痛区域产生麻刺感或麻木感，从而掩盖疼痛感觉。此外，SCS 有交感神经阻滞的作用。

SCS 于 1967 年开始应用于临床，被广泛应用于各种顽固性疼痛。早期的 SCS 效果不好，随着硬件技术的进步和患者的严格筛选，SCS 的疗效有所增加。有大量研究表明，SCS 对神经病理性疼痛的效果好于伤害感受性疼痛，故 SCS 的最佳适应证为顽固性神经病理性疼痛。SCS 在美国主要用于治疗 FBSS 和 CRPS。而随着电极和刺激器的进步和经皮穿刺电极的发明，SCS 得到了更广泛地推广。

RCT 研究表明，脊髓电刺激是治疗 FBSS 的有效方法。Meta 分析表明，SCS 治疗 FBSS 的有效率达 50% ~ 60%，可以替代进一步的手术治疗。SCS 尤其适用于其他微创治疗无效，且神经病理性疼痛成分较多的 FBSS 患者。此外，研究表明 SCS 对 FBSS 导致的下肢痛疗效好于腰痛。但随着技术的进步，例如双电极和多电极的诞生，SCS 也逐步应用于腰痛。

1. 手术方法　SCS 系统包括电极、导线、刺激器和程控仪四个部分。分为全植入式和半植入式两种。全植入式指将电极、导线和刺激器都植入体内，通过体外程控仪，遥控皮下刺激器。半植入式，主要用于筛选测试阶段，只有电极植入体内，通过导线与体外刺激器相连。

电极包括穿刺电极和外科板状电极。常用的为四触点和八触点电极。穿刺电极经皮硬膜外穿刺即可植入，操作简单，但较易移位。板状电极须经椎板切开植入，操作复杂，但不易移位。

2. 术前测试　SCS 手术前，须先放置两周临时刺激电极，以测试效果。阳性的测试结果指在休息或诱发因素存在的情况下，患者疼痛缓解50%以上，同时伴有镇痛药用量的下降和患者的满意。测试时，SCS 所产生的感觉异常的范围要覆盖患者疼痛所在的范围。如果镇痛的覆盖范围不足，须重新调整电极位置和刺激幅度，再次测试。患者在家或在病房的测试也很重要，观察日常生活中产生的疼痛能否有效缓解。

根据受累的节段和疼痛的程度，决定安放电极的种类、电极放置的节段，以及电刺激的幅度。下肢疼痛一般置于 T11-L1。单侧疼痛，可将电极置于同侧，双侧疼痛，可将电极置于双侧（图 6-3）。

3. 刺激器植入　筛选试验成功后，即可植入刺激器。刺激器一般埋置于右前腹壁、肋缘下、髂后上棘下方等处。通过皮下隧道与电极相连。

4. 参数调节　对于 FBSS，选用参数为脉宽 0.1 ~ 0.4mv，频率 50 ~ 100Hz，电压 2 ~ 8V。具体根据术前测试和患者疼痛情况调整。

5. 术后管理　在 SCS 术后的第 1 个月，椎管内阻抗变化最大，所需的刺激强度变化也较大，应密集随访，及时调整参数。术后 2 个月阻抗基本稳定，刺激模式和参数也较稳定，随访和参数调整间隔可逐渐延长。

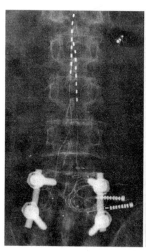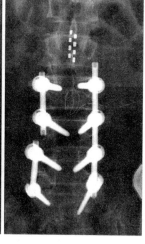

图 6-3　SCS 治疗 FBSS 电极位置

6. 并发症 43%的接受 SCS 的慢性腰腿痛和 FBSS 的患者存在程度不同的并发症。电极损坏或电极移位占 27%，感染占 6%，刺激发生器问题占 6%，电线 10%，脑脊液漏占 7%。神经损害并发症很罕见。

## （九）椎间孔镜手术

椎间孔镜手术包括椎间孔镜下椎间孔成形术（endoscopic foraminal decompression）和椎间孔镜下髓核摘除术（transforaminal endoscopic discectomy）。腰椎椎间孔镜手术，是迄今为止治疗力度最大、适应证最广、疗效最为确切，且安全性较好的微创手术。它可以在直视下，通过工作通道完成摘除、分离、止血、消融等操作。对 FBSS 的治疗优势体现在如下方面：该手术可以在腔镜下切除椎间孔韧带和神经根周围瘢痕组织，松解神经根；切除肥大的关节突关节囊和椎体以及关节突骨质增生，扩大椎间孔下部分；松解脊神经行走根与周围组织的粘连；切除突出的髓核组织，解除对硬膜囊和神经根的压迫。

1. 适应证 FBSS 患者存在：腰椎间盘再次突出；椎管狭窄；有证据证明疼痛有硬膜外腔粘连引起。

2. 禁忌证 存在严重心肺功能损害；凝血功能异常；腰椎失稳。

3. 手术方法 患者取俯卧位或侧卧位，取中线旁开 12~14cm 为穿刺点，局部麻醉后穿刺，经椎间孔至椎间隙。向椎间盘内注射 1~2ml 的亚甲蓝，显示椎间盘的内部结构，了解纤维环是否完整。通过穿刺针置入导丝，逐级扩大工作通道，放置 7.5mm 的工作套管后，即可置入椎间孔镜。由于是直视下操作，可以清楚辨认神经根、硬膜、染色的椎间盘、关节突关节、黄韧带、后纵韧带等，给予摘除髓核、松解神经根、扩大椎间孔等操作，再用双极射频消融技术止血和修复封闭破损的纤维环。术后切口不放置引流管，应用抗生素1天，第2天即可在腰围保护下下地活动。

4. 术中可能出现的并发症　椎管内出血、脊髓或神经根损伤、硬脊膜撕裂、手术操作时间过长引起颅内压增高等。该手术必须熟练掌握椎管内解剖、操作仔细轻柔，以尽量避免并发症的发生。

**（十）再次手术**

椎间盘再次突出、椎管狭窄、腰椎滑脱、内固定移位或断裂等，均是二次手术的指征。二次手术主要包括椎间盘摘除融合内固定术和内固定翻修术等，有报道，二次手术的成功率较初次手术更低，首次手术成功率超过50%，再次手术成功率为30%，而第三次手术成功率只有15%。故施行二次手术一定要慎重，一般在其他微创手术均无效的情况下采用。

# 第二节　颈椎手术后疼痛

颈椎手术后疼痛的发生率远低于腰椎手术。关于颈椎术后疼痛的文献报道非常少。首先，颈椎手术数量较腰椎少。虽然颈椎类似于腰椎，也易发生退行性变，如椎间盘退变、椎间孔狭窄、钩椎关节增生等，但颈椎疾病经过保守治疗效果大多较好，需要手术者比例较腰椎低。其次，颈椎神经根炎更多由压迫引起，很少有粘连因素。

颈神经根和腰神经根解剖存在很大的差异。腰神经根，尤其是腰 5 神经根和骶 1 神经根，从硬膜囊分出后，在硬膜外腔向下行走一段距离，经过相对狭小的神经根窝出椎间孔，神经根活动幅度较大。而颈神经根从硬膜囊分出，近乎平行出椎间孔。其在硬膜外行走距离很短，活动幅度小。基于此原因，腰神经根粘连概率大，而颈神经根粘连不管是术前还是术后均很少见。第三，颈椎负重较小，且术后颈椎活动度可由寰枢关节和寰枕关节代偿。出现类似于腰椎椎间盘再次突出或邻近节段因代偿而突出的概率小。

颈椎术后疼痛的病理机制包括软组织损害、骨关节损害以及神经损害等。手术切开剥离软组织，可造成软组织炎症，引起疼痛。手术过程中，损伤关节突关节、椎间盘上下终板均可能引起疼痛。尤其手术过程中，损伤颈神经根以及脊神经后支均可引起术后疼痛。其他一些少见原因有感染、内固定移位等。

1. 临床表现　颈项部疼痛、头晕，可伴有上肢的疼痛、麻木、发凉等。伴有脊髓受压者可有行走不稳、下肢腱反射亢进的症状和体征。伴有神经根损伤者可有上肢疼痛、麻木，严重者可有上肢无力、感觉减退等表现。

2. 诊断　根据患者手术的病史和症状、结合颈椎平片、MRI 等可明确诊断。

3. 治疗　可给予非甾体类抗炎药、肌松剂、营养神经药物等对症处理。非甾体药物无效时，可考虑曲马多、氨酚羟考酮等强效止痛剂；冲击波、中频电治疗、超短波等物理治疗可有效处理椎管外肌筋膜炎。局部痛点阻滞、选择性神经根阻滞、脊神经后支阻滞或射频，可在药物和物理治疗无效时选用。顽固病例，可选用脊髓电刺激治疗。对于内固定松动、断裂、移位等，脊髓受压等患者，可行二次手术治疗。具体治疗方法可参考腰椎术后疼痛的治疗。

## 第三节 胸椎手术后疼痛

胸椎手术后疼痛非常少见。胸椎有如下解剖特点：肋骨和胸骨与胸椎相连，形成稳固的桶状结构；胸椎的关节突关节呈叠瓦状排列；椎间盘较薄。这些解剖特点决定了胸椎活动度很低，非常稳定，极少发生有临床症状的退行性变。胸椎手术主要用于胸椎外伤、肿瘤以及骨质疏松所致的压缩性骨折等。

胸椎手术后的病理包括胸椎以及椎旁软组织损害和神经损害。少见的原因如感染、内固定断裂、移位等。

1. 诊断 根据患者病史、症状和影像学检查可明确诊断。

2. 治疗 可给予镇痛药、肌松剂、营养神经药物等对症处理。冲击波、中频电治疗、超短波等物理治疗可有效处理椎管外肌筋膜炎。局部痛点阻滞、硬膜外注射、胸椎旁神经阻滞、脊神经后支阻滞或射频，可在药物和物理治疗无效时选用。顽固病例，可选用脊髓电刺激治疗。对于内固定松动、断裂、移位等，脊髓受压等患者，可行二次手术治疗。具体治疗方法可参考腰椎术后疼痛的治疗。

（吕 岩 袁宏杰）

# 参 考 文 献

1. Hussain A, Erdek M. Interventional pain management for failed back surgery syndrome. Pain practice: the official journal of World Institute of Pain, 2014, 14: 64-78.

2. Freburger JK, Holmes GM, Agans RP, et al. The rising prevalence of chronic low back pain. Archives of internal medicine, 2009, 169: 251-258.

3. Fritsch EW, Heisel J, Rupp S. The failed back surgery syndrome: reasons, intraoperative findings, and long-term results: a report of 182 operative treatments. Spine, 1996, 21: 626-633.

4. Yorimitsu E, Chiba K, Toyama Y, Hirabayashi K. Long-term outcomes of standard discectomy for lumbar disc herniation: a follow-up study of more than 10 years. Spine, 2001, 26: 652-657.

5. Javid MJ, Hadar EJ. Long-term follow-up review of patients who underwent laminectomy for lumbar stenosis: a prospective study. Journal of neurosurgery, 1998, 89: 1-7.

6. Guyer RD, Patterson M, Ohnmeiss DD. Failed back surgery syndrome: diagnostic evaluation. The Journal of the American Academy of Orthopaedic Surgeons, 2006, 14: 534-543.

7. Waguespack A, Schofferman J, Slosar P, Reynolds J. Etiology of long-term failures of lumbar spine surgery. Pain medicine, 2002, 3: 18-22.

8. Yeung A, Gore S. Endoscopic foraminal decompression for failed back surgery syndrome under local anesthesia. International journal of spine surgery, 2014, 8.

9. Park CH, Jung SH, Han CG. Effect of intravenous lidocaine on the neuropathic pain of failed back surgery syndrome. The Korean journal of pain, 2012, 25: 94-98.

10. Bosscher HA, Heavner JE. Incidence and severity of epidural fibrosis after back surgery: an endoscopic study. Pain practice: the official journal of World Institute of Pain, 2010, 10: 18-24.

11. Ross JS, Robertson JT, Frederickson RC, et al. Association between peridural scar and recurrent radicular pain after lumbar discectomy: magnetic resonance evaluation. ADCON-L European Study Group. Neurosurgery, 1996, 38: 855-861; discussion 61-63.

12. Alkalay RN, Kim DH, Urry DW, Xu J, Parker TM, Glazer PA. Prevention of postlaminectomy epidural fibrosis using bioelastic materials. Spine, 2003, 28: 1659-1665.

13. Ozer AF, Oktenoglu T, Sasani M, et al. Preserving the ligamentum flavum in lumbar discectomy: a new technique that prevents scar tissue formation in the first 6 months postsurgery. Neurosurgery, 2006, 59: ONS126-33; discussion ONS-33.

14. Cooper RG, Freemont AJ, Hoyland JA, et al. Herniated intervertebral disc-associated periradicular fibrosis and vascular abnormalities occur without inflammatory cell infiltration. Spine, 1995, 20: 591-598.

15. Schimizzi AL, Massie JB, Murphy M, et al. High-molecular-weight hyaluronan inhibits macrophage proliferation and cytokine release in the early wound of a preclinical postlaminectomy rat model. The spine journal: official journal of the North American Spine Society, 2006, 6: 550-556.

16. diZerega GS, Cortese S, Rodgers KE, et al. A modern biomaterial for adhesion prevention. Journal of biomedical materials research Part B, Applied biomaterials, 2007, 81: 239-250.

17. Kobayashi S, Takeno K, Yayama T, et al. Pathomech-

anisms of sciatica in lumbar disc herniation: effect of periradicular adhesive tissue on electrophysiological values by an intraoperative straight leg raising test. Spine, 2010, 35: 2004-2014.

18. Annertz M, Jonsson B, Stromqvist B, Holtas S. No relationship between epidural fibrosis and sciatica in the lumbar postdiscectomy syndrome. A study with contrast-enhanced magnetic resonance imaging in symptomatic and asymptomatic patients. Spine, 1995, 20: 449-453.

19. Ronnberg K, Lind B, Zoega B, et al. Peridural scar and its relation to clinical outcome: a randomised study on surgically treated lumbar disc herniation patients. European spine journal: official publication of the European Spine Society, the European Spinal Deformity Society, and the European Section of the Cervical Spine Research Society, 2008, 17: 1714-1720.

20. Almeida DB, Prandini MN, Awamura Y, et al. Outcome following lumbar disc surgery: the role of fibrosis. Acta neurochirurgica, 2008, 150: 1167-1176.

21. Schofferman J, Reynolds J, Herzog R, Covington E, Dreyfuss P, O'Neill C. Failed back surgery: etiology and diagnostic evaluation. The spine journal: official journal of the North American Spine Society, 2003, 3: 400-403.

22. Helm S, Hayek SM, Colson J, et al. Spinal endoscopic adhesiolysis in post lumbar surgery syndrome: an update of assessment of the evidence. Pain physician, 2013, 16: SE125-150.

23. Association AP. Diagnostic and Statistical Manual of Mental Disorders. 4th ed. Washington, DC: American Psychiatric Association, 2000.

24. Manchikanti L, Boswell MV, Singh V, et al. Comprehensive evidence-based guidelines for interventional

techniques in the management of chronic spinal pain. Pain physician, 2009, 12: 699-802.

25. Byrod G, Otani K, Brisby H, Rydevik B, Olmarker K. Methylprednisolone reduces the early vascular permeability increase in spinal nerve roots induced by epidural nucleus pulposus application. Journal of orthopaedic research: official publication of the Orthopaedic Research Society, 2000, 18: 983-987.

26. Manchikanti L, Singh V, Cash KA, Pampati V, Datta S. Management of pain of post lumbar surgery syndrome: one-year results of a randomized, double-blind, active controlled trial of fluoroscopic caudal epidural injections. Pain physician, 2010, 13: 509-521.

27. Manchikanti L, Buenaventura RM, Manchikanti KN, et al. Effectiveness of therapeutic lumbar transforaminal epidural steroid injections in managing lumbar spinal pain. Pain physician, 2012, 15: E199-245.

28. Choi E, Nahm FS, Lee PB. Evaluation of prognostic predictors of percutaneous adhesiolysis using a Racz catheter for post lumbar surgery syndrome or spinal stenosis. Pain physician, 2013, 16: E531-536.

29. Fenton DS CL. Image-guided spine intervention. Philadelphia: Saunders, 2003.

30. Oh CH, Ji GY, Cho PG, et al. The catheter tip position and effects of percutaneous epidural neuroplasty in patients with lumbar disc disease during 6-months of follow-up. Pain physician, 2014, 17: E599-608.

31. Talu GK, Erdine S. Complications of epidural neuroplasty: a retrospective evaluation. Neuromodulation: journal of the International Neuromodulation Society, 2003, 6: 237-247.

32. Hayek SM, Helm S, Benyamin RM, Singh V, Bryce DA, Smith HS. Effectiveness of spinal endoscopic adhe-

siolysis in post lumbar surgery syndrome: a systematic review. Pain physician, 2009, 12: 419-435.

33. Gill JB, Heavner JE. Visual impairment following epidural fluid injections and epiduroscopy: a review. Pain medicine, 2005, 6: 367-374.

34. Kumar K, Taylor RS, Jacques L, et al. Spinal cord stimulation versus conventional medical management for neuropathic pain: a multicentre randomised controlled trial in patients with failed back surgery syndrome. Pain, 2007, 132: 179-188.

35. North RB, Kidd DH, Olin J, et al. Spinal cord stimulation for axial low back pain: a prospective, controlled trial comparing dual with single percutaneous electrodes. Spine, 2005, 30: 1412-1418.

36. Ohnmeiss DD, Rashbaum RF. Patient satisfaction with spinal cord stimulation for predominant complaints of chronic, intractable low back pain. The spine journal: official journal of the North American Spine Society, 2001, 1: 358-363.

37. Knight MT, Jago I, Norris C, Midwinter L, Boynes C. Transforaminal endoscopic lumbar decompression & foraminoplasty: a 10 year prospective survivability outcome study of the treatment of foraminal stenosis and failed back surgery. International journal of spine surgery, 2014, 8.

38. Martin BI, Mirza SK, Flum DR, et al. Repeat surgery after lumbar decompression for herniated disc: the quality implications of hospital and surgeon variation. The spine journal: official journal of the North American Spine Society, 2012, 12: 89-97.

# 第七章

# 脊髓损伤后疼痛

## 一、概　述

脊髓损伤（spinal cord injury, SCI）是一种较为常见的严重致残病变，占残疾患者的3.3%，流行病学研究表明，SCI每年的发生率约为每百万人25例（其中17例为外伤性SCI，8例为非外伤性SCI）。

脊髓损伤可造成机体多方面的影响，包括躯体的、精神心理的、家庭的、社会的。除了严重的躯体功能障碍外，脊髓损伤后疼痛是脊髓损伤患者常见的并发症之一，有报道称发生率为11%～70%，也有报道认为，脊髓损伤后疼痛很常见，其发生率一般可达到94%，据Cruz-Almeida报道，至少80%的SCI患者存在慢性疼痛，其中大约有1/3属于严重疼痛，以至于影响患者的情绪和神经功能，严重影响患者的生活质量。

SCI后疼痛的表现多种多样，疼痛的时间可以是间歇性的、阵发性的或持续性的。慢性疼痛是SCI常见的并发症。尽管运动功能的丧失被认为是脊髓损伤后最严重的后果，但疼痛却是患者最急迫的主诉。Nathan等的研究发现：11%的患者是因为疼痛而不是运动功能的丧失而使他们丧失工作能力。另有研究发现37%的颈髓、上胸段脊髓损伤和23%的下胸段脊髓或腰骶段损伤患者宁愿忍受大小便功能丧失或性功能障碍以求得疼痛的缓解。目前有关脊髓损伤后疼痛的特征有价值的信息还不完整，发病的确切机制不十分清楚，因此对脊髓损伤后疼痛缺乏有效的治疗措施，采取的综合治疗措施并不能完全有效，许多患者仍然不得不忍受着慢性顽固性疼痛。

## 二、脊髓损伤的病因

脊髓本身有一定的弹性，在正常无张力情况下脊髓能稍伸长或缩短，当应力超过临界点范围内时，脊髓内部产生分裂，内部结构改变，造成损伤。脊髓受到损伤后，其内部发生一系列病理生理改变和功能障碍。疼痛是脊髓损伤后的主要并发症之一，由于损伤的原因、病变的部位不同、疼痛的特征也各异，表现为不同的疼痛综合征。其中确切机制仍不是十分清楚，主要与脊髓损伤后继发性损伤有关。

正常脊柱引起脊髓损伤，需要强大的外力。最常见的原因为屈曲性损伤，其次为伸展性、旋转性及侧屈性损伤。这种外力通常是复杂的、联合的，其作用方向可为纵向或横向。由于外力性质不同，可引起挫伤、撕裂伤或牵拉伤等。常见脊柱损伤能引起脊髓损伤的情况有：椎体骨折、脱位或骨折——脱位、关节突骨折、脱位或骨折——脱位、关节突跳跃征、附件骨折及火器伤，这些情况在X线片上均能显示，其他情况如椎间盘突出挤压、黄韧带皱褶挤压、硬膜内外或脊髓实质出血、脊髓水肿、椎体脱位后自行复位等，在一般 X 线上可无发现，更应引起注意。

脊髓损伤除了急性脊柱损伤打击或压迫致伤外，另一种常见原因为慢性压迫，多因脊椎退变引起，如颈椎病、椎管狭窄、后纵韧带肥厚、钙化或骨化以及黄韧带钙化或骨化等，压迫物可为骨赘、骨嵴、突出或膨出的椎间盘及韧带等。一些脊柱或椎管内肿瘤、炎症，特别是结核，其坏死脱落的骨片、碎裂的间盘组织及炎性肉芽组织均可慢性压迫脊髓而导致截瘫或四肢瘫。

脊髓急性缺血在平时比较罕见，偶尔因主动脉炎导致管腔狭窄血流缓慢，可部分影响脊髓的血供。脊髓胸段特别是 T4~T8 节段血供比较贫乏。因外伤或主动脉邻近肿物可使脊髓血供进一步下降。选择性动脉造影或肋间动脉栓塞术如不慎累及 Adamkiewicz 动脉亦可造成其所支配的脊髓节段血供降低，脊髓前动脉综合征可累及脊髓前 2/3 的血供。

脊髓火器伤发病率较低，因子弹穿越部位不同可致不同损伤，剧烈的振荡也可引起脊髓暂时性功能损害，子弹可致脊髓断裂、脊膜破裂、脑脊液及脊髓内容流出，断端常不整齐，在平时偶见脊髓火器伤。

## 三、常见的脊髓损伤的类型

### （一）急性颈髓中央综合征 （acutecentral-cordsyndrom，ACCS）

ACCS 系指颈椎骨折和脱位或颈椎病患者，因颈椎过度后伸，椎体后部的骨折片、撕裂的椎间盘或骨质增生压迫脊髓前方，同时脊髓后方又被有皱褶的黄韧带压迫，造成脊髓前后受压。由于在皮质脊髓侧束内，支配上肢的纤维排列在内侧，支配下肢者在外侧，颈髓中央损伤时，上肢运动障碍较下肢明显。膀胱功能也有障碍，通常有尿潴留。在损伤平面以下有不同程度的感觉丧失，如有广泛脊髓内出血，可引起四肢瘫。随着脊髓水肿的消退，功能可按一定顺序恢复，颈髓中央综合征的预后较好，下肢运动恢复最快，其次是膀胱功能，最后是上肢运动，小指运动恢复最慢，感觉恢复没有一定规律。

## （二）脊髓半横断损伤综合征

脊髓半横断后出现脊髓半侧损害综合征（Brown-Sequard 综合征）。在同侧由于皮质脊髓侧束切断，病变平面以下出现随意运动丧失、反射活跃、痉挛、巴宾斯基征阳性；后索切断后，出现位置觉、振动觉、物体形态、压力及两点辨别觉均丧失；在损伤平面因前角运动元遭受破坏，将出现阶段性软弱及萎缩；因后根丝受到破坏，出现阶段性麻木，还因前索自主神经降支中断，在病变平面远侧，可不出汗，如损害位于颈部，还可出现同侧 Horner 征（瞳孔缩小、眼睑下垂及半侧面部不出汗）。在病损同侧因脊髓丘脑束中断，在损害平面以下，痛、温觉丧失。

## （三）脊髓圆锥或马尾病变

脊髓圆锥综合征：脊髓骶段（圆锥）及神经管内骶神经根损伤、膀胱、直肠及下肢反射消失。球海绵体反射及排尿反射偶尔保留。马尾神经综合征：神经管内腰骶神经根损伤，膀胱、直肠和下肢反射消失。患者两侧皮肤感觉对称或不

对称，大、小腿后方、足部及会阴鞍区皮肤感觉
减退或消失，股四头肌以下诸肌及括约肌力减退
或消失，患者行走正常或呈摇摆步态。

## 四、脊髓损伤后的
## 病理生理改变

### （一）脊髓损伤后的微循环障碍

大量研究结果证实，脊髓损伤后除了机械损
伤本身引起的血管痉挛、血管内皮细胞受损、水
肿及脊髓内广泛出血外，引起脊髓微循环障碍的
更主要因素可能是脊髓继发性损伤过程中损伤区
大量血管活性物质如去甲肾上腺素、胺类物质、
血栓恶烷 A3 等的释放。此外钙离子平衡失调、
血小板活化因子、内源性阿片肽、兴奋性氨基酸
的释放可能也是脊髓损伤后缺血、微循环障碍的
重要原因。脊髓损伤后，微循环最早出现的组织
形态学改变是出血，红细胞从毛细血管溢出，使
其供养的神经细胞缺氧而变性坏死，多处出血灶
的融合使该处组织坏死。同时毛细血管受损，红
细胞、血小板阻塞管腔造成微循环障碍。脊髓受
脊髓膜的约束，出血肿胀时不能向周围扩张，组
织出血和水肿使脊髓受压，进一步加重微循环障
碍。缺血区域包括大部分灰质和周围白质，而邻
近灰质出血灶的白质区域尤其严重。

### （二）脊髓损伤后的神经毒素释放

1. 神经毒素 如内源性阿片肽、兴奋性氨
基酸、氧化亚氮等，在脊髓损伤过程中发挥了重
要作用。内源性阿片肽：是一种类神经调节物
质，在体内起着神经介质或激素样作用。有研究
报道，脊髓损伤时伴有内源性阿片肽的释放，而

阿片受体拮抗剂可以阻断继发性损伤并提高生存率。后来有研究也发现鞘内注射外源性的强啡肽，可产生与剂量相关的肢体瘫痪，剂量小时可逆，剂量大时不可逆。

2. 兴奋性氨基酸　主要包括谷氨酸，是中枢神经系统内重要的兴奋性神经递质。当兴奋性氨基酸水平高时，可产生对兴奋性氨基酸受体过度的病理性刺激，导致神经细胞损伤。有研究表明脊髓损伤后细胞外兴奋性氨基酸含量呈瀑布样升高，其幅度和持续时间与损伤程度呈正相关。

3. 氧化亚氮　是一种中枢神经系统中的神经递质。研究表明脊髓损伤后氧化亚氮的释放明显增加。适量的氧化亚氮对神经元有保护作用，但过多的氧化亚氮释放对神经系统有伤害作用。

（三）脊髓神经结构的变化

脊髓损伤可引起解剖学的、化学的、分子的和生理学的一系列变化，损伤后继发的伤害可能包括神经化学的、兴奋毒性的和炎症的成分。此外，炎性细胞因子和前列腺素类化合物的产生、细胞骨架蛋白的破裂、细胞信使的调制都可能会严重地影响脊髓神经元的解剖学和功能的完整性，这种继发性的伤害对于脊髓损伤后疼痛的性质和分布至关重要。此外，背侧的脊髓通路也参与了双侧损伤节段以下疼痛的形成。

脊髓损伤后，脊髓灰质部位神经细胞密集，神经纤维少、血管多，组织疏松，对损伤缺血的耐受性低，故任何原因的损伤均可导致灰质损伤最严重。一旦发生坏死，则液化形成囊腔并为神经胶质所替代。而脊髓损伤后白质血流变化的情况报道不一，一般认为白质的缺血是造成神经通道损害的主要原因，有可能造成中枢神经系统任何水平发生部分的或完全的感觉神经通路的中断，特别是脊髓丘脑束，由此产生的病理性改变便可导致疼痛。此外，背侧的脊髓通路也参与了双侧损伤节段以下疼痛的形成。各类型疼痛发生机制之间存在相互作用，参与到脊髓损伤后疼痛的发生发展中。

## 五、脊髓损伤后疼痛的发生机制

脊髓损伤后疼痛的机制迄今仍不十分清楚。有学者认为，脊髓损伤后的一系列病理生理变化可导致有髓神经纤维的血液供应减少，从而发生脱髓鞘作用，产生异位冲动并且被感知成针刺痛、枪击痛或烧灼痛。周围敏化、中枢敏化以及交感神经活动紊乱在脊髓损伤后疼痛的产生中也起到了重要作用。组织损伤后所产生的炎症反应，即可引起钾离子、5-HT、缓激肽、P物质、组胺、花生四烯酸以及腺苷等化学物质的释放。这些化学物质作用于高阈值的伤害性知觉感受器，使之敏化，从而使平时不产生疼痛的刺激也会产生疼痛。另外，脊髓损伤后疼痛的发生与脊髓可塑性改变、脊髓上位中枢的可塑性改变和痛觉传导通路异常有关。

### （一）受体机制

在关于脊髓损伤后神经性疼痛发生机制的众多观点中，而中枢兴奋性改变学说得到最广泛认可。这种中枢兴奋性的改变可能存在某种受体重新分布、敏化机制，称之为"脱痛觉超敏"现象。当脊髓节段的脊髓丘脑侧束横断以后，损伤平面以下痛觉传入丧失，其兴奋性递质释放量减少，为了适应这种变化，神经元池及大脑感觉区的兴奋性递质受体的分布可能由不均匀变为均匀、广泛，且兴奋阈值降低，从而使体内这类递质稍有增加受体即与之结合，造成持续存在的神经元自发放电活动，产生"持续性疼痛"。随着外在环境、情绪及非伤害刺激量的变化，递质释放量亦变化，从而使受体与之的结合量发生变化，出现"间歇性疼痛"及"激惹性疼痛"。

### （二） 脊髓及脊髓上位中枢的可塑性改变

有观点认为，脊髓损伤后，大脑皮层，尤其是躯体感觉区发生功能重组，以代偿脊髓损伤后损伤平面以下感觉运动功能的丧失，或称神经系统的可塑性，可能是脊髓损伤后慢性中枢性疼痛的根本原因。

慢性中枢性疼痛的发生与中枢结构的功能重组有关。脊髓损伤造成的去神经传入可诱发脊髓突触生成含细传入纤维的降钙素基因相关肽（CGRP），脊髓损伤后超微结构观察发现初级传入神经末梢所含的 CGRP 增加，其分布范围扩大，并在 C 类和 Aβ 类主要传入纤维处聚集，这些结构改变使背角神经元兴奋性持续增加，据此推断，肽能纤维在脊髓损伤后的慢性中枢性疼痛中起重要作用。

### （三） 中枢敏化机制

脊髓损伤造成的去神经传入可诱发先前无活性的突触去抑制和（或）活性增加，从而使其兴奋阈值降低，对刺激的敏感性增加（敏化）。神经损伤后即刻出现的过量的谷氨酸盐释放，以及因此而增加的神经毒性是中枢敏化的启动因素。中枢敏化的结果包括基础兴奋性的增强，周围神经刺激反应性的增强、痛阈降低、感受野扩大和背根神经元后发放时间延长。

**（四）基因机制**

临床发现，不是所有的脊髓损伤的患者都出现自发痛、诱发痛（痛超敏、痛过敏）等中枢性疼痛的症状。即使有中枢性疼痛症状的患者，他们疼痛的表现特点，阈值水平，强弱程度等也不尽相同。这种明显的个体差异提示脊髓损伤后慢性中枢性疼痛的发生很可能与基因有关。

## 六、脊髓损伤后疼痛的
## 分类及临床表现

**（一）按照脊髓损伤后疼痛的性质可以将脊髓损伤后疼痛分为 3 类**

1. 持续性疼痛　以烧灼性疼痛最多见，此外还有钝痛伴有麻木感、挤压痛、撕裂样痛、胀痛等。

2. 间歇性疼痛　常见有刺痛、电击样痛、放射痛、搏动样痛等。

3. 激惹性疼痛　表现为感觉过敏、痛觉过敏。

**（二）按照疼痛的病理生理机制可将脊髓损伤后疼痛分为两类**

1. 源于神经组织的神经性疼痛　此类疼痛源于中枢神经系统自身的变化，不包括伤害感受器的激活。多数会出现感觉超敏，即对无害性刺激产生疼痛反应，患者常常主诉烧灼痛。

2. 源于组织受损的伤害感受性疼痛　当对组织损害敏感的感受器受到相应的刺激而被激活

时，就会产生伤害感受性疼痛。这种疼痛与无髓鞘的和细小有髓鞘的神经纤维有关。组织受损时常伴有痛觉过敏，即使受到低于正常强度的刺激，疼痛也会产生。区分这两种类型的疼痛对治疗方法的选择很重要。

（三）目前较为公认的分类方法是将脊髓损伤后疼痛分为 4 大类

1. 肌肉骨骼性疼痛　多数患者在脊髓损伤的同时，脊柱及其支撑结构也受到了一定程度损伤。一般是由于骨骼、肌肉、韧带、椎间盘以及小关节的过度使用或损伤所引起，也可以是由于手术前脊柱不稳定所造成的损害性疼痛。肌肉痉挛性疼痛也是常见的肌肉骨骼性疼痛，多见于脊髓不完全性损伤的患者。

2. 内脏性疼痛　可根据疼痛的部位（腹部）或疼痛的性质（钝痛、定位不准、与内脏功能障碍或病灶有关）来确定。如果临床检查没有发现内脏的病理损害存在，而且对相应内脏结构的神经阻滞不能减轻疼痛，则应将这种疼痛归类于神经性疼痛而不是内脏性疼痛。

3. 神经病理性疼痛　此类疼痛常用于描述中枢神经系统或外周神经系统受到损害后引起的疼痛，应将疼痛的部位（感觉分布区）和疼痛的性质（针刺痛、枪击痛、点击痛、烧灼痛、刀扎痛）结合起来考虑。根据脊髓损伤部位，可分为两个亚型：损伤平面的疼痛和损伤平面以下的疼痛。

4. 其他类型的疼痛　如脊髓空洞症、压缩性单神经病、反射性交感神经营养不良等引起的疼痛。心理因素、认知因素、情感因素以及环境因素等不单独构成一种特定类型的疼痛，而是作为影响因素存在于上述所有类型的疼痛之中。

## 七、影响脊髓损伤后疼痛的因素

### （一）损伤性质

脊髓损伤分完全性和不完全性的，完全麻痹和损伤以下感觉的完全丧失，或是这些功能的部分丧失，它反映了脊髓内白质和灰质的损伤程度。有学者认为相对于不完全性脊髓损伤而言，完全性脊髓损伤更容易导致脊髓损伤后疼痛，而且程度更严重。而也有人否定了这种结论，认为脊髓损伤是否属于完全性与脊髓损伤后疼痛无关。更有学者认为，不完全性脊髓损伤更容易导致脊髓损伤后疼痛。

### （二）损伤平面

疼痛定位取决于损伤节段的水平，脊髓内病变的程度也影响疼痛的范围。按照目前提倡的脊髓损伤后疼痛分类方法进行分类后可以发现，肌肉骨骼性疼痛更多见于胸段平面的脊髓损伤，而神经性疼痛多见于颈段平面的不完全性脊髓损伤。

### （三）心理状况

抑郁是脊髓损伤患者的常见症状，因此可以推断，部分患者的疼痛在一定程度上受到了心理因素的影响。有学者通过双盲对照法对 21 例脊髓损伤后疼痛的患者进行诊断性脊髓麻醉发现，接受安慰剂"麻醉"时，有 4 例患者的疼痛程度在短时间内减轻，而接受利多卡因麻醉时，13

例患者的疼痛程度减轻。这说明，心理因素可以影响患者脊髓损伤后疼痛，但是仍无法得到确切的证据证明心理因素与疼痛的确切关系。在处理脊髓损伤后疼痛的过程中需要考虑一并治疗患者同时存在的情感障碍及其他的心理异常。此外，其他因素如劳累、吸烟、用力过度、消化道或泌尿道的并发症、痉挛以及天气变化等，也可使脊髓损伤后疼痛加剧。

## 八、脊髓损伤后的治疗

脊髓损伤后疼痛是目前最为难治的疼痛之一，至今还没有找到令大多数医师和患者满意的方法。脊髓损伤后疼痛的治疗往往比较复杂和困难，一般单用药物和理疗方法效果均不明显，必须结合药物、康复训练及心理治疗等才能取得较好效果。

### （一）脊髓损伤的治疗

1. 脊髓损伤的治疗原则　主要包括：①治疗愈早愈好；②整复脊柱骨折脱位；③采用综合治疗；④预防及治疗并发症；⑤功能重建与康复。

主要针对两方面：①对于非横断性损伤，在未发生脊髓坏死前进行积极治疗，保护脊髓神经组织，使神经功能有所恢复或完全恢复，治疗措施包括减压治疗、局部治疗、高压氧治疗、大网膜移植、药物治疗等方法；②对于横断性损伤，应考虑如何恢复部分脊髓神经功能，如神经移植、脊髓吻合等，脊髓损伤后疼痛由于损伤的病因学、疼痛强度、持续时间和患者的接受治疗的忍耐程度等诸多因素的影响，完全消除疼痛是非常困难的，在治疗中更多的是在于尽量减轻或缓解疼痛。

2. 脊髓损伤的药物治疗

（1）甲泼尼龙：甲泼尼龙是当前治疗急性脊髓损伤临床最常用的一种。其神经保护作用及机制：抑制脂质过氧化作用；抑制脂质水解和二十四碳四烯酸形成；维持组织血流；维持需氧的能量代谢；抑制细胞内钙离子的蓄积；减少神经丝退化；增强神经的兴奋性和突触的传递。脊髓损伤后及早应用，可产生抗氧化作用，保护损伤后神经细胞和其他细胞膜，减轻脊髓损伤缺血性的发展。

（2）神经节苷脂：所有脊椎动物组织细胞膜上含有神经节苷脂，在中枢神经系统中含量最高。其生物学功能：维持神经细胞膜正常功能及其稳定性；激活钠/钾/ATP 酶-腺苷环化酶和磷酸化酶的活性，提高神经细胞在缺氧条件下的存活率，阻止因缺血造成的组织和细胞水肿；促进轴突和树突的发芽和再生；减少一氧化氮合成，防止一氧化氮对神经细胞的损伤；作为细胞膜上的一种受体，结合毒素，减轻毒素对细胞的毒害作用；与神经生长因子相互作用。

（3）神经生长因子：神经生长因子是神经营养因子大家族中的一员，广泛存在于神经系统中，在周围感觉神经和交感神经的发育生长中发挥了重要作用。脊髓损伤后，运动神经元能诱导神经生长因子受体表达，将外源性神经生长因子注射到脊髓损伤部位，二者结合可以保护神经元和促进轴突再生。

3. 脊髓损伤的复位治疗　脊柱骨折脱位合并脊髓损伤的闭合复位，要求稳妥可靠，不增加脊髓损伤，尤以开始即表现为完全性脊髓损伤患者，复位操作更要求稳妥。包括闭合复位和牵引治疗。闭合复位适合于：颈椎单侧脱位、半脱位、寰枢椎单侧脱位，此种多为不完全性脊髓损伤；胸腰段及腰椎骨折脱位合并不全或完全性脊髓损伤，此种多系压缩性骨折伴轻度脱位。牵引治疗主要用于颈椎损伤合并脊髓损伤的病例。

4. 脊髓切开治疗　闭合性脊髓损伤患者，可根据脊髓损伤的程度来考虑行脊髓切开治疗。适于作脊髓切开的情况有：临床神经学为完全性截瘫；X 线片及临床体征，估计非横断性损伤，MRI 示脊髓出血水肿；手术探查见硬膜完整，切开硬膜时、蛛网膜下腔因脊髓肿胀而消失，脊髓表面血管存在，其实质较正常为硬，张力增加者，可做脊髓切开治疗；伤后数天至数周者，脊髓内可有囊肿形成，此种情况亦可做脊髓切开。

5. 脊髓损伤的其他治疗　包括脊髓损伤的高压氧治疗、电场治疗等。脊髓损伤的早期数小时内，组织出血、水肿、微循环障碍等，必然使脊髓组织缺氧，因此，高压氧治疗可使充分携氧的血液流至脊髓损伤部位，促进损伤的修复。应用脉冲电刺激治疗脊髓损伤，可促进脊髓损伤后轴突的再生，并且使神经细胞处于活跃功能状态以利轴突再生。

**（二）脊髓损伤后的疼痛治疗**

1. 药物治疗　药物治疗应该是临床治疗脊髓损伤后疼痛最先选择的方法和重要手段之一。

（1）镇痛药物：治疗疼痛的药物很多，根据药物特性可分为两大类：非阿片类药物和阿片类药物。疼痛患者的治疗应先用非阿片类药物，无效时再考虑阿片类药物。一般镇痛药如对乙酰氨基酚、阿司匹林等，镇痛作用较弱，仅用于轻症患者；非甾体类药物的镇痛主要是通过抑制环氧化酶，减少前列腺素合成，从而减轻炎症反应和疼痛。普通的镇痛药和非甾体类药物对于肌肉骨骼性疼痛是有效的，但是在治疗神经性疼痛方面效果欠佳。阿片类药物镇痛作用强大，对中、重度疼痛有较好效果。常见的阿片类药物有吗啡、可待因、哌替啶和芬太尼等。阿片类药物易导致成瘾性和精神依赖，故应遵循以下原则：①只在其他保守治疗均失败后才考虑使用；②有滥用毒品史或药物依赖史应视为相对禁忌证；应用时一旦选定药物就要尽快进行剂量滴定，确定有效剂量；③除每日用量外，允许白天疼痛加剧时逐步加大一些剂量。④无效即停药。阿片类药物的常见不良反应有恶心、呕吐、呼吸抑制、嗜睡等。

（2）抗癫痫药物：抗癫痫药如卡马西平、加巴喷丁、普瑞巴林等，已广泛用于治疗神经病理性疼痛，如三叉神经痛、带状疱疹后神经痛、幻肢痛等。加巴喷丁是新一代的抗癫痫药，但是副作用较多，如果患者能够耐受其副作用，可认为加巴喷丁是一种治疗脊髓损伤后疼痛的有效药物。普瑞巴林是一种新型的 GABA 受体激动剂，能阻断电压依赖性钙通道的开放，减少神经递质的释放。其在治疗神经病理性疼痛的同时能够改善睡眠。副作用最常见为嗜睡、轻微的头晕及少见的外周水肿。

（3）抗抑郁药物：抗抑郁药物的镇痛作用主要是通过改变中枢神经系统的递质功能而实现的，广泛应用的为三环类抗抑郁药（阿米替林、丙米嗪等）及杂环类抗抑郁药（氟西汀、帕罗西汀等）。根据疼痛传入的现代通路原理，疼痛的传入是双通道的，一条是能传递区分疼痛的性质、部位、强度和持续时间的感觉分辨通路；另一条是传递疼痛引起的不愉快感觉的情感激动成分通路。抗抑郁药可显著改善一些疼痛症状，其镇痛作用既有赖于抗抑郁作用的效应，也具有不依赖其抗抑郁作用的独立镇痛效应。此类药物常见副作用包括：嗜睡、口干、头晕、肌张力增高和尿潴留。

（4）其他药物：包括：①氯胺酮：是一种静脉全身麻醉药，其在临床疼痛治疗中的应用已引起人们的广泛重视。其作用机制为：拮抗NMDA 受体作用；与阿片受体相互作用；与单胺受体作用；局部麻醉作用。小剂量主要用于术后疼痛、癌性痛和神经病理性疼痛的治疗。②利多卡因：是一种酰胺类局部麻醉药，其广泛应用于急慢性疼痛中。有报道称静脉输注利多卡因或采用利多卡因腰麻可以缓解或显著减轻 SCI 后疼痛。③可乐定：是一种 α2 肾上腺素能受体激动剂，中枢性镇痛途径可能是兴奋中枢性 α2 受体，促进中脑导水管周围灰质释放脑啡肽起到镇痛作用。有报道称，可乐定与吗啡联合应用可以有效地治疗 SCI 后疼痛。

2. 神经调控治疗　世界神经调控学会将神经调控定义为在神经科学层面，利用植入性和非植入性技术，依靠电或化学手段来改善人类生命质量的科学、医学以及生物工程技术。神经调控相对于原先的毁损和切除而言，重点在于调控，该过程是可逆的，治疗参数是可被调整的。

（1）神经刺激术：可用于脊髓损伤后的神经刺激包括 SCS、MCS 和深部脑刺激（deep brain stimulation，DBS）。SCS 主要用于脊柱源性疼痛、复杂性区域疼痛综合征（CRPS）、会阴部神经病理性疼痛等。对于腰背部手术失败综合征（FBSS）、退行性腰腿痛（LBLP）、椎管狭窄及神经根撕脱的脊源性疼痛患者应用 SCS 可明显减轻疼痛，明显提高患者的生活质量。对于复杂性区域疼痛综合征患者的治疗非常困难，通过 SCS 治疗能充分改善并使得患者自主神经功能正常，提高患者的生活质量。SCS 对脊髓完全损伤导致的疼痛效果有限。外周神经刺激（PNS）将电极置于支配疼痛区域的皮下外周神经附近，因为脊髓损伤处于外周刺激神经的上游，如神经传导通路出现障碍或丧失，PNS 疗效则有限，因此不推荐 PNS 在 SCI 疼痛中的应用。运动皮层电刺激可应用于各种顽固性疼痛，特别是对中枢性疼痛、去传入性疼痛的治疗，具有良好的镇痛效果，但是由于刺激运动皮层，有诱发癫痫的可能。深部脑刺激主要用于各种范围较大的顽固性伤害感受性疼痛和神经源性疼痛。骶神经电刺激对神经源性膀胱有良好的疗效。迷走神经刺激可有效控制癫痫的发作，中断即将发生的癫痫发作、减短发作时间或减轻发作的严重程度。

（2）IDDS：IDDS 相当于中枢靶控给药，药物用量小，减轻了全身用药带来的剂量相关的副作用。内置导管容易引起组织的炎症反应，造成感染、血肿或神经损伤。

（3）HANS 和 TENS：HANS 结合中医与西医的镇痛理论，通过刺激相关穴位，促进中枢神经释放阿片肽、5-HT 等镇痛物质，抑制伤害性信息的传导，达到镇痛的作用。同时还具有改善局部的血液循环，缓解血管痉挛，缓解肌肉痉挛，消除应激等效应。

TENS 通过调节疼痛传入通路中粗纤维的兴奋性，调节内源性吗啡样物质及神经递质的释放，以及促进局部血液循环，起到镇痛效应。疼痛部位采用经皮神经电刺激通过电流刺激使上行的神经传导通路达到饱和而难以感受疼痛。

3. 手术治疗　仅用于药物及理疗无效的顽固性疼痛患者。主要包括脊髓背根入髓区毁损术、脊髓前外侧柱切断术、脊髓前连合部切断术等，这些手术的镇痛效果不一，而且会引起一些脏器功能的进一步失调。手术治疗的主要不良反应为术后复发。脊髓丘脑外侧束毁损术可能对自发的锐痛、顿痛或诱发疼痛疗效最好，其并发症包括：顽固性的对侧感觉迟钝、膀胱功能障碍、以前存在的性功能的丧失和肌肉痉挛的加剧等。对于正好位于脊髓损伤节段或者以下皮区局限疼痛，脊髓背根入髓区毁损术可取得良好的镇痛效果。并发症包括：脑脊液漏、新发感觉丧失、感觉异常或感觉迟钝等。

4. 其他治疗　国际疼痛研究协会对疼痛的定义是：疼痛是一种令人不快的感觉和情绪上的感受，伴随着现有的或潜在的组织损伤，疼痛经常是主观的。因此，心理因素及情感反应与疼痛存在双向作用，疼痛会加重抑郁状态，不良情绪又会诱发疼痛加重。尽管心理因素在脊髓损伤后疼痛中并不占主要地位，但是焦虑、紧张、抑郁等心理障碍无疑会对治疗效果产生不良影响。所以，重视心理治疗，注意患者的情绪变化，根据不同的情况实施相应的心理治疗，对于脊髓损伤后疼痛患者是治疗的不容忽视的手段。心理支持治疗及放松治疗可转移患者对疼痛的注意力，调节中枢兴奋性。

随着对疼痛发生机制研究的不断进展，"超前镇痛（preemptive analgesia）"在脊髓损伤后疼痛治疗中的价值，越来越受到重视。有研究发现，脊髓损伤后疼痛出现早（脊髓损伤后6个月内）的患者所经历的平均疼痛强度明显高于脊髓损伤后疼痛出现晚的患者，且前者疼痛间歇时间短的概率也明显高于后者。因此，在脊髓损伤急性期，可尝试实施相应的"超前镇痛"措施。

目前对于脊髓损伤后疼痛的机制尚不清楚，因此将药物、物理疗法、外科手术、心理疗法等多种治疗措施结合起来，将引起慢性中枢性疼痛的所有相关因素都考虑在内，从而解除患者的疼痛，实施整体性治疗方案，最终达到去除或减轻患者疼痛，提高患者生活质量的目的。

（孙　涛　刘志华）

## 参 考 文 献

1. 黄宇光，徐建国. 神经病理性疼痛临床诊疗学. 北京：人民卫生出版社，2010.
2. 高崇荣，樊碧发，卢振和. 神经病理性疼痛学. 北京：人民卫生出版社，2013.
3. 宋文阁，王春亭，傅志俭，薛富善. 实用临床疼痛学. 郑州：河南科学技术出版社，2008.
4. 胥少汀，郭世绂. 脊髓损伤基础与临床. 第2版. 北京：人民卫生出版社，2002.
5. 张立生，刘小立. 现代疼痛学. 石家庄：河北科学技术出版社，1999.

6. 李仲廉，安建雄，倪家骧. 临床疼痛治疗学. 第 3 版. 天津：天津科学技术出版社，2003.

7. Beric A. Posr-spinal cord injury pain states. Pain, 1997, 72：295-198.

8. Vierck CJ JR, Siddall P, Yezierski RP. Pain following spinal cord injury：animal models and mechanistic studies. Pain, 2002, 89：1-5.

9. Baastrup C, Finnerup NB. Pharmacological management of neuropathic pain following spinal cord injury. CNS Drugs, 2008, 22（6）：455-475.

10. Hair AR, Wydenkeller S, Dokladal P, et al. Enhanced recovery of human spinothalamic function is associated with central neuropathic pain after SCI. ExpNeurol, 2009, 216（2）：428-430.

11. Wiffen PJ, Derry S, et al. Gabapentin for acute and chronic pain in adults. Cochrane Database Syst Rev2011. Issue 1. Art. NO.：CD05451. Doi：10. 1002/14651858. CD005451. Pub2.

12. Siddal PJ, Cousins MJ, Otte A, et al. Pregabalin in central neuropathic pain associated with spinal cord injury：a placebo-controlled trial. Neurology 2006, 67：1792-1800.

13. Rowbotham MC. Twilling L, Davies PS, et al. Oral opioid therap for chronic peripheral and central neuropathic pain. New EnglJMed2003, 348：1223-1232.

14. Norrbrink C, Lundeberg T. Tramadol in neuropathic pain after spinal cord injury：a randomized, doubleblind, placebo-controlled trial. Clin J Pain, 2009, 25：177-184.

# 第八章

# 关节置换术后慢性
# 疼痛综合征

## 一、概　述

关节置换术后的急性疼痛主要由于术中止血带使用发生血管缺血和缺血再灌注损伤、术中骨质骨膜的创伤、术后急性炎症反应、水肿或血肿压迫等原因所致，给患者造成了极大痛苦，除了对循环、呼吸、内分泌以及免疫等各个系统产生不良影响外，重要的是可能严重影响关节功能的早期锻炼，进而影响关节置换术的治疗效果。因此，如何有效解除患者的术后疼痛是患者能够早日康复和重获关节功能的关键。然而，仍有部分患者关节置换术后发生持续性疼痛（persistent post arthroplasty pain，PPAP），呈持续性或间歇性发作，可长达数月甚至数年。这种关节置换术后持续性疼痛发生的原因纷杂多样，与多种因素相关（表 8-1），可能多数情况下不符合 IASP 有关 CPSP 是"疼痛应无明显生物学作用"的定义。此外，这种手术后持续性疼痛的临床治疗也非常棘手，常常需要多学科诊治。一些关节置换术后的并发症如感染和假体松动等导致的疼痛通

300

常需要专科处理，甚至手术翻修；中度和重度疼痛的治疗需要疼痛专科医生的处理；一些原发疾病的加重也需要相应专科的介入和治疗；精神和心理障碍需寻求精神心理医生的帮助等。根据IASP 有关 CPSP 的定义和论述，本章将那些关节置换术后置换关节及其相关区域的疼痛，持续时间超过 2 个月，且找不到现有的明确的病理状态的疼痛称为关节置换术后慢性疼痛综合征（post arthroplasty pain syndrome，PAPS）。根据 PAPS 疼痛的来源，通常可分为骨骼肌肉及软组织性疼痛（炎性疼痛）、神经病理性疼痛和混合性疼痛 3 种类型。笔者认为，除了关节置换术后确定的感染、手术本身和假体的因素等导致的，以及明确的原发性或继发性疾病，如肿瘤、结核、骨质疏松症、脊柱源性疾病导致的持续性疼痛外，均应归属于 PAPS 的范畴。

**表 8-1 髋/膝关节置换术后持续性疼痛的原因**

| 手术相关的非感染性因素 | 手术技术和植入物位置相关因素 | 手术入路（前、侧或外侧） |
|---|---|---|
| | | 假体的形状和尺寸 |
| | | 表面置换术 |
| | | 原发性不稳定 |
| | | 翻修 |
| | | 痛性瘢痕 |
| | | 假体周围骨折 |
| | | 偏移不平衡 |
| | | 植入物撞击 |
| | | 腿长差异 |

续表

| | | |
|---|---|---|
| | | 植入物断裂 |
| | | 排列不齐 |
| | 骨性或者植入物免疫反应相关因素 | 复杂性区域疼痛综合征 |
| | | 磨损引起的骨溶解引起无菌性松动 |
| | | 矿化缺陷（即骨软化症） |
| | | 植入物成分的敏感性 |
| | 肌肉状态相关因素 | 肌肉痉挛和挛缩 |
| | | 肌肉病变 |
| | | 肌肉植入物撞击 |
| | 神经状态相关因素 | 神经病变 |
| | | 神经卡压 |
| | 软组织状态相关因素 | 异位骨化 |
| | | 滑囊炎 |
| | | 炎性假瘤 |
| 感染性因素 | 早期感染 | 浅表或深部软组织感染 |
| | 晚期感染 | 深部感染 |
| 其他特异性原因 | 脊柱相关 | 神经根病 |
| | 神经精神状态 | 情绪紊乱 |
| | | 灾难性患者 |
| 特发性疼痛 | 原因不详 | 未知 |

## 二、流行病学

在临床全髋关节成形术（total hip arthroplasty，THA）和全膝关节成形术（total knee arthroplasty，TKA）均可见 CPSP 的发生，根据 Wylde 等人的报道，27%THA 和44%的 TKA 患者均有不同程度的手术后持续性疼痛，其中重度疼痛患者则分别占到15%和6%。欧洲髋关节学会的最近的一项研究，随访来自欧洲20个骨科中心的1327例接受髋关节置换的骨性关节炎患者，14%~36%的患者在关节置换后12个月没有得到改善，其中主要关注的问题依然是疼痛及关节功能。英格兰和威尔士国家健康服务机构2009年对58 373例膝关节置换患者进行统计，15%（8756例）患者在术后3~4年仍存在置换关节的重度疼痛。但有关PASP 流行病学资料至今缺如，主要原因是关节置换术后持续性疼痛的病因复杂，影响因素众多。一方面由于PASP 的定义并未获得共识，定义也非常模糊，难以明确界定；另一方面由于关节置换术的效益-成本因素，更多的临床医生尤其是骨科医生主要关注于关节置换术后各种可能存在的病理状态，并未积极的加以区分和鉴别，诸多的临床研究也未进一步分类。但无论怎样，有研究资料显示，高达10%~15%的 TKA 患者的残余疼痛可能有不明原因的疼痛。关节置换术后，无论是 THA 还是 TKA，一年以后的患者总体满意度均未超过60%，TKA 患者的不满意度甚至高达50%。与开胸手术或截肢手术相比，尽管关节置换直接损伤神经的概率很小，但仍有资料显示 THA 和 TKA 手术后持续性疼痛患者中

NP 的发生率是分别为 6% 和 9%。TKA 术后发生 CRPS Ⅰ 比较罕见，其发生率为 0.8% ~ 1.2%。PAPS 应引起临床医生的高度关注和重视，笔者认为，术前和术后合理的解释、积极治疗并发症和良好的疼痛缓解，对提高关节置换术后患者的满意度极其重要。

## 三、病因学

### （一）年龄、肌肉骨骼疾病和术前疼痛

Nilsdotter 等人采用 36 项健康调查简表（SF-36）和 Western 安大略和 McMaster 大学（WOMAC）问卷调查，评估了 339 例 THA 患者术前及术后身体功能状态。在这项研究中，年龄、性别、体重指数（Body Mass Index，BMI）、存在并发疾病（如心脏、外周动脉疾病、高血压、肺、糖尿病、神经学问题、癌症、溃疡、肾脏疾病、视力障碍、腰腿痛、精神疾病）、关节疼痛或广泛性疼痛、髋关节手术、辅助行走、步行距离的需求和独自居住等作为潜在的预测术后结果的指标，分别在手术前和手术后对患者进行评估。结果提示，高龄和术前疼痛是全髋关节置换临床结局差的主要因素。此外，并发肌肉骨骼疾病，如腰背痛和骨性关节炎，会同时影响非手术侧髋关节的功能，患者术后长期功能改善较差。

### （二）骨质疏松症等原发病

骨质疏松症是以骨量减少、骨强度下降、骨折风险性增加为特征的骨骼系统疾病。研究发现不少全髋关节置换术病例经检查均存在不同程度骨质疏松。THA 患者术后卧床或运动减少，此时骨骼受到的直接作用力和肌肉有节律收缩对骨

骼的作用力均减弱，使骨骼受到的应力减小，同时由于人体骨骼的适应性调节作用，卧床休息等失用因素使得骨量的流失更为严重。接受关节置换术的多为老年患者，由此可见，骨质疏松是导致关节置换术后持续性疼痛的重要原因之一。

## （三）感染

国外文献资料显示，糖尿病、类风湿关节炎、老年肥胖患者、长期服用甾体类激素或免疫抑制剂、手术区域既往有感染史、长期经静脉途径吸毒者和艾滋病感染患者等是增加关节置换术术后感染高风险因素。对高风险患者除了积极预防外，如出血感染，最显著的感受为疼痛，应及时加以鉴别和诊断进行有效的抗感染治疗。

## （四）人工假体材料

1. 人工假体 假体及其松动对髋关节置换术后疼痛有着相当重大的影响。人工股骨头假体柄在髓腔内所占比率失当，假体柄在髓腔内的占有率过小时，假体柄上段仅依靠假体的颈领和微孔区的骨长入起到一定的固定作用，而假体柄上段的锥形部分和假体柄的远端由于不能与髓腔内骨质紧密接触，也就不能充分达到机械的嵌合作用。在假体的安装过程中，由于操作技术等原因，颈干角度过大或过小，造成负重力线的改变，使假体周围骨质丢失可导致假体松动。如假体周围的应力遮挡引起骨质疏松、骨萎缩，股骨上段血液循环破坏引起缺血性骨萎缩等。少部分患者会对假体发生排斥反应。

2. 骨水泥 骨水泥对髋关节置换术后疼痛也有相当影响。髋关节置换术后骨水泥断裂、磨损及其所引起的免疫性无菌性炎症也是引起髋关节疼痛的重要诱因。

（五）生物因素和炎症的作用

关节假体植入时引起的创伤可触发炎症反应，导致多种细胞活化，包括巨噬细胞、破骨细胞和血管生成细胞。也有人认为，在植入区域发生骨细胞凋亡可能促进破骨细胞的激活，从而可能导致骨形成和骨吸收之间的平衡发生改变。

尽管大量的解剖和生理学证据证实骨中存在富含 P 物质的感觉神经。但研究发现，膝关节置换术后和髋关节置换术后发生的持续性疼痛分别只有 13% 和 5% 可能来源于神经。这表明，对于关节置换手术，术中直接的神经损伤可能只是引起持续性术后疼痛一小部分原因。关节置换术神经病理性疼痛更多的可能来自于炎性疼痛的慢性化所导致的中枢敏化形成。

## 四、临床表现及诊断要点

PAPS 患者的疼痛表现形式多样，常伴有不同程度的关节功能障碍或疼痛导致的关节功能障碍。疼痛性质以酸痛、胀痛和隐痛为主，部分患者伴有牵拉痛和关节僵硬，少数患者具有神经病理性疼痛的特征（自发性疼痛、痛觉过敏和异常性疼痛）或感觉障碍。疼痛多为每日间歇性，少数为持续性；运动痛或负重痛多见，少数患者存在静息痛和夜间痛。长期疼痛的患者常常伴有心理异常甚至精神障碍临床表现，如焦虑紧张和抑郁沮丧等。

由于解剖部位的不同，不同的关节置换术临床表现也不尽相同，同时由于 PAPS 的诊断是建立在排他性的基础之上，因此在诊断 PAPS 前，需进行仔细检查，排除可能疾病和病理生理状态。以下介绍 PHA 和 PKA 两种手术后持续性疼痛时常用的相关检查，包括疼痛评估、体格检查、实验室和影像学检查等。

## 五、相关检查

### （一）疼痛评估

关节置换术后持续性疼痛的评估内容主要包括以下方面：

1. 疼痛的部位　如髋臼松动疼痛的部位在臀部或腹股沟区域；股骨柄假体松动，则通常表现为大腿痛；股骨柄假体失败，尤其是长柄假体，患者的疼痛有时可表现在膝关节部位；肢体的放射痛可能与神经有关，疼痛部位与相应的神经支配区域相符。

2. 疼痛性质评估　可采用 ID Pain、DN4 和 LANSS 量表评估疼痛的性质和来源，通过进一步体格检查或相关检查以明确疼痛的原因。

3. 疼痛发生的时间　在术后早期，出现的超过预料的疼痛或术后 2 个月后突发的疼痛排除手术后急性感染、血肿、异位骨化和假体早期不稳，以及血行感染急性发作、假体脱出或断裂等因素。超过 2 个月的持续性疼痛需要排除假体松动、慢性感染以及应力性骨折等情况。

4. 影响疼痛的因素　假体松动导致的疼痛常常与活动有关，突然改变体位而引起的疼痛，如从坐位到站起，或行走时开始的几步，是髋关节假体松动的典型表现。而由于由髋关节不稳或者半脱位引起的疼痛，常在髋关节处于一定的位置时出现。TKA 术后出现活动痛提示为滑膜刺激或肌腱炎。休息或夜间出现的持续疼痛，可能与感染、肿瘤和（或）继发的神经性疼痛有关。

**（二）体格检查**

1. THA 患者体格检查

（1）步态观察：通过体检在大部分情况下可以重复患者的疼痛。步态观察有助于识别髋部疾病的特殊表现。确定是否有跛行及跛行的类型，如 Trendelenburg 征、麻痹步态和下肢的短缩等，以及是否有神经症状，如足下垂、帕金森病震颤等。有些非骨水泥全髋置换的患者在步态观察中可能会发现髋关节完全伸直受限，这种情况可见于非骨水泥股骨柄假体的微动或不稳定的纤维固定，也可见于残留的髋屈曲挛缩。

（2）关节活动度：在检查髋关节活动时，如在屈曲或伸直的极点上出现疼痛可能是由于全髋关节松动引起的，而在髋的全程活动中均有疼痛可能提示有急性感染的存在。在髋关节屈曲90°时采用推拉的手法可能有助于半脱位的发现，也可以证实是否存在关节不稳定。

（3）触摸检查：包括髋关节、附近的滑囊及肌腱的止点。如大转子滑囊炎患者不愿向患侧卧、大转子压痛，以及髋关节内旋时使臀大肌紧张压迫滑囊使疼痛加重。耻骨支的压痛提示有应力骨折存在的可能。大腿的局限性压痛在股骨柄假体松动时很常见，也可能是应力集中的表现。

（4）腰背部及下肢神经检查：由于臀部及大腿的疼痛有可能继发于腰椎的疾病，检查腰背部及下肢神经的症状有助于发现疼痛的来源。沿脊柱或骶髂关节的触痛，可提示这些部位有病理变化，在大转子、坐骨的腘绳肌起点、臀大肌止点以及梨状肌区域的触痛，可提示这些部位的软组织炎引起的局部疼痛。神经检查应包括股神经、坐骨神经及闭孔神经。

2. TKA 患者体格检查

（1）视诊：可发现关节出现红斑、肿胀、严重畸形等。明显的红斑或渗液往往预示关节内感染。膝关节和下肢皮肤营养不良或颜色变暗时，需考虑 CRPS-1 或血管疾患。肢体力线检查可发现膝关节内翻或外翻畸形等力线不良。

（2）触诊：可明确患者疼痛的范围。髌骨外缘、关节线周围或鹅足腱滑囊部位疼痛需与 X 线检查结果相结合，以明确是否存在髌骨外侧面撞击或假体悬挂引起的疼痛。伤口周围神经瘤可通过触诊或 Tinel 试验予以明确。

仔细检查膝关节稳定性和关节活动度，因为内侧或外侧韧带复合体松弛、膝关节过伸，屈曲挛缩或伸膝迟滞均是 TKA 术后常见的问题。

体格检查还应包括步态分析以及邻近关节和腰椎的检查。跛行步态和膝关节横向不稳往往提示力线不良或韧带不稳。下肢过度内旋或外旋可能表明胫骨旋转定位不准确。髋关节运动的检查，特别是内旋受限和疼痛。此外，同侧肢体疾患也会导致膝关节疼痛，如明显的足和踝关节畸形等。

（3）诊断性穿刺：当对关节疼痛作出全面评估后，仍不能确定疼痛的原因，关节腔内注射 1% 的利多卡因 6~8ml，如果关节疼痛有相当长时间的解除，则提示疼痛可能来源于关节。

（三）实验室检查

人工髋关节感染诊断比较困难，应根据临床

症状、实验室检查、影像学检查、细菌培养以及病理检查综合确定。急性关节感染患者，体温和白细胞计数检查通常增高；而慢性感染患者体温和血常规检查一般正常，因此诊断意义不大。如果血沉和 C 反应蛋白均升高，除外其他引起二者升高的因素，如类风湿、应激等，应高度怀疑关节感染。

细菌培养是确定感染的金标准，如培养阳性，则可确定诊断，指导治疗。但是，由于人工关节置换术术中和术后患者常应用大量抗生素，而且出现感染症状后也常常会应用抗生素，因此细菌培养阳性率较低。如果培养结果为阴性，可采取以下手段确定诊断：关节液涂片检查、组织块培养、厌氧菌培养和病理检查。

评价一个可疑急性或慢性感染需要进行有氧及无氧条件下关节穿刺液的白细胞计数。白细胞数 $> 25\ 000/mm^3$ 或多核粒细胞 $> 75\%$ 高度提示感染。

碱性磷酸酶的升高提示可能有活动性的异位骨化存在，肿瘤标记物检查的阳性发现可能提示有原发性或转移性肿瘤存在而导致疼痛。

## （四）影像学评价

影像学检查诊断在关节置换术后疼痛的诊断中发挥核心作用，系统评估后序列的影像学检查由 X 线检查开始。关于关节假体的常见问题 X 线检查即可确诊。根据不同需要可进行额外影像学检查，包括 CT 和放射性核素扫描。如果怀疑疼痛是由关节外因素所致，需要进行髋关节或脊柱 X 线、CT 或 MRI 检查。

最佳评估全髋术后效果的方法是拍摄系列 X

线片。标准的 X 线片包括受累髋关节的骨盆正位片和不同类型的上段股骨 X 线片。进展性的骨与骨水泥间的透亮带、假体与骨水泥间的透亮带或骨水泥骨折，提示肉芽肿样的膜状物，通常和启动痛及负重痛联系在一起，可以诊断为症状性的假体松动。如果透亮带变化迅速，边缘毛糙，有骨膜反应出现，应高度怀疑有关节感染的出现。

　　TKA 术后 3 周内的早期感染多数是由于术中污染所致，而 TKA 术后经过几个月的无症状活动后发生的慢性感染通常是由于血源性播散所致。TKA 术后深部感染的发病率为 1% ~ 2%，翻修患者远远高于初次 TKA，而类风湿性关节炎和糖尿病患者的发病率高于其他人群，无菌性松动和感染性松动不能单凭常规 X 线确认。此外 TKA 术后感染也可能呈现正常的 X 线检查。TKA 术后迟发感染 X 线表现包括骨水泥界面骨吸收，骨膜反应，软组织或关节内气体，和早期假体松动。

　　膝关节 X 线检查包括膝关节负重正位、侧位和髌骨轴位。髌骨轴位不应被忽略，因为髌股关节并发症是导致 TKA 术后疼痛的常见原因，也是 50% 以上的 TKA 术后并发症。髌骨轴位还有助于明确髌骨未置换 TKA 术后膝前痛的原因。髌骨低位引起的髌骨撞击以及髌骨假体过小导致的外侧骨-假体撞击或髌骨轨迹异常都可通过 X 线片识别。由于股骨假体存在外翻、外旋角，标准侧位 X 线难以获得，透视下动态摄片可清晰确定假体-骨界面情况，尤其是对于非骨水泥型假体。既往系列 X 线片作用很大，有助于了解 TKA 术后病理改变的动态变化。负重位下肢全长 X 线检查有助于整体评估下肢力线和冠状位膝关节假体的力线情况。X线阅片时应评估假体组件大小和位置，假体周围骨折的迹象、松动、透亮影、骨溶解、聚乙烯垫片磨损、假体断裂和感染情况。

与X线检查相比，CT可辅助确定骨溶解的程度、范围以及假体旋转位置。胫骨假体周围溶骨样病变的范围和程度，溶解范围顶端与假体距离和皮质骨骨膜反应都可以通过CT明确。但目前的CT扫描很难明确髌骨和股骨假体周围的情况。

尽管金属假体对成像有分散干扰，骨盆和股骨的CT仍有助于显示残留的骨量。CT扫描结合血管内造影可显示松动假体周围主要血管的情况。磁共振成像（MRI）的作用有限，但是有助于对关节周围软组织的评估，特别是在查找与假体无关的疼痛原因时。

与普通X线片比较，关节造影术提高了骨水泥髋臼松动的检出率，但有一部分的结果为假阳性。诊断髋臼假体松动的最敏感指标是在整个髋臼假体周围连续出现造影剂，而且宽度均超过2mm。放射性核素扫描也是帮助TKA术后疼痛诊断的影像诊断方法，它可帮助区分感染与无菌性松动。结合这些放射性核素扫描可区分感染，无菌松动，CRPS-1，假体周围应力性骨折。

## 六、诊断与鉴别诊断

PAPS的诊断具有排他性。首先须排除植入关节假体及其相关并发症如假体松动、感染、假体周围骨折、假体断裂等。其一般诊断流程可参照图8-1进行鉴别。其次需排除其他器质性病变所导致的置换关节部位的疼痛。对于THA术后患者,臀部及大腿的疼痛有可能继发于腰椎的疾病;沿脊柱或骶髂关节的触痛,可提示局部的病理变化,常在大转子、坐骨的腘绳肌起点、臀大肌止点以及梨状肌区域的压痛。TKA 术后患者需要特别注意关节置换同侧肢体其他的疾患,也可以导致膝关节的疼痛。此外,如 THA 术后,一

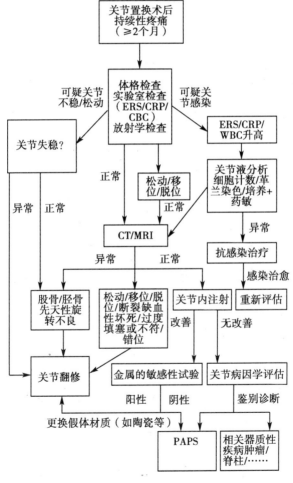

图 8-1 关节置换术后 PAPS 诊断流程

些深部的感染，尤其是"低毒性感染"以疼痛为主要特征，伴或不伴有关节功能的障碍，实验室或影像学检查有时可无明显异常。总之，PAPS诊断困难，在找不到明确病因的情况下，即使诊断PAPS，也应注重对患者的临床观察，密切注意病情的变化。无论怎样，笔者认为PAPS的概念或诊断应该是一种进步，唤起医护人员和患者对疼痛治疗的重视。有时即使发现病因，如假体松动、半脱位等关节失稳时，在没有具备手术翻修适应证的情况下，疼痛控制仍然是患者最需要的治疗措施。

## 七、预　防

采取一定的措施预防关节术后持续性疼痛，减少PAPS的发生有着重要的意义。具体措施包含术前、术中和术后措施和围手术期良好的疼痛控制。术前措施包括积极缓解术前疼痛、对伴发的其他系统性或局部性疾病及时治疗，包括抗骨质疏松治疗、抗风湿治疗、控制血糖等。此外，关节置换术多为老年患者，心理辅导和支持有着积极的意义。

术中措施包括选择合适型号的假体，因为关节置换术后远期并发症，如假体松动、下沉、关节软骨面磨损、关节头中心性脱位等均与此有关；术中还应仔细正规操作，减少手术操作带来的肌肉软组织损伤和神经损伤。

术后除了针对性治疗用药外，鼓励患者术后早期离床活动是预防术后早期并发症的最积极的方法。术后正确指导患者康复活动，能达到人们意想不到的良好效果；治疗骨质疏松症也是减少并发症的重要措施；术后心理干预可减少关节置换术后并发症、减轻疼痛。

围术期疼痛的良好控制，有助于预防术后持续性疼痛的发生。围手术期疼痛的控制囊括了术前、术中和手术整个过程。有证据表明，术前良好的疼痛缓解，可以减少术后慢性疼痛的发生率。在关节置换术后，推荐下硬膜外、区域神经阻滞或关节腔内镇痛（适用于 TKA）。有研究显示，吗啡、布比卡因和倍他米松联合膝关节腔内注射，TKA 患者术后 VAS 评分较生理盐水注射组明显降低。与全身镇痛比较，术后硬膜外或区域阻滞，不但可以缓解静息痛，更可以改善运动痛，有利于关节置换术患者早期的功能训练和康复。药物为 0.075%~0.125% 的罗哌卡因加或不加阿片类药物（吗啡）。如采用 PCA 给药方式，具有镇痛治疗个体化和能及时缓解爆发痛的优点。

## 八、治　疗

关节置换术后持续性疼痛，首先是针对病因的治疗，如无现有的明确的病理状态，即 PAPS，控制和缓解疼痛则是主要的治疗目的。按照 PAPS 产生的病理生理机制，可以分为伤害感受性疼痛，及炎性疼痛（置换关节周围的骨关节、肌肉及软组织性疼痛）、神经病理性疼痛和混合性疼痛三种类型的治疗。

### （一）药物治疗

炎性疼痛对 NSAIDs 类药物反映良好，包括无菌性假体松动导致的疼痛，药物治疗一般用于轻度疼痛至中度疼痛的 PAPS 的治疗。重度疼痛的 PAPS，单独使用 NSAIDs 效果不佳可选择阿片类药物，推荐首先选用阿片类药物的合剂，如氨酚曲马多、氨酚羟考酮等，止痛效果不理想可选用强阿片类药物，如丁丙诺啡贴剂、羟考酮控释片和芬太尼贴剂等。对于神经病理性疼痛，常用的一线药物为抗癫痫、TCAs 和 SNRIs 类抗抑郁药。具体药物选择、用法用量、药物副作用和注意事项可参照本书第二章第一节"手术与创伤后慢性疼痛的药物治疗"。

## （二）体外冲击波治疗

体外冲击波（extracorporeal shock wave，ESW）又称体外冲击波疼痛治疗系统，有气动弹道式、电磁式、放散状等类型。

1. 作用机制　冲击波治疗 PAPS 的机制可能为：①利用能量转换和传递原理，造成不同密度组织之间产生能量梯度差及扭拉力，并形成空化效应，气体在应力的作用下高速膨化，有利于疏通关节软组织粘连，缓解疼痛；②可改变离子的通道，使神经膜的极性发生变化，通过抑制去极作用产生镇痛作用；③对病灶组织细胞进行热处理，进而加速毛细血管的微循环，增加细胞吸氧的功能，达到促进循环、提高痛阈缓解疼痛；④通过对肌腱附近肌肉的直接压力作用使组织松解，从而促进微循环和缓解肌肉痉挛。利用特有的治疗模式及治疗探头，可以改善激痛点所影响区域的功能障碍，刺激受影响的区域肌群，阻断向心性疼痛传导从而达到治疗目的。新近的研究还发现，ESW 还具有激活成骨细胞、促进新生血管形成和细胞修复与再生等作用。

2. 治疗部位　PAPS 患者冲击波治疗的目标是肌肉和筋膜的扳机点（trigger point，TP）。除了活动的 TP，还应关注隐性的 TP。一般来说，活动的 TP 始终有痛感，多半在浅层的肌肉，是一些主要的功能肌或肌群；隐性的 TP 只有按压时才有痛感，多半在深层肌肉，是一些主要的稳定肌或肌群。涉及 THA 和 TKA 术后的 PASP 的 TP 涉及腰骶、髋部、大腿和小腿相关区域肌肉和筋膜的扳机点，治疗室需根据患者疼痛部位，结合关节活动痛和关节活动障碍的具体情况来治疗。

3. 治疗方法与间隔　一般情况下，对于每个治疗区域，至少 3 到 6 个疗程，治疗可以根据患者的情况，每天，每隔一天，一周两次或一周一次进行。治疗的频率取决于病变部位的改善情况和患者耐受性。在一个疗程中，通常会对一个部位（一块肌肉或一个肌群）使用大约 2000 次脉冲。通常从低能量水平开始。在目标区移动治疗头来寻找扳机点。逐步增加能量水平，直到患者感觉中等的局部疼痛和（或）牵涉痛。

（三）局部阻滞

扳机点注射、关节腔内注射等治疗，一方面可以帮助诊断，另一方面使用局麻药和甾体类激素可以有效阻断伤害性刺激的传导、减轻组织炎症和水肿、缓解肌肉痉挛，从而达到缓解疼痛的目的。在 PAPS 患者，阻滞治疗有效并能维持较长时间，可以采取重复（repetition）治疗原则。需要注意的是，局部阻滞使用甾体类激素有诱发和加重潜在性感染的可能，因此治疗需要谨慎。由于冲击波无创、副作用小和治疗效果确切，笔者推荐对不确定是否存在感染的 PAPS 患者可使用 ESW 来代替局部阻滞治疗。

（四）射频治疗

在一些顽固性的 PAPS 患者，排除了可能的病理生理和精神因素，常规药物等治疗疼痛控制不佳，可以考虑神经射频治疗。

膝关节由股神经、腓总神经、隐神经、胫神经和闭孔神经的关节支支配。这些环绕膝关节的关节支被称为关节神经，采用 X 线透或超声视引导，经皮穿刺可十分容易地实施神经射频毁损。有报道，膝关节射频去神经术，在一些严重的膝关节骨性关节炎疼痛，无法接受手术治疗的患者中取得很好的治疗效果。近期一项随机、双盲、假射频对照的临床研究中，纳入了 38 例常规保守治疗无效的严重膝骨关节炎患者，诊断性神经阻滞可有效缓解膝部疼痛，针对膝关节周围感觉神经（坐骨神经的 3 个膝关节分支）行进行射频热凝术（70℃，90 秒），每根膝神经射频 1 次。对照组不发放射频电流。射频组在治疗后 1、4、12 周随访 VAS 评分均较治疗前明显降低，而对照组仅治疗后 1 周疼痛减轻，射频组在治疗第 4 周和 12 周的疼痛评分明显低于对照组。尽管目前还未见用于 TKA 后 PAPS 治疗的报道，但对于这些难治性患者不失为一种选择，进一步的治疗效果还有待临床的观察和深入的研究。

**（五）PNfS**

PNfS，即皮下区域神经刺激，是 PNS 的一种形式。已有 PNfS 用于 TKA 顽固性膝关节疼痛并取得较好治疗效果的个案报道。PNfS 的作用机制同 PNS，作用的靶神经为疼痛区域小的神经分支。在膝关节主要作用于膝关节的关节神经。

图 8-2 为 PNfS 治疗 AKT 后难治性 PAPS 患者，X 线下植入电极的位置。PNfS 的治疗流程同 SCS，经测试（trial）治疗疼痛缓解≥50%方

可植入 IPG。

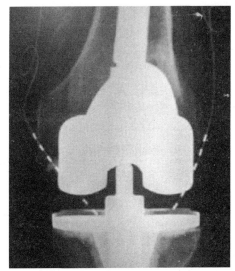

前后位

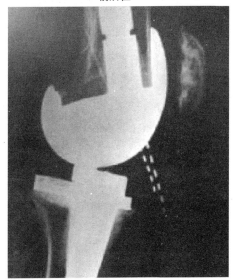

侧位

**图 8-2　PNfS 治疗 PAPS**

总之，对于关节置换术后持续性疼痛，往往需要多学科协作才能确诊为 PASP。同样关节置换术后持续性疼痛的处理也需要疼痛医生的积极参与。多数持续性疼痛可以发现明确的病因，但有时病因一时不能排除，如假体松动还不具备进行手术翻修的适应证，疼痛控制显得尤为重要，不但可以解除患者的痛苦，还有利于康复；有时病因去除疼痛却缓解不理想，如假体关节的感染控制良好，实验室及影像学检查均无异常，但患者疼痛持续存在，更需要疼痛专科医生利用专科技术来治疗疼痛。PAPS 诊疗中，多学科协作尤为重要。

（冯智英　彭志友）

# 参考文献

1. Anin L, Chelly J, Yang R. et al. Efficacy and safety of pregabalin in the treatment of postoperative pain following total knee arthroplasty. Eur J Anaesth, 2010, 27: 205-206.

2. Burns LC, Ritvo SE, Ferguson MK, et al. Pain catastrophizing as a risk factor for chronic pain after total knee arthroplasty: a systematic review. J Pain Res, 2015, 8: 21-32.

3. Wylde V, Hewlett S, Learmonth ID, Dieppe P. Persistent pain after joint replace- ment: prevalence, sensory qualities, and postoperative determinants. Pain, 2011, 152: 566-572.

4. Rakel BA, Blodgett NP, Bridget Zimmerman M, et al. Predictors of postoperative movement and resting pain following total knee replacement. Pain, 2012, 153: 2192-2203.

5. Wylde V, Sayers A, Lenguerrand E, et al. Preoperative widespread pain sensiti-zation and chronic pain after hip and knee replacement: a cohort analysis. Pain, 2015, 156: 47-54.

6. Fuzier R, Serres I, Bourrel R, et al. Analgesic drug consumption increases after knee arthroplasty: a pharmacoepidemiological study investigating postoperative pain. Pain, 2014, 155: 1339-1345.

7. Wylde V, Bruce J, Beswick A, Elvers K, Gooberman-Hill R. Assessment of chronic postsurgical pain after knee replacement: a systematic review. Arthritis Care Res (Hoboken), 2013, 65: 1795-1803.

8. Noiseux NO, Callaghan JJ, Clark CR, et al. Preoperative predictors of pain following total knee arthroplasty. J Arthroplasty, 2014, 29: 1383-1387.

9. Lewis GN, Rice DA, McNair PJ, Kluger M. Predictors of persistent pain after total knee arthroplasty: a systematic review and meta-analysis. Br J Anaesth, 2015, 114: 551-561.

10. Ayers DC, Li W, Oatis C, Rosal MC, Franklin PD. Patient-reported outcomes after total knee replacement vary on the basis of preoperative coexisting disease in the lumbar spine and other nonoperatively treated joints: the need for a musculoskeletal comorbidity index. J Bone Joint Surg, 2013, 95-A: 1833-1837

11. Puolakka PA, Rorarius MG, Roviola M, et al. Persistent pain following knee arthroplasty. Eur J Anaesthesiol, 2010, 27: 455-460.

12. Morze CJ, Johnson NR, Williams G, et al. Knee pain during the first three months after unilateral total knee arthroplasty: a multi-centre prospective cohort study. J Arthroplasty, 2013, 28: 1565-1570.

13. Baker PN, van der Meulen JH, Lewsey J, Gregg PJ.

The role of pain and function in determining patient satisfaction after total knee replacement: data from the National Joint Registry for England and Wales. J Bone Joint Surg Br, 2007, 89B: 893-900.

14. Murray DW, Frost SJD. Pain in the assessment of total knee replacement. J Bone Joint Surg Br, 1998, 80B: 426-431.

15. Piscitelli P, Iolascon G, Innocenti M, Civinini R, Rubinacci A, Muratore M, D'Arienzo M, Leali PT, Carossino AM, Brandi ML. Painful prosthesis: approaching the patient with persistent pain following total hip and knee arthroplasty. Clin Cases Miner Bone Metab, 2013, 10 (2): 97-110.

# 第九章

# 截肢后疼痛

## 第一节 残 肢 痛

### 一、概 述

残肢痛（stump pain）是指截肢后所产生局限于断端部位的疼痛。

IASP 于 2012 年将神经病理性疼痛定义为：由躯体感觉系统的损害或疾病导致的疼痛。神经性病理性疼痛根据疼痛来源分为中枢性和外周性两种类型，残肢痛属于外周性神经病理性疼痛。残肢痛和幻肢痛是截肢患者常见的并发症。残肢痛导致假肢安装和康复锻炼受阻，长期残肢痛将导致残肢肌肉萎缩、关节僵硬、骨质疏松、功能障碍加重，严重影响患者的治疗依从性和生活质量，延长住院患者康复训练周期，加重经济负担。

### 二、流行病学

国外统计一般人群的神经病理性疼痛患病率为 3%~8%。残肢痛的患病率低于幻肢痛，国内外学者调查截肢患者残肢痛的患病率是男性约

87%，女性 83%。Jensen 等发现术后 8 天残肢痛的发生率为 57%，6 个月为 22%，2 年后为10%。Gallagher 等的调查结果表明术后 18 年仍然存在残肢痛的患者高达 76%。残肢痛的患病率报道差别较大，但其对患者的生活质量的影响是显而易见的，长期疼痛会影响患者的睡眠、工作和生活能力，还会增加抑郁、焦虑等情感障碍的发病率。

## 三、病　因

### （一）假肢装配欠合体

包括残肢接受腔、假肢对线或假肢悬吊功能不良。

### （二）假性神经瘤

截肢后周围神经干被切断常形成假性神经瘤，残端神经处理不当、神经纤维过度生长使断端神经未回缩至肌肉间隙中，神经瘤被皮肤与骨端挤压产生疼痛。常发生在术后 1~2 个月左右。

### （三）残端瘢痕粘连

切口感染、血肿机化等导致瘢痕组织与残端皮肤或其他组织相粘连，承重或皮肤牵拉、压迫瘢痕时产生疼痛。

### （四）残端骨刺形成

此种情况少见。可见于存在感染的截肢端，骨端因感染而增生，刺激或压迫残端皮肤疼痛。可触及骨性突出，伴压痛，X 线检查可证实骨刺存在。

### （五）残端循坏障碍

由于残端局部缺血、肌肉紧张异常、残端营养不良所致的残端循环障碍。

## 四、发病机制

中枢神经与外周神经的相互作用在残肢痛的产生、维持方面起着重要作用。其机制为：

（一）周围神经受到损伤，可造成神经纤维的病理改变，轴突损伤区及脊髓 DRG 神经元细胞膜上离子通道改变，使外周传入纤维兴奋性和传导性改变，传导痛觉刺激的 Aβ 纤维（触觉神经元）和 C 纤维（痛觉神经元），尤其是 C 纤维兴奋阈值降低，损伤性刺激使其兴奋，从而产生病理性疼痛。

（二）在正常情况下，低阈值的 Aβ 纤维位于脊髓胶质区的第Ⅲ和Ⅳ层，高阈值的 C 纤维位于脊髓后角的第Ⅱ层。当神经损伤后，Aβ 纤维末梢可异常芽生，进入脊髓后角第Ⅱ层，占据 C 纤维的突触部位并与二级神经元发生新的突触联系，感觉传导出现异常。

（三）脊髓后角中枢感受伤害性冲动神经元延迟敏化、兴奋性增高，对非伤害刺激也出现疼痛感觉反应。

## 五、临床表现

残肢痛多发生于高位截肢或肩关节、髋关节离断术后，截肢时年龄越大，残肢痛发生的可能性越大。

主要表现为已被截除的肢体局部疼痛，疼痛范围较弥散，可累计整个残端并向身体其他部位放射。上肢多于下肢，近端（高位）疼痛程度明显重于远端（低位）。疼痛性质多呈跳痛、刺痛、灼痛，常有蚁爬感，少有烧灼感、瘙痒感、紧束感、胀痛、电击痛、挤压痛。截肢残端皮肤局部感觉异常，可有痛觉过敏（伤害性刺激引起疼痛时间延长及程度增强）、痛觉超敏（非疼痛刺激即可引发疼痛）、自发痛。触摸多有剧痛和明显的压痛点。残肢痛常伴有异常出汗或异常血管舒缩，受情绪、天气、外界声音等影响较大。

除疼痛之外，残肢痛患者的 Zung's 抑郁程度评分较高，容易合并轻度到中度抑郁，表现为抑郁、焦虑、少言、失眠、强迫症、自我隔离、自我怜悯、失去信心等，称为"截肢综合征"。

## 六、疼痛评估

残肢痛常与幻肢感、幻肢痛同时出现，易混淆，增加临床诊疗难度。临床进行疼痛评估可以了解疼痛的程度，定量判定治疗效果，更准确的判定疼痛特征，便于选用最合适的治疗方法和药物。

临床应用神经性疼痛量表或神经性疼痛问卷评估，如麦吉尔疼痛问卷简易表、视觉模拟评分、数字评分和面部表情分级、残疾疼痛指数、SF-36、健康相关生存质量（health-related quality of life，HRQoL）。其中 HRQoL 是一种新的指标体系，涉及疾病、生理功能、心理功能及社会功能等各方面，是在临床医疗实践和研究中全面的评价生存质量和健康状态。

截肢患者对待疾病的心态不同，对疼痛的耐受性也存在差异。因此，必要时应对患者不同时期的精神心理状态进行评估，并根据疼痛测试和评定结果制订有针对性的、个体化的治疗方案。

## 七、诊　　断

（一）有截肢病史，术后残端出现疼痛等临床表现可诊断。

（二）难以确定诊断时可行诊断性局部阻滞。

（三）残端影像学检查，如 X 线检查可发现截肢残端骨刺形成。

## 八、治　　疗

神经病理性疼痛的治疗原则为：早期干预，积极对因治疗；有效缓解疼痛及伴随症状，促进神经修复；酌情配合康复、心理、物理等综合治疗；恢复机体功能，降低复发率，提高生活质量。

**（一）药物治疗**

药物治疗不仅要缓解疼痛，同时也要治疗抑郁、焦虑、睡眠障碍等共患病。停药应建立在有效、稳定治疗效果的基础上并采取逐步减量的方法。

1. 非甾体类抗炎药　截肢患者伴发有邻近关节疼痛、僵硬，神经截断后无序生长形成神经瘤样病变，非甾体类药物可减轻局部炎症，且无成瘾性。但长期应用容易引起胃痛、消化道溃疡甚至消化道出血等不良反应，安全性和依从性降低。

2. 钙通道调节剂　加巴喷丁和普瑞巴林，是神经病理性疼痛的一线用药，通过调节电压门控钙通道，减少谷氨酸、去甲肾上腺素和 P 物质释放，减轻疼痛，也可改善患者睡眠和情绪。加巴喷丁通常起始剂量为 300mg/d，可缓慢逐渐滴定至 900～1800mg/d。普瑞巴林起始剂量为 150mg/d，常用剂量 150～600mg/d。为避免头晕及嗜睡，应遵循：晚上开始、小量使用、逐渐加量、缓慢减量的原则。

3. 抗抑郁药 常用药物有文拉法辛和度洛西汀等，通过选择性抑制 5-HT、去甲肾上腺素再摄取，提高二者在突触间隙的浓度，在疼痛传导途径中的下行通路发挥作用。文法拉辛的有效剂量为 150～225mg/d。度洛西汀的起始剂量为 30mg/d，一周后调整到 60mg/d。常见不良反应有恶心、口干、出汗、乏力、焦虑、震颤等。

4. NMDA 受体拮抗剂 主要为氯胺酮，Nikolajsen 等给予残肢痛患者口服氯胺酮（0.42mg/kg），在 50 分钟内可以镇痛满意，同时异常疼痛区域缩小、压痛阈增加、温度无变化，但此治疗期仅为 3 个月，不确定长期口服氯胺酮有无副作用及耐药性。在双盲对照研究中，对 11 例持续性幻肢痛和残肢痛患者静脉注射氯胺酮（0.1mg/kg），5 分钟后再持续静脉给药，速度为 0.7mg/（kg·min），45 分钟后所有患者的疼痛均有不同程度的缓解。氯胺酮对中枢神经系统有较强的副作用。

（二）神经阻滞

神经阻滞治疗是一种较为常用的方法，对残肢痛的止痛效果通常好于幻肢痛。主要方法有断端压痛明显处局部注射局部麻醉药和糖皮质激素，还有交感神经阻滞、星状神经节阻滞、蛛网膜下腔或硬膜外腔阻滞、外周神经阻滞等手段。

（三）神经调控技术

主要指脊髓电刺激（SCS）、运动皮层电刺激（MCS）、脑深部电刺激（DBS）。

1. 脊髓电刺激术（SCS） 脊髓电刺激在神经电刺激的领域应用最为广泛，可应用于规范药物治疗无效或不能耐受药物副作用的残肢痛治疗。

脊髓电刺激术是将脊髓刺激器的电极植入椎管的硬膜外腔后部，以电脉冲刺激脊髓后柱的传导束和后角感觉神经元，从而治疗疼痛的一种神经调控方法。其作用机制存在多种学说，包括脊髓门控机制、阻断神经传导通路、降低交感神经兴奋性和激活神经递质受体等。脊髓门控机制应用最广，即电刺激产生经 Aβ 粗触觉纤维传导的麻木振动感，逆行抑制脊髓对痛觉纤维传入信号的接收，从而达到缓解和阻断疼痛感觉，同时具有扩张血管、改善微循环的作用。治疗频率 5～500Hz，电压 0.30～15.00V，脉宽 0.10～1.00ms，以患者自觉疼痛缓解并且无不良刺激反应为宜。

经脊髓电刺激术治疗慢性疼痛患者，67%的患者疼痛缓解率达 50%以上。有国外学者应用脊髓刺激术治疗 64 例截肢术后疼痛患者，发现45%患者疼痛能减轻 50%～100%，11%患者疼痛能减轻 25%～50%。大多数有长期效果，随访 5年，23%患者疼痛仍能缓解 50%～100%，但产生残肢痛的最初 3 个月治疗效果最佳。

大样本回顾性临床研究结果显示，脊髓电刺激术治疗慢性疼痛的并发症主要是电极移位（22.56%）、感染（4.46%），未发现与电刺激相关的功能障碍和死亡病例。

2. 运动皮层电刺激术（MCS） 该方法主要

适用于药物难治性神经病理性疼痛，包括中枢性疼痛、臂丛神经撕脱伤后疼痛、幻肢痛、残肢痛等。

运动皮层电刺激系将电极植入中央前回运动皮层表面，应用功能 MRI、体感诱发电位和神经影像引导，定位上、下肢和面部的运动皮层，将电极植入相应区域的运动皮层硬膜外或硬膜下，通过脉冲发生器给予持续性阈下电刺激，控制疼痛发作。

MCS 作用机制尚未完全清楚，可能是激活下行网状系统产生的下行抑制而发挥镇痛效果，同时具有增加同侧丘脑腹外侧、内侧丘脑、岛叶、扣带回膝部、脑干等与疼痛相关的组织结构血流量的作用。治疗频率 15~130Hz，电压 0.50~9.50V，脉宽 0.06~0.45ms，术后刺激参数的调节对疗效的影响至关重要。

MCS 对于难治性面部疼痛和中枢性疼痛尤其有效，治疗后 50%~80% 的患者可以获得长期症状缓解，Rasche 等最长获得 10 年的肯定疗效。由于中央前回的凸面大部分代表上肢，对于上肢幻肢痛患者似乎更有效，有效率约为 53%，若镇痛效果出现波动，调整刺激参数后仍能获得镇痛疗效，疼痛较术前减轻 10%~90%。

MCS 具有可逆、可调节、创伤小等优点，仅有轻微的对侧肢体肌力减弱，而无严重并发症。如患者肌力明显下降，则不宜行运动皮层电刺激术。

3. 脑深部电刺激术（DBS）　DBS 适于各种范围较大的顽固性伤害感受性疼痛和神经性疼痛。通过立体定位引导将电极植入脑深部核团，给予高频电脉冲刺激扣带回等部位的神经核团，达到有效镇痛的目的。

采用 DBS 治疗残肢痛和幻肢痛止痛效果较好。临床观察显示：85 例神经病理性疼痛患者长期随访，疼痛程度缓解率为 89%，完全缓解烧灼样疼痛。DBS 刺激中脑导水管周围灰质或脑室周围灰质、内囊及丘脑感觉中断核后可明显缓解疼痛症状，25%~35% 的患者可获得长期疼痛解，其缓解率甚至可达 80%。

### （四）脊髓背根入髓区毁损术

脊髓背根入髓区（dorsal root entry zone, DREZ）毁损术已广泛应用于各类顽固性疼痛的治疗。DREZ 的解剖结构包括背根分支、背外侧束及脊髓后角最外层（Rexed 的 Ⅰ~Ⅴ 层）。在疼痛调控中，背根分支的伤害性纤维、背外侧束的内侧部分以及脊髓后角最外层起兴奋作用，而背根分支的触觉纤维和背外侧束的外侧部分起抑制作用。DREZ 损毁术主要损毁脊髓后角 Rexed 的第 Ⅰ~Ⅳ 层，毁损的范围应包括患者疼痛部位对应的脊髓节段及其上、下各半节段的脊髓。

DREZ 损毁术可能的作用机制包括：DREZ 神经元突触活动受邻近脊髓细胞和周围神经传入冲动的调节，破坏伤害性传入通路的二级神经元即可抑制疼痛；脊髓丘脑束和脊髓网状束的部分细胞起源于脊髓背根，DREZ 损毁术通过破坏感觉传导通路达到抑制中枢性疼痛；背外侧束进入脊髓后分布于上、下多个节段内，与周围神经元之间既有易化作用又有抑制作用，DREZ 损毁术通过改变背外侧束的调节作用发挥镇痛作用。

近年来，DREZ 毁损术已被应用于治疗残肢痛、幻肢痛、带状疱疹后神经痛等。长期随访DREZ毁损术后的患者，75%的残肢痛患者疼痛缓解效果满意。一些学者认为DREZ毁损术对幻肢痛疗效满意，由于病例数较少，DREZ毁损术对残肢痛的疗效仍不十分确定，需要进一步的临床研究。

DREZ毁损术的并发症主要有患肢浅感觉减退或缺失范围扩大，同侧下肢的深感觉障碍，一过性肌力下降，脑脊液漏等。

**（五）手术治疗**

手术治疗主要目的是去除断端的各种刺激因素，包括切除瘢痕组织、残端神经瘤和松解血管神经束，必要时行残端修整或再次截肢术。残端痛患者于截肢残端触到神经瘤并有压痛，可行手术切除神经瘤，大部分患者再手术后可解除痛苦。但有时手术治疗术后还会再次出现残肢痛。

**（六）物理治疗**

针灸、理疗、按摩、超声波和微波对残肢痛有一定的治疗作用。

1. 针灸　通过针刺残肢局部皮肤，起到疏通经络、调节脏腑虚实的作用，刺激强度以局部皮肤潮红、无渗血、患者稍感疼痛为宜。针灸能够增加5-HT、内啡肽的释放，减少对疼痛的情绪反应，提高患者的痛阈，增强机体对疼痛刺激的耐受能力。针灸疗法操作简单，经济安全，治疗残肢痛有较好疗效。

2. 理疗　音频电疗可用于残端瘢痕粘连、局部压痛明显的病例，具有明显消炎、镇痛、软化瘢痕、消除粘连的作用。对于残端血液循环和组织营养状况较差伴慢性炎症、疼痛明显者，采用磁片贴敷治疗，磁场具有扩张周围血管，改善局部组织营养，降低神经兴奋性，消炎镇痛的作用。

3. **按摩**　按摩残肢局部可增加残肢对刺激的耐受性，刺激外周感受器，触发神经冲动传入脊髓后角，抑制超敏化的脊髓后角，从而减轻疼痛。对于残肢疼痛、感觉超敏患者普遍采用此康复方法。关节功能练习以主动运动为主，促进关节活动。对关节挛缩运动障碍者应行抗阻力运动增强肌力训练，结合牵引治疗。除有利于缓解疼痛外，还为安装假肢和使用假肢创造更好的条件。

## 九、预　防

残肢痛在截肢术后的发病率很高，治疗效果不明显，患者非常痛苦，因此预防是关键。

### （一）麻醉注意事项

肩关节离断术最佳的麻醉方式是全身麻醉复合臂丛神经阻滞，在离断上肢前分离出臂丛神经，以局麻药局部浸润。全身麻醉术中充分镇痛，抑制肩关节离断的强刺激直接传入中枢。术前上肢截肢患者行臂丛神经阻滞、下肢截肢患者行连续硬膜外阻滞或蛛网膜下腔神经阻滞对减少幻肢痛、残肢痛的发生有一定作用，动物实验已证实预先镇痛的有效性。

### （二）截肢手术的要求

清创彻底，手术正规，缝合和结扎线要少，神经断端切除适当，缝合时对合精确，争取伤口一期愈合。良好残肢为圆柱状的外形、适当的长度、皮肤和软组织条件良好、皮肤感觉正常、无畸形、关节活动不受限、肌肉力量正常。

### （三）假肢的选择

假肢的新型接受腔是闭合的、全面接触、全面承重式，具有残肢承重合理、穿戴舒适、假肢悬吊能力强、不影响残肢血液循环等优点。

（宋涛 奚奇）

# 第二节 幻肢痛

## 一、概 述

截肢后可产生痛性或无痛性的后遗症，主要分为3类：幻肢痛、残肢痛及幻肢感觉。幻肢痛（phantom limb pain）是身体缺失的部分产生的疼痛或不舒适的感觉，大部分出现在上肢或下肢，但其他身体器官截除后，缺失的部位也可产生疼痛或不适感觉，如乳腺、阴茎、眼球、牙齿、膀胱及直肠。幻肢感觉（phantom sensations）表现为持续性的感觉已缺失的肢体仍然存在，感觉包括触压觉、温度觉及本体感觉，有些患者甚至不自觉的试图应用其幻肢。

幻肢痛多发生在截肢后，也可见于神经撕脱术后、脊髓损伤及先天性发育不全的患者中。幻肢痛和残肢痛有时可同时发生，容易产生混淆，但是两者机制可能不同，需详细的进行评估和鉴别。以往临床医生对截肢后幻肢痛的发生没有给予足够的重视，对幻肢痛的发病机制研究不足，甚至有些患者因害怕别人误认为自己存在心理或精神疾病，往往对幻肢痛的存在进行隐瞒，上述原因可能使临床上对幻肢痛的诊断出现困难，治疗造成延误。

## 二、流行病学

调查统计，目前美国的截肢患者数量为 160 万，每年新增 18.5 万，预计 2050 年截肢患者数量可达到 360 万。截肢的原因可分为几类，其中血管源性占比例最多，达 82%，创伤性原因占 16.4%，肿瘤因素占 0.9%，先天性异常占 0.8%。截肢术后出现幻肢痛的比例为 75%，70%~90% 的患者可出现幻肢感觉，95% 的截肢患者可存在上述三种截肢后遗症的一种或几种。在截肢的 6 个月内出现幻肢痛的患者比例为 72%，其中出现概率上肢高于下肢，女性高于男性。幻肢痛的发病率很高，但临床上并未引起医生和患者的足够重视，68% 患者得不到积极有效的治疗。

## 三、病因和发病机制

幻肢痛的发病机制十分复杂，目前国内外针对幻肢痛发病机制的研究有很多，但是尚未得出统一的结论，还需要进一步的临床研究。临床上对幻肢痛的患者进行相应肢体神经丛的阻滞后，发现疼痛并未完全缓解，表明幻肢痛的形成是由中枢机制和外周机制共同参与的，同时，心理学等其他多方面因素也参与幻肢痛的形成，并影响疼痛的程度。

### （一）外周机制

截肢后周围神经冲动的异常传入是幻肢痛发生的重要因素。正常周围神经损伤后，神经末端出现再生现象，有与远端断端连接的趋势，但截肢后神经远端全部离断，神经纤维断端的再生变为非正常性增生，这些异常的再生在神经损伤处形成神经瘤，这些神经瘤可自主的产生异常电活动，这些异常信号传入中枢可产生疼痛感觉。新增的异常 C 纤维和脱髓鞘的 A 纤维出现自发异常电活动后，神经末梢和脊神经节感受到这些异常的机械或化学刺激后，可使钠通道发生上调现象，也可导致或加重幻肢痛。因个体间神经损伤的部位及神经再生的方式存在很大的差异，所产生的疼痛程度和性质也就存在很大的个体差异。神经瘤不仅产生自发性疼痛，还可使患者对触觉、温度觉等正常感觉异常敏感，有些患者可因外界温度的改变或者肢体残端受到的正常刺激出现幻肢疼痛加重现象。因为神经损伤后神经瘤的产生需要一定的时间，所以神经瘤可能不是截肢后即刻产生幻肢痛的主要原因。

背根神经节的异位放电也是幻肢痛形成或加重的潜在机制。天气变化、氧合状态及局部炎症刺激等因素也可加重脊髓背根神经节的异位放电，同时因情绪或压力产生的肾上腺素增多也可诱导脊髓背根神经节的异位放电增多，即交感神经系统的活动可促使神经元或神经节的敏化，可加重幻肢的疼痛程度。神经元和神经节的活性改变可以使脊髓背角神经元产生自发性活动、RNA 转录过程改变、增加脊髓的代谢活性，这些过程都可加重中枢敏化。

（二）中枢机制

截肢后神经损伤产生的中枢改变十分复杂，这些机制可能各自或协同的在幻肢痛的形成和加重中发挥作用。

在脊髓水平，周围神经损伤后神经冲动传入减少，初级感觉神经和脊髓固有神经元中阿片受体产生下调现象；抑制性神经递质 γ-氨基丁酸（GABA）和甘氨酸减少，脊髓的去抑制作用增强；缩胆囊素（cholecystokinin）是阿片受体抑制剂，在损伤的神经组织中可产生上调现象；还可易化 NMDA 受体与谷氨酸的作用，可增强脊髓与脊髓上中枢的上行性投射系统的作用；异常放电等因素可能使中间神经元减少。

中枢机制中比较重要的生理过程为中枢敏化。截肢后周围致痛因子活性增强，使脊髓背角神经元突触结构发生永久性改变的过程叫做中枢敏化。特点是脊髓背角的神经元兴奋性增加，抑制性减弱，初级感觉神经元、中间神经元和投射神经元的中枢神经末梢结构改变。这种中枢敏化过程是 NMDA 受体和其神经递质谷氨酸介导的，其机制可能为传导伤害感受性信息的上行脊髓投射神经元传入神经阈值减低，或是抑制性中间神经元被受损组织的快速电活动破坏，从而产生脊髓的高兴奋性。中枢敏化的一个重要表现为痛觉超敏（allodynia），周围神经损伤引起脊髓中第Ⅱ板层中的 C 纤维变性，并且 Aβ 纤维（正常在Ⅲ和Ⅳ板层）末梢在此处出现，此为痛觉超敏的解剖学基础（可见残肢痛），神经元输出的正常感觉信号可能产生痛觉。原有支配相应肢体的脊髓区域被干扰，可观察到脊髓中疼痛区域扩增，相邻神经元活性改变，这一现象可能与原始沉默的神经元连接被激活，或出现新的神经元连接有关。另外一个机制是神经肽（如 P 物质）的表型转换。正常神经肽类物质只在伤害性初级传入纤维 Aδ 和 C 纤维中表达,但在周围神经损伤后 Aβ 纤维中也可表达,所以 Aβ 的传入产生脊髓的超兴奋现象,上述通常与伤害性传入有关。

幻肢痛脊髓上水平改变可能累及脑干、丘脑和大脑皮层。在脊髓完全横断损伤的患者中也可发生幻肢痛现象,并且幻肢痛患者在发生脑梗死后出现疼痛消失,这表明截肢后产生的幻肢痛可引起脊髓上中枢神经系统的改变。神经元间的连接增多、兴奋性神经递质增多、神经细胞膜传导模式改变、抑制性传入减少可使大脑皮层兴奋性增高,所产生的结构改变引起进一步的生化改变,如神经细胞轴突的增多,突触间活动增强,结果引发痛阈改变。外周神经 C 纤维可对相应的大脑皮层活动有一定抑制作用,截肢后这种抑制作用消失。

截肢后大脑皮层出现功能重组,原有支配被截肢肢体的皮层区域被其他区域代替。在截肢患者中,刺激患者截肢侧的颜面部,可能引起同侧幻肢疼痛,这一现象可通过上述理论解释,即手臂或手截肢后,支配颜面部的初级躯体感觉皮层可扩大到原先支配手臂或手的躯体感觉皮层,这种转变发生的越多,幻肢痛的程度越重。在对成年猴的研究中证实,截肢或去传入可引起初级躯体感觉皮质的功能和结构发生变化,将成年猴的手指或足趾进行截肢,可引起手指在皮层上相应区域的相邻皮层受累,其范围为几毫米到几厘米,在截肢的成年猴的大脑皮质中还观察到神经元轴突的增多。

有人提出神经网络假说,即在丘脑和躯体感觉皮层、网状结构及损伤后皮层之间存在神经元网络，可输出反映躯体感觉的信号。截肢后可能在神经网络中重新建立一个不正常的信号转导模式。因缺乏正常的躯体感觉性神经元活动，同时受损神经元进行异常的电活动，可能改变神经系统的信号转导模式并出现幻肢现象。上述理论因涉及结构广泛，很难进行证实，也解释不了无幻肢痛的截肢患者存在的原因。

（三）心理学因素

认知、情感和行为等因素的个体差异可影响患者的心理、生理，是幻肢痛形成的另一重要原因。焦虑、抑郁等心理学因素在幻肢痛的形成中发挥了重要的作用。

（四）疼痛的记忆

临床上许多患者在截肢前可能因为血管性或肿瘤性因素，术前就存在一定程度的疼痛，术前存在的疼痛可能是幻肢痛形成的又一原因。疼痛信号的持续性传入可能引起中枢神经系统的改变，原先介导截肢前肢体疼痛的神经元与疼痛信号形成了牢固的应答状态，截肢后皮层被其他区域代替后仍然表达原先的疼痛感觉。有人对上述理论提出质疑，术前的疼痛只是使幻肢痛短时间（小于 6 个月）存在，可能和慢性的幻肢痛关系不大。

## 四、诊断和鉴别诊断

幻肢痛是身体缺失部分产生的疼痛或不舒适的感觉，主要发生在四肢。患者往往存在因各种原因截肢的病史，先天性肢体缺陷患者中也有发生。

幻肢痛的临床表现十分复杂，因为幻肢痛的

疼痛的进展、频率、强度和性质等个体化差异较大。幻肢痛的起病时间不等，从截肢后几天到数年均可发生，部分患者可在截肢后 1 周内出现，也有部分患者在截肢后数月或数年后出现，典型的幻肢痛在截肢后 6 个月内发生，比例约为72%，但是术后几年内发生的概率为85%。部分患者存在间歇性疼痛，间歇期从 1 天到数周，甚至数年，疼痛发作时持续时间不等，从几秒到数小时。幻肢痛可持续数年之久，性质及部位可变，目前研究对幻肢痛的进程结论尚不统一。

疼痛可表现为神经病理性疼痛，即锐痛、电击样或烧灼样痛；也可表现为特殊的伤害感受性疼痛：钝痛、挤压痛或抽痛。可以是轻度的疼痛感觉，也可以是重度的持续性疼痛。疼痛部位为整个幻肢或局部疼痛，有些患者无法对疼痛进行准确定位，部分患者表现为幻肢远端疼痛程度较重。身体其他部位缺失的患者中也可出现相应缺失部位的疼痛。

幻肢痛的诱发或加重因素有：幻肢的特定体位或动作、残肢受到刺激、情绪、天气、精神状态及压力等。合并残肢痛的患者中，局部皮肤存在病变、残肢循环障碍、局部感染、神经瘤的存在可诱导或加重幻肢疼痛。在肢体残端可能存在触发点，即刺激特定的部位可触发或加重幻肢疼痛，在应用假肢的患者中表现更加明显。

幻肢感觉（幻象感觉）是截肢后缺失的肢体体验的非痛性感觉。三分之一的患者在截肢后24 小时出现，四分之三的患者在截肢后 4 天内出现，90%患者在截肢后 6 个月内出现。有些臂丛撕脱伤的患者也可发生幻肢感觉。患肢感觉可分为运动觉、本体感觉和一般感觉。运动觉是感觉幻肢在自主运动，本体感觉感受幻肢的大小、形状和位置，一般感觉为触觉、痛觉、温度觉。幻肢痛在四肢好发，人体其他器官在切除后也可能存在上述类似感觉，如乳腺、膀胱、阴茎、眼球、牙齿及直肠。内脏器官的幻肢感觉（幻象感觉）往往是功能性的，有学者认为无痛性的幻肢感觉（幻象感觉）很可能是正常的、功能性的，甚至是进化而来的。

有些患者出现进展性扭曲现象，称为 tele-scoping 现象，发生率为四分之一到三分之二。表现为幻肢远端逐渐向近端残肢靠近，患者可形容为手或者脚向大臂或大腿靠近，甚至手指或脚趾直接与残肢相接，在下肢截肢患者中，患者可感到被截肢的脚悬在地面之上。患者感受的幻肢可能是固定不动的，也可感受到幻肢发生主动或被动的运动。

调查显示，在截肢之前就存在慢性疼痛的人群中幻肢痛好发。青年或儿童发生率较低，有报道先天性肢体缺如的患者存在幻肢痛，但发生率较低。有报道提出女性较男性好发，上肢较下肢好发，但其证据不够充足。因患者的疼痛发生在被截肢肢体或器官，往往累及周围和中枢神经系统，所以无确切体征。

幻肢痛、残肢痛及幻肢感觉有可能同时存在，因根据病史、临床表现、体格检查及辅助检查进行诊断和鉴别诊断。还应排除牵涉痛、残肢缺血、假肢相关性疼痛、神经瘤、压力相关疼痛及感染等情况。

# 五、治　疗

　　幻肢痛的控制十分困难，往往治疗效果不理想，针对机制的治疗比对症治疗更为重要。

## （一）药物治疗

　　药物治疗需考虑药物的种类、给药途径和不良反应等因素。目前应用较多的为 NMDA 受体拮抗剂、阿片类药物、抗癫痫药、降钙素、抗抑郁药和局麻药等。

　　1. NMDA 受体拮抗剂　包括氯胺酮、右美沙芬、美金刚。NMDA 受体是中枢神经系统中兴奋性递质谷氨酸受体的一种类型，参与中枢敏化及外周敏化等过程。NMDA 受体拮抗剂可阻断脊髓背角神经元的敏化。全身麻醉药物氯胺酮是一种非选择性 NMDA 受体拮抗剂，氯胺酮 50mg，3/d，口服，也可以 0.4mg/kg 静脉应用，可有效改善疼痛。尽管临床试验表明氯胺酮对幻肢痛有效，但其存在诸多不良反应，如意识改变、幻视、听力损害及情绪改变，这些不良反应阻碍了氯胺酮在幻肢痛患者身上的长期应用。其他 NMDA 受体拮抗剂，如美金刚，可缓解幻肢痛的疼痛程度，还可延缓疼痛的进展，其不良反应较氯胺酮小，推荐剂量为 30mg/d 口服。在截肢后的急性期，应用美金刚进行臂丛神经阻滞可预防幻肢痛的发生。右美沙芬推荐剂量为 120mg/d 口服。

　　2. 阿片类药物　作用在脊髓水平和脊髓上水平，在治疗幻肢痛方面是有效的。阿片类药物在脊髓水平上的作用是抑制疼痛信号转导通路，而在脊髓上水平可减少皮层对疼痛的皮层重组作用。口服和静脉应用阿片类药物均可达到镇痛目的。但是阿片类药物如曲马多、可待因、吗啡、芬太尼及羟考酮等存在普遍的不良反应，包括：便秘、恶心、呕吐、瘙痒、头晕、出汗、镇静、疲劳、排尿困难及呼吸抑制等。临床上长期应用此类药物还要考虑阿片类药物的成瘾性，及耐药性等特殊因素，合理应用。

3. 抗癫痫药　是治疗幻肢痛的有效药物，抗癫痫药物为钠通道阻滞剂，代表药物包括卡马西平、加巴喷丁和普瑞巴林，通过抑制病变神经元的异常放电而发挥作用，不良反应有嗜睡，头晕，头痛，恶心等。卡马西平因不良反应较重在临床上现已较少使用，加巴喷丁对幻肢痛效果良好，长期应用不良反应较少，但易产生耐药性，推荐剂量为 2400mg/d，最大剂量为 3600mg/d。普瑞巴林不良反应轻微，长期服用效果较好。

4. 抗抑郁药　主要通过调整去甲肾上腺素和 5-HT 神经介质之间的紊乱而发生止痛作用。通过抑制突触对 5-HT、去甲肾上腺素和多巴胺的再摄取而增强下行性抑制通路，从而增强中枢神经系统内源性疼痛抑制作用。不良反应包括口干、便秘、排尿困难、恶心呕吐、心动过速、体位性低血压等，应从小剂量开始使用。

5. 利多卡因　这是一种局部麻醉药物，在临床上可用于局部麻醉和抗心律失常，静脉应用治疗幻肢痛可降低中枢神经系统的痛觉敏感性，可作为其他药物的辅助手段，同时，在残肢部位存在神经瘤的幻肢痛患者中，局部注射利多卡因可减轻幻肢的疼痛程度。

6. 降钙素　可直接作用于中枢系统，并可抑制周围神经引起的神经电活动，根据上述机制可将降钙素用作治疗幻肢痛的辅助用药，但是降钙素无法减轻或消除中枢敏化现象。降钙素的不良反应包括头痛、眩晕、嗜睡、恶心、呕吐、潮热，推荐剂量为200IU静脉注射。

7. 其他药物　包括肾上腺受体拮抗剂、非甾体抗炎药物等可配合上述药物应用。

（二）神经阻滞和射频治疗

神经阻滞常用方法包括交感神经阻滞（星状神经节阻滞）、区域神经阻滞、硬膜外腔阻滞及蛛网膜下腔阻滞等，因注射治疗主要作用在周围神经系统，对幻肢痛的治疗效果往往不及残肢痛。区域阻滞应用的药物包括局麻药物、A型肉毒毒素、B型肉毒毒素、肿瘤坏死因子等。

在注射有效的残肢痛或幻肢痛的患者中行神经根脉冲射频治疗，疼痛也可得到一定程度的缓解。

（三）神经调控技术

神经调控技术是针对幻肢痛的发病机制进行的一种治疗手段，目标是调节周围神经系统、脊髓及脊髓上水平的中枢神经系统。周围神经刺激（Peripheral nerve stimulation，PNS）在疼痛仅累积一或两个周围神经的残肢痛患者上可能出现良好的治疗效果，以往周围神经刺激需要手术切开的方式，沿神经干植入刺激电极，现在有经皮穿刺植入的方式植入电极治疗残肢痛取得了良好效果，周围神经刺激在幻肢痛的患者身上效果有限。

对于主要由中枢机制参与的幻肢痛，神经调控需在脊髓或脊髓上水平进行。脊髓电刺激

（Spinal cord stimulation，SCS）在许多神经病理性疼痛患者身上取得了良好效果，但脊髓电刺激在幻肢痛患者中的效果在许多文献中结论不统一。保守治疗无效的幻肢痛患者可进行脊髓电刺激治疗。

运动皮层刺激（Motor cortex stimulation，MCS）的靶点在大脑皮层，通过精确的定位技术如术前功能性磁共振成像和术中的清醒状态下电刺激，直接定位皮层重组区域和疼痛区域，对顽固性神经病理性疼痛效果较好。不仅在幻肢痛患者中取得了较好治疗效果，对顽固性面部疼痛及其他中枢性疼痛（如卒中后中枢痛）也有显示了较好的疗效。运动皮层刺激这一技术存在较大发展空间，但还需进一步深入研究。

### （四）手术治疗

幻肢痛患者在保守治疗不理想的情况下可行手术治疗，但是临床中手术对幻肢痛的治疗效果往往存在很大的不确定性。

功能神经外科可行定向脑内靶点毁损术、中脑脊髓丘脑束加双侧扣带回前部联合毁损术、颈脊髓神经后根入髓区毁损术等手术治疗。

由于中枢机制参与幻肢痛和幻肢感觉的形成，且脊髓背角神经元在幻肢痛的形成和发展中起到重要作用，所以功能神经外科开展 DREZ 毁损术，并取得了良好的治疗效果。DREZ 毁损术主要是破坏脊神经后根进入脊髓部分的外侧部、Lissauer 束的内侧部分及后角大部分（Ⅰ～Ⅴ层）的细胞，毁损痛觉传导的二级神经元、降低神经元异常兴奋性、减少疼痛冲动的传入，从而发挥止痛作用。DREZ 毁损术不仅可有效缓解幻肢痛的症状，也可消除幻肢感觉。

手术操作在手术显微镜直视下完成，全身麻醉下将病变对应节段椎板部分切除，暴露脊髓，镜下辨认脊髓的背外侧沟，在手术显微镜直视下行双极电凝或射频热凝术。射频热凝操作比较复杂，需要反复多次多点穿刺脊髓，可控制毁损灶的大小和范围，但损伤脊髓其他结构的危险性增加，容易出现并发症。双极电凝操作简便，能够比较精确地控制毁损的范围，并发症较少。

脊髓后根入髓区毁损术并发症包括同侧肢体对应区域的感觉减退和肌张力降低，但患者大多能够耐受，脊髓中皮质脊髓束损伤，造成同侧肢体肌力减退、呼吸肌或括约肌功能障碍，甚至出现肢体瘫痪、截瘫。

（五）心理行为治疗

截肢后患者往往存在不同程度的心理障碍，如焦虑、抑郁甚至社会功能丧失，心理治疗在幻肢痛治疗中占有重要地位。包括心理疗法、认知疗法和行为疗法等手段，从生物、心理及社会等多因素对幻肢痛患者进行治疗，可以对幻肢痛患者产生十分积极的效果。

（六）其他

其他治疗手段包括镜像疗法、催眠疗法、行为刺激都可作为幻肢痛的辅助治疗办法。镜像疗法是一种较为特殊的行为疗法，即在要求患者在镜子中看见被截去的肢体被健肢代替，让患者在镜子中看见自己双侧肢体同时活动，向大脑提供缺失肢体的活动信息。此方法与其他心理疗法相结合，可减轻患者的疼痛。生物反馈疗法如术后及时的应用假肢、积极的肢体功能训练，可有效地减少幻肢痛，并可让患者更快更好地克服心理障碍。

## 六、预　防

由于截肢后疼痛的发生率较高，疼痛程度较重，给患者带来极其严重的生理和心理上的不良影响。并且幻肢痛目前在国内外都属于一种十分难控制、难处理的慢性疼痛，所以幻肢痛的预防是极其必要的。幻肢痛的预防应从两方面入手，一是急性幻肢痛产生的预防，二是防止急性疼痛转为慢性难治性疼痛。

由于幻肢痛的形成和截肢手术之前和手术之后的疼痛关系密切，所以在截肢术前及术后提供良好的镇痛措施可有效的防止或减少幻肢痛的发生。有证据显示，在截肢前有给予患者硬膜外镇痛、区域阻滞，甚至经皮周围神经电刺激，以及静脉或口服止痛药物，对术后幻肢痛产生的预防似乎并未显示出十分积极的效果。术后的硬膜外镇痛应用比较广泛，并且应尽早应用。术中及术后连续的周围神经阻滞可有效避免幻肢痛的发生。针对交感神经的治疗也可防止幻肢痛的发生。

同时，必要的心理教育也是十分必要的，术前与患者的充分沟通，让患者对截肢带来的一系列生理、心理及社会功能的改变有充分的了解和心理上的准备。积极避免可能产生或加重幻肢痛的诱因，如生活和经济上困难带来的负面情绪，如焦虑、恐惧及抑郁等，减少患者的心理负担。

（宋涛　刘妍）

# 参考文献

1. Jensen TS, Baron R, et al. A new definition of neuropathic pain. Pain, 2011, 152: 2204-2205.

2. Dworkin RH, Backonja M, et al. Advances in neuropathic pain: diagnosis, mechanisms, and treatment recommendations. Arch Neurol, 2003, 60 (11): 1524-1534.

3. Rowbotham MC. Treatment of Neuropathic Pain: Perspective on Current Options. In: Justins DM ed. Pain 2005-An Updated Review: Refresher Course Syllabus: IASP Press. Seattle, 2005, 107-119.

4. Haanp M, Nadine Attal, et al. NeuPSIG guidelines on neuropathic pain assessment. Pain, 2011, 152 (1): 14-27.

5. Thomas R. Challenges with current treatment of neuropathic pain. European journal of pain supplements, 2010, 4: 161-165.

6. Sherman RA, Sherman CJ, Parker L. Chronic phantom and stump pain among American veterans: results of a survey. Pain, 1984, 18 (1): 83-95.

7. 孟东升. 对截肢后残肢痛和幻肢痛患病率和临床特征的调查报告. 四川医学, 1998, 19 (6): 480-481.

8. Jensen TS, Krebs B, et al. Immediate and long-term phantom limb pain in amputees: incidence, clinical characteristics and relationship to pre-amputation limb pain. Pain, 1985, 21 (3): 267-278.

9. Gallagher P1, Allen D, Maclachlan M. Phantom limb pain and residual limb pain following lower limb amputation: a descriptive analysis. Disabil Rehabil, 2001, 23 (12): 522-530.

10. 黄兵, 左明章, 等. 幻肢痛发病机制的研究进展. 中华临床医师杂志, 2011, 7, 5 (14): 4180-4182.

11. 王丽莉. 皮肤针治疗截肢患者残肢痛疗效观察. 中国

伤残医学，2013，21（3）：67-69.

12. Baron R, Wasner G, Lindner V. Optimal treatment of phantom limp pain in the elderly. Drugs Aging, 1998, 12（5）：361.

13. 陶蔚，胡永生，等. 脊髓背根入髓区毁损术治疗慢性神经病理性疼痛. 中国疼痛医学杂志，2011，17（9）：517-521.

14. 凌至培，崔志强. 神经病理性疼痛外科治疗. 中国现代神经疾病杂志，2013，13（10）：838-844.

15. Desmond DM, Maclachlan M. Prevalence and characteristics of phantom limb pain and residual limb pain in the long term after upper limb amputation. Int J Rehabil Res, 2010, 33（3）：279-282.

16. Bosmans JC, Geertzen JH, et al. Factors associated with phantom limb pain：a 31/2year prospective study. Clin Rehabil, 2010, 24：444-453.

17. Coons SJ, Rao S, et al. A comparative review of generic quality-of-life instruments. Pharmacoeconomics, 2000, 17：13-35.

18. Vetter TR. A Primer on Health-Related Quality of Life in Chronic Pain Medicine. Anesth Analg, 2007, 104：703-718.

19. 王家良，康德英. 健康相关生存质量的测定与评价. In：王家良，ed. 临床流行病学：临床科研设计、衡量与评价. 上海. 上海科学技术出版社，2001：358-375.

20. 樊碧发. 神经病理性疼痛诊疗专家共识. 中国疼痛医学杂志，2013，19（12）：705-710.

21. Nikolajsen L, Hansen PO, Jensen TS. Oral ketamine therapy in the treatment of post amputation stump pain. Acta Anaesthesiol Scand, 1997, 41（3）：427-429.

22. Nikcllajsen L, Hansen CL, et al. The effect of ketamine on phantom pain：a central neuropathic disorder main-

tained by peripheral input. Pain, 1996, 67 (1): 69-77.

23. 陈舜喜, 陈述荣, 等. 幻肢痛的病因和治疗进展. 中国现代医药杂志, 2008, 5, 10 (5): 135-137.

24. 黄兵, 左明章. 幻肢痛的临床治疗进展. 医学综述, 2011, 8, 17 (16): 2503-2506.

25. Nguyen JP, Meas Y, et al. Neurostimulatory treatment of neuropathic pain. Presse Med, 2008, 37 (10): 1423-1426.

26. Nocom G, Ho KY, Perumal M. Interventional management of chronic pain. Ann Acad Med Singapore, 2009, 38 (2): 150-155.

27. Taylor RS. Spinal cord stimulation in complex regional pain syndrome and refractory neuropathic back and leg pain/failed back surgery syndrome: results of a systematic review and meta-analysis. J Pain Symptom Manage, 2006, 31: 13-19.

28. Krainick JU, Thoden U, Riechert T. Pain reduction in amputees by long-term spinal cord stimulation: long-term follow-up study over 5 years. J Neurosurg, 1980, 52 (3): 346-350.

29. Broggi G, Servello D, et al. Epidural stimulation for peripheral vascular disease: 10 years experience. Ital J Neurol Sci, 1993, 14 (4): 317-320.

30. Mekhail NA, Mathews M, et al. Retrospective review of 707 cases of spinal cord stimulation: indications and complications. Pain Pract, 2011, 11: 148-153.

31. 张晓磊, 胡永生, 等. 运动皮层电刺激治疗卒中后中枢性疼痛的疗效分析. 中国疼痛医学杂志, 2015, 2: 111-115.

32. Brown JA, Barbaro NM. Motor cortex stimulation for central and neuropathic pain: current status. Pain, 2003, 104: 431-435.

33. Rasche D, Ruppolt M, et al. Tronnier VM. Motor cortex stimulation for long-term relief of chronic neuropathic pain: a 10 year experience. Pain, 2006, 121: 43-52.

34. Boccard SG, Pereira EA, et al. Long term outcomes of deep brain stimulation for neuropathic pain. Neurosurgery, 2013, 72: 221-230.

35. Bittar RG, Otero S, et al. Deep brain stimulation for phantom limb pain. J Clin Neurosci, 2005, 12 (4): 399-340.

36. Kumar K, Toth C, Nath RK. Deep brain stimulation for intractable pain: a 15 year experience. Neurosurgery, 1997, 40: 736-746.

37. Wallace BA, Ashkan K, Benabid AL. Deep brain stimulation for the treatment of chronic, intractable pain. Neurosurg Clin N Am, 2004, 15: 343-357.

38. 张文川. 周围神经疾病的诊断和外科治疗. 中华神经外科疾病研究杂志, 2015, 14 (3): 193-195.

39. Xiang JP, Liu XL, et al. Microsurgical anatomy of dorsal root entry zone of brachial plexus. Microsurgery, 2008, 28: 17-20.

40. Falci S, Best L, et al. Dorsal root entry zone microcoagulation for spinal cord injury-related central pain: operative intramedullary electrophysiological guidance and clinical outcome. J Neurosurg, 2002, 97, 2: 193-200.

41. Guenot M, Bullier J, Sindou M. Clinical and electrophysiological expression of deafferentation pain alleviated by dorsal root entry zone lesions in rats. J Neurosurg, 2002, 97: 1402-1409.

42. Nashold BS Jr, el-Naggar A, et al. Trigeminal nucleus caudalis dorsal root entry zone: a new surgical approach. Stereotact Funct Neurosurg, 1992, 59 (1-4): 45-51.

43. Elias Z, Powers SK, Bullitt E. Evaluation of laser-and radiofrequency-generated dorsal root entry zone lesions in

the cat. Appl Neurophysiol, 1988, 51: 255-263.

44. Sindou MP, Blondet E, et al. Microsurgical lesioning in the dorsal root entry zone for pain due to brachial plexus avulsion: a prospective series of 55 patients. J Neurosurg, 2005, 102: 1018-1028.

45. Samii M, Bear-Henney S, et al. Treatment of refractory pain after brachial plexus avulsion with dorsal root entry zone lesions. Neurosurgery, 2001, 48: 1269-1277.

46. Raslan AM, McCartney S, Burchiel KJ. Management of chronic severe pain: spinal neuro- modulatory and neuro-ablative approaches. Acta Neuroc-hir Suppl, 2007, 97: 33-41.

47. 陶蔚, 胡永生, 等. 脊髓背根入髓区毁损术治疗慢性神经病理性疼痛. 中国疼痛医学杂志, 2011, 17 (9): 517-521.

48. Sindou M, Mertens P, Wael M. Microsurgical DREZotomy for pain due to spinal cord and/or cauda equina injuries: long-term results in a series of 44 patients. Pain, 2001, 92: 159-171.

49. 刘四海, 刘克敏, 等. 幻肢痛的治疗进展. 中国康复理论与实践, 2009, 12, 15 (12): 1141-11433.

50. 林淑琼, 史嫦娥, 等. 50 例残肢痛的康复医疗. 中国康复医学杂志, 1986, 6, 1 (3): 24-26.

51. 王彬, 周志刚. 残肢痛—关于"左肩关节离断术合并术后持续疼痛"的讨论. 中国临床医生, 2005, 33, 8: 57-58.

52. Yashpal K, Mason P, et al. Comparison of the effects of treatment with intrathecal lidocain given before and after formalin on both nociception and Fos expression in the spinal cord dorsal horn. Anesthesiology, 1998, 88: 157-164.

53. Erdine S, Ozyalcin NS, et al. Comparison of pulsed ra-dio-frequency with conventional radiofrequency in the

treatment of idiopathic trigeminal neuralgia. Eur J Pain, 2007, 11（3）: 309-313.

54. 卢中道, 王义生. 创伤性截肢术后并发症及处理, 2008, 6: 26-28.

55. Hsu E, Cohen SP. Postamputation pain: epidemiology, mechanisms, and treatment. JPainRes, 2013, 6: 121-136.

56. Giummarra MJ, Gibson SJ, Georgiou-Karistianis N, Bradshaw JL.

57. Central mechanisms in phantom limb perception: the past, present and future. Brain Res Rev, 2007 Apr, 54（1）: 219-232.

58. Flor H. Phantom-limb pain: characteristics, causes, and treatment. Lancet Neurol, 2002 Jul, 1（3）: 182-189.

59. Niraj S, Niraj G. Phantom limb pain and its psychologic management: a critical review. PainManag Nurs, 2014 Mar, 15（1）: 349-364.

60. Foell J, Bekrater-Bodmann R, Flor H, Cole J. Phantom limb pain after lower limb trauma: origins and treatments. Int J Low Extrem Wounds, 2011 Dec, 10（4）: 224-235.

61. Griffin SC, Tsao JW. A mechanism-based classification of phantom limb pain. Pain, 2014 Nov, 155（11）: 2236-2242.

62. Weeks SR, Anderson-Barnes VC, Tsao JW. Phantom limb pain: theories and therapies. Neurologist, 2010 Sep, 16（5）: 277-286.

63. Fang J, Lian YH, Xie KJ, Cai SN. Pharmacological interventions for phantom limb pain. Chin Med J（Engl）, 2013 Feb, 126（3）: 542-549.

64. Uustal H, Meier RH 3rd. Pain issues and treatment of the person with an amputation. Phys Med Rehabil Clin N Am, 2014 Feb, 25（1）: 45-52.

# 第十章

# 四肢手术与创伤后疼痛

## 第一节　臂丛损伤后疼痛

### 一、前　言

第一例因外伤导致的臂丛神经根性损伤报道于 19 世纪。1872 年，法国神经学家 Duchenne de Boulogne 第一次描述了分娩所致新生儿臂丛神经损伤的临床表现。1874 年，Erb 描述了位于锁骨上 2~3cm 处的解剖体表标志（Erb 点）是脊神经 C5 和 C6 前支的会聚点，此处结构的断裂常可导致臂丛神经损伤（brachial plexus injury, BPI）。Klumpke 描述了完全性臂丛神经损伤后所表现出的 Horner 综合征可能与 T1 脊神经根或其交感神经纤维的损伤有关。1947 年，Murphey 利用脊髓造影技术对臂丛神经撕脱伤患者的影像学表现进行描述，并开始借助影像学手段开展诊断性检查。臂丛神经损伤平面高，神经再生速度慢，部分神经终身变性，是周围神经损伤中最严重的损伤之一。创伤可导致臂丛神经完整性受到破坏，是臂丛神经损伤最常见的病因之一，可导致损伤后慢性疼痛的发生。臂丛相关区域的外科手术尽管不会影响神经本身的完整性，然而术后外周组织的粘连或神经外膜反应性增厚都有可能阻碍神经的滑动，导致手术创伤部位神经相对固定，出现继发性神经牵拉损伤疼痛。

## 二、病因学

### （一）外伤

开放性或闭合性创伤均可导致臂丛神经受到严重损害，是臂丛损伤后疼痛最常见的病因。

开放性臂丛损伤常因摩托车事故或极限运动所致，其中约20%的患者可出现腋动脉或锁骨下动脉破裂、肱骨干近端骨折、肩胛骨肋骨锁骨骨折、颈椎横突骨折、肩关节脱位、肩锁关节及胸锁关节等脱位、肩袖撕裂。其他，如火器伤、刀刺伤、器械伤、腋动脉穿刺、肱动脉手术、内侧胸骨切开术、颈动脉搭桥术、颈静脉血透过程中对臂丛神经造成的损害亦有报道。

闭合性伤见于车祸、运动、高处坠落等引起的颈部牵拉，如果在麻醉过程中上肢长时间固定于某一位置致使臂丛神经处于持续牵拉状态也可导致其损伤。

### （二）新生儿臂丛神经损伤

新生儿臂丛神经损伤是指在分娩时由于过度牵拉和屈曲胎儿颈部，致使臂丛神经纤维撕伤或者断裂，引起完全性或不完全性肌麻痹。其产科相关危险因素有肩难产、巨大儿、妊娠合并糖尿病、骨盆解剖异常，另外还包括母亲肥胖或孕期体重增加过多、中位产嵌助产、第二产程延长和过期妊娠。巨大儿、第二产程过快、或糖尿病母亲胎儿双肩径增加，使胎肩不能旋转进入骨盆入口，斜径持续保持在前后径上，前肩嵌顿于耻骨弓处，随着抬头下降，前臂臂丛神经在宫内被牵拉；另外，在胎头娩出后正常向下的牵拉亦可牵拉臂丛神经，经耻骨弓对胎儿臂丛的压迫也可能是损伤的原因。新近的研究认为，并不是所有的新生儿臂丛神经损伤都是由于过度牵拉所造成，一些病例可能有宫内原因，Erb's 和 Klumpke's 麻痹可发生在：①缺乏已知的危险因素；②无肩难产；③前肩嵌顿耻骨弓处的小儿后臂神经麻痹；④无损伤性剖宫产分娩的顶先露胎儿；⑤没有明显不当手法加压于胎肩；⑥胎儿存在相关的周围神经损伤；⑦新生儿出生后行肌电图检查有肌肉失神经状态表现。异常宫内受压，如子宫前臂下段肌瘤或子宫纵隔，可能是臂丛神经损伤的原因，另外由子宫异常产生的异常宫内压力增高可能也是病因。

**（三）特发性臂丛神经病**

又称神经痛性肌萎缩或痛性臂丛神经炎，也叫 Parsonage-Turner 综合征，这种患者常有病毒感染、注射、外伤或手术的病史。

**（四）胸廓出口综合征**（thoracic outlet syndrome，TOS）

各种不同的颈椎畸形可以伤及臂丛神经根、丛及血管。可以单侧，也可双侧。由于拉紧的颈椎纤维环从第一肋延伸至残遗的颈肋或变长的 C7 横突，从而导致 C8 和 T1 前支或臂丛下干神经纤维受到损伤。

**（五）家族性臂丛神经病**

本病在急性期与痛性臂丛神经炎很难鉴别。本病有家族史，其遗传特点是单基因常染色体显性遗传，发病年龄较早。有时可并发脑神经受损（如失声）以及腰骶丛神经和自主神经受损。如果有家族性嵌压性神经病的表现，则可以通过神经电生理发现多个周围神经受累。腓肠神经活检可以发现神经纤维轻度脱失，有奇异的肿胀，髓鞘呈香肠样增厚。

### （六）放射性臂丛损伤

放射性臂丛神经损伤是放射治疗乳腺癌和头颈部恶性肿瘤的严重并发症之一。该病常以患者感觉、运动障碍及疼痛为主要表现，伴有严重的夜间痛，晚期会导致整个肢体的功能丧失，严重影响患者的生存质量。随着恶性肿瘤治疗手段的改进和提高，患者生存期的延长，该病的发生率正在逐渐上升。其发病机制包括以下方面：放射治疗使臂丛神经的营养血管受到损害，神经的微循环受到破坏，神经缺血缺氧，致使神经轴突蜕变及脱髓鞘，最后导致神经传导障碍。

### （七）肿瘤

恶性肿瘤的浸润，常见于胸部、肺的肿瘤，导致进行性加重的臂丛损伤，以下臂丛多见，多伴 Horner 综合征。

### （八）其他

腋动脉瘤、锁骨下静脉血管瘤也可以引起臂丛损伤。

## 三、流行病学

新生儿臂丛神经损伤的发病率根据报道区域的地理位置及新生儿大小的不同而有所变化。此类疾病大约为每 1000 个新生儿中有 0.1~5.1 例发病。以美国为例，根据儿童住院数据库所记录的 1100 万个新生儿的结果分析，在不相邻的 3 年里，每 1000 个新生儿中平均发生 1.51±0.02 例。双侧臂丛神经麻痹的发生比例约为 8.3%~23%。我国的发生率为 0.1%~0.4%，C5、C6 损伤占 40%~50%，C5、C6、C7 损伤占 20%~25%，全臂丛神经损伤占 25%~50%。大多数新生儿臂丛神经损伤与产伤有关，肩难产发生率约占全部阴道产的 0.6%，其最常见的并发症是臂丛神经损伤，发生率为 8%~23%，主要出现在出生时臀先露的新生儿中。随着新生儿和围生期现代化护理水平的提高，包括阴道侧切应用的普及，都减少了此类疾病的发生，但最近发表的文献并未支持这一观点。

大约 70% 的成人 BPI 由摩托车祸引起。成年男性 BPI 患者的比例较大，他们不仅承受创伤性神经损伤的折磨，同时由于残疾还须面对一系列社会经济问题。随着极限运动数量和摩托车碰撞事故的增多，世界范围内 BPI 的发生率也随之上升。对于泰国、越南和印度以摩托车为主要运输工具的国家，BPI 发生率明显较高。报道显示，BPI 的患者疼痛的发生率为 67%~71%。这些患者发展为神经病理性疼痛的概率很高，在一些观察群体里甚至可以达到 95%。根据 Ciaramitaro 的研究，在 BPI 的人群中，撕脱伤的患者要比臂丛其他部位损伤的患者更容易发展为神经病理性疼痛。处理臂丛神经撕脱性损伤发展而成的神经病理性疼痛外，很少有研究评估 BPI 疼痛的发生率和特征。

## 四、病理生理

### (一) 神经细胞对损伤的应答

外周神经损伤后，发生一系列协同事件移除

受损的组织，而这些组织最终启动再生过程。当神经断裂后，富有弹性的神经内膜引起神经断端回缩。神经滋养血管因创伤原因引起强烈的炎症反应进而激发成纤维细胞增殖，从而成为损伤部位肥厚瘢痕形成的基础。瘢痕可能包含在邻近组织及神经束间组织内，成为引起抑制再生的重要原因。在一些最严重的病例中，神经末端变得杂乱无序，成纤维细胞、巨噬细胞、毛细血管、施万细胞和胶原纤维掺杂于再生的轴突之间形成无序的团块，称之为神经瘤。

一般来说，由于与终末靶肌肉的功能连接以及施万细胞进入髓鞘的功能丧失，神经近端部分的直径会减小。最终，受损神经的传导速度减低。从微观的角度讲，神经近端及神经细胞体所产生的损伤程度，取决于神经细胞胞体与损伤部位的距离。如果损伤部位距离神经细胞胞体较远，退变的施万细胞和轴突可能仅仅扩展至邻近的郎飞氏结位置。然而，如果损伤部位距离神经胞体较近或与之毗邻，神经元的退变会一直扩展至胞体进而导致神经元细胞的凋亡。例如，伴随着轴突的断裂，背根神经节神经元发生与凋亡相关的细胞死亡率会达到 50%。如果神经细胞胞体存活，会出现多种变化。细胞核移动至细胞外周并选择胞质内结构（如尼氏小体、内质网）进行染色质溶解。可以看出，细胞生存有赖于在即刻环境中的施万细胞和营养分子。

相反，轴突的远端部分，由于与胞体失去联系，在数天或数周内开始发生细胞骨架和轴浆的颗粒状崩解，这种退变的过程被称为 Wallerian 变性，对其充分认识有助于选择合适的电生理诊断时间。在损伤早期，即使轴突远端完全退变，在远端仍能检测到运动传导和感觉神经电位。因此，用来推测神经的损伤程度并指导治疗的电生理检查，在损伤发生后的前几周内不应使用。

神经元及髓鞘在损伤后数小时均可发生Wallerian变性。微管和神经丝间杂乱无序的排列引起轴突结构的中断。随后，短时间内髓鞘即发生崩解。损伤数小时内，施万细胞大量繁殖并聚集在退变的神经阻滞周围，启动并穿梭运输组织碎片至周围循环和巨噬细胞中；神经内膜柱状细胞释放的5-HT和组胺促进巨噬细胞向损伤去移动。这一系列复杂的变性过程一般会在2个月内完成，并且神经内膜管和施万细胞均存在。

没有轴突存在，神经内膜管会萎缩，并且神经内膜鞘由于胶原纤维沿着施万细胞基底膜沉淀而进行性增厚，除非再生的轴突占据神经鞘管内空间，否则其内部管状空间会消失。堆积的施万细胞和崩解的神经内膜管称为Büngner带。

（二）肌肉对失神经支配的应答

当周围神经损伤后，其靶肌肉发生失神经支配。如果神经无法再生，失神经化会引发肌肉一系列结构性改变及肌萎缩。神经断裂后的几天内，失去神经支配的肌肉其功能会发生显著的变化。2个月后，肌肉的萎缩程度按其横截面积计算平均减少70%。以快肌纤维为例，其通过收缩和放松时间的延长以及张力变化率和变化速度的降低表现出肌肉动力的下降。在实验模型中，这些变化包括肌浆网的增殖和肌纤维亚型间转换在内的形态学改变。钠通道退化至胚胎形式并伴随着生化性质的改变，乙酰胆碱受体重新分配并覆盖整个肌肉表面。这种对乙酰胆碱超敏性的临床表现是自发性共济失调型肌肉活动,又称为肌颤。

电刺激能够保留失神经支配肌肉的形态和功能,此作用支持神经电刺激在保持肌肉生理作用中扮演重要角色的观点。另外,神经-肌肉接头处缺乏神经营养因子常与肌肉失神经支配伴发出现。纤毛神经营养因子作为一种成分可调控肌肉中神经的营养作用。

组织对神经损伤的反应有证据表明是成纤维细胞的大量增殖及新胶原在肌束膜和肌内膜的沉淀。萎缩肌纤维间的空隙被增厚的结缔组织充填,但整体的内在肌结构仍保留。肌纤维的凋亡一般不会发生,如果发生多在肌肉失神经支配的6~12个月间出现。

## 五、临床表现

臂丛神经损伤习惯分成 3 类:①上臂丛麻痹,称 Erb 型,是常见的类型,主要为 C5、6 神经损伤,支配三角肌、肱二头肌和旋后肌,典型表现是患肢松弛地悬垂于体侧,肩关节内收内旋,肘关节伸长,前臂旋向前方,患者不能做外展外旋及屈肘动作;②下干麻痹,即前臂型或称为 Klumpke 型,较少见,主要为 C8、T1 神经损伤,影响尺神经和正中神经,表现为患者屈腕功能部分或完全丧失,小指和环指屈伸功能丧失;③全臂丛麻痹,整个上肢呈完全性弛缓性瘫痪,并存在广泛的感觉障碍,如损伤接近椎间孔可出 Horner 综合征,并伴尺神经分布区感觉障碍,此型最为严重。

临床常用 Lefferts 分类：臂丛开放性损伤；臂丛闭合性损伤；放射性臂丛损伤；产伤。臂丛闭合性损伤又分为锁骨上损伤、锁骨下损伤及臂丛麻醉后瘫痪。其中锁骨上损伤分为神经节前损伤和神经节后损伤，节前损伤又称为臂丛神经根性撕脱伤，指构成臂丛神经的颈神经在脊髓部位的丝状结构断裂，是接近神经元胞体的轴突损伤，常使损伤的神经元丧失再生能力，甚至导致神经元的死亡，这是臂丛神经损伤中最严重的一型，可造成患肢终生瘫痪。节后神经损伤是指：各个根的根性损伤；干的损伤，包括上干型、中干型、下干型；锁骨下的内外后束损伤及上肢主要神经起始部损伤。节后神经损伤最轻的是神经结构完整功能暂时缺失，又称臂丛神经休克或振荡，常因出血粘连机化瘢痕纤维化导致压迫紧固，从而引起神经传导功能丧失，臂丛神经部分或完全断裂。

臂丛神经损伤引起的疼痛表现为以下几个特点：

### （一）肌肉骨骼疼痛

大部分的臂丛神经损伤患者都会经历肌肉骨骼疼痛，肢体重量引起肌肉和颈部、上背部、肩胛部的牵拉，导致肌肉痉挛和酸痛。肩胛带肌、三角肌、上肢带肌易使关节半脱位或脱臼而影响并脱离盂肱关节，原因是重力作用。局部损伤可以通过改变关节的肌力平衡，引起肌肉痉挛、关节僵直，进而发展为关节挛缩。

### （二）神经病理性疼痛

神经病理性疼痛在节后型神经损伤患者中普遍存在。严重的疼痛多出现在损伤臂丛神经的支配区。当轴突再生时，感觉异常或感觉迟钝会沿着神经再生路线发展。神经纤维向失神经支配的皮肤区域出芽生长，可能引起局部皮肤高敏症。再生的轴突没有生长至靶目标将会在神经损伤处或沿走行路径形成疼痛性神经瘤。患者可能会在神经损伤的皮肤区域经历自发性电击样疼痛感或高敏症。在覆盖神经瘤的皮肤区域触诊将会产生撕裂样疼痛感。随着臂丛神经的修复，神经病理性痛会逐渐缓解。疼痛缓解的时间常常与运动功能恢复有关，而且可能早于皮肤感觉的恢复。

### （三）神经撕脱性疼痛

撕脱性疼痛的患者90%存在神经根的撕脱性损伤，其中伴有严重慢性疼痛的患者约占30%。疼痛初始阶段表现为间歇性或在损伤后持续3个月出现，然后严重程度逐渐加重。所有患者对疼痛的描述基本一致，损伤侧手部存在灼烧样、压榨样疼痛，患者常常描述感觉像手部被老虎钳钳夹或被浸泡在沸水中。有的患者这样描述：感觉像是有人开了一辆货车在他手上停住，然后将之点燃。这种疼痛白天黑夜都持续存在，患者常从睡梦中疼醒。大多数患者还经历过不可预知的突发性电击感或刺痛感，沿着手臂传导，这种感觉往往使他们疼痛地叫出来。

## 六、相关检查

### （一）神经电生理检测

包括肌电图、神经电图（感觉神经动作电位 sensory nerve action potential，SNAP，F 波等），以及体感诱发电位（somatosensory evoked potentials，SEP）和运动诱发电位（motor evoked potential，MEP）的测定。电生理检查对于诊断臂丛神经损害起着重要作用。

1. 上臂丛损伤　可见拇指的正中神经，桡神经前臂外侧皮神经的感觉传导速度（sensory conduction velocity，SCV）受累，因其代表 C6 的传入纤维。刺激肌皮神经支配的肱二头肌及腋神经支配的三角肌所记录的混合肌肉动作电位（compound muscle active potentials，CMAP）亦可见受累。针电极肌电图：菱形肌（C5）、前锯肌（C5~C7）以及 C5 和 C6 棘旁肌的检测，可对跟近端的后支进行评价。上干病变时，可检查冈上肌、冈下肌。上干远端分支支配三角肌、肱二头肌、肱肌。胸大肌的锁骨头、小圆肌及肩胛肌，可出现自发电位等神经源性损害。

2. C7 神经根或干损害 C7 节后损伤　从中指记录的正中神经 SCV 最有可能出现异常，其次为前臂后侧皮神经的 SCV。C7 神经根撕脱时，前锯肌的下 4 个指状突起，即胸长神经中 C7 神经支配的成分可受累，而棘旁肌也可以显示轴突丧失的典型变化，水平较远的损伤可累及远端肌肉。

3. 下臂丛损伤常见于 TOS 和肿瘤转移　TOS 可分为血管型，神经型和混合型。临床上表现为肩胛上、肩胛内烧灼痛，可放射到上肢。如果侵及血管可出现发凉及苍白，严重时可形成血栓，栓子到达远端则造成栓塞。侵及的神经主要是 C8~T1，伴随尺神经分布区的感觉障碍。TOS 累及上干极少见。电生理认为尺神经支配的肌肉 CMAP 和尺神经 SNAP 波幅异常是 TOS 的特征性改变。有报道前臂内侧皮神经 SCV 的测定也是

TOS特征性的检查手段之一。节前损伤时SNAP正常，SEP消失，而节后损伤时SNAP减弱或消失，SEP消失。

**（二）影像学检查**

包括X线检查，CT、MRI及MRA的检查。CT扫描、X线片对于骨性异常有帮助，高分辨螺旋CT在分辨骨和软组织病变中具有优势，在研究TOS时被认为是有价值的工具。MRI技术能全方位的显示臂丛神经损伤的（从椎管内至发出分支处）性质与程度。在诊断锁骨下动脉和腋动脉的动脉瘤及静脉的血管瘤时，周围血管造影有必要。

**（三）超声波检查**

血管彩色多普勒超声在TOS血管型和混合型的患者就有一定的价值。高频超声检查对于创伤性臂丛神经损伤，尤其是闭合性神经损伤的评估和术前知晓及术后神经功能不良的原因诊断具有重要价值。

总之，臂丛神经损伤的诊断较为困难，一旦怀疑则需做相关检查以明确诊断，寻找原因和进行损伤部位的定位，根据不同的情况进行治疗。

## 七、诊　断

臂丛神经损伤可产生运动、感觉及交感神经功能障碍。由于臂丛在排列上的变化，所以臂丛损伤可产生各种不同的麻痹感觉异常或缺失。这与损伤水平及该水平各成分的损伤程度有关，可伴有血管受压的临床表现。根据病史查体及各种检查（如肌电图、诱发电位、颈部X线片、脊髓造影及CT过MRI）综合分析，从而判断有无臂丛损伤。如有损伤则应明确损伤的程度和界面。首先应区分是节前性椎管内损伤抑或节后性椎管外损伤，可通过皮肤轴突反射加以鉴别。

## （一）有无臂丛神经损伤

下列情况之一应考虑有臂丛神经损伤：上肢五大神经（腋神经，肌皮神经，桡神经，正中神经和尺神经）中任何两支的联合损伤（非同一平面的切割伤）；手部三大神经（桡神经、正中神经和尺神经）中任何一支合并肩关节或肘关节功能障碍（被动活动正常）；上肢五大神经中任何一支合并前臂内侧皮神经损伤（非同一平面的切割伤）。

## （二）臂丛神经损伤的部位

便于选择手术切口和入路。冈上肌由上干发出的冈上神经支配；胸大肌锁骨部分由外侧束发出的胸前外侧神经支配；胸大肌胸肋部由内侧束发出的胸前内侧神经支配；背阔肌由后束发出的胸背神经支配；如上述肌肉无收缩，则表明损伤在锁骨上部。

## （三）臂丛神经根、干、束、支定位诊断

上述五大神经的任何一支单根损伤，其损伤平面均在支以下。

1. 腋神经损伤　三角肌萎缩、肩外展受限。如合并桡神经损伤，其损伤平面在后束；合并肌皮神经损伤，其损伤平面在上干；合并正中神经损伤，其损伤平面在C5根部。

2. 肌皮神经损伤　肱二头肌萎缩、肘屈曲受限。如合并腋神经损伤，损伤平面在上干；合并正中神经损伤，其损伤平面在外侧束；合并桡神经损伤，其损伤平面在C6根部。

3. 桡神经损伤 肱三头肌、肱桡肌、伸腕肌、伸拇肌及伸指肌萎缩，功能受限。如合并腋神经损伤，其损伤平面在后束；合并肌皮神经损伤，其损伤平面在 C6 神经根；合并正中神经损伤，其损伤平面在 C8 神经根。

4. 正中神经损伤 屈腕、屈指、鱼际肌萎缩、第 1~第 3 指感觉障碍。如合并肌皮神经损伤，其损伤平面在外侧束；合并桡神经损伤，其损伤平面在 C8 神经根；合并尺神经损伤，其损伤平面在下干或内侧束。

5. 尺神经损伤 尺侧腕屈肌、小鱼际肌、骨间肌及蚓状肌萎缩，第 4、第 5 指感觉障碍。如合并正中神经损伤，其损伤平面在下干或内侧束；合并桡神经损伤，其损伤平面在 T1 神经根。

## （四）臂丛神经根性损伤节前与节后损伤的鉴别

节后损伤的性质与一般周围神经相同，分为神经振荡、神经受压、神经部分断裂与完全断裂伤。臂丛神经根性损伤（撕脱伤），又称节前损伤，指构成臂丛神经的颈神经在脊髓部位的丝状结构断裂。由于丝状结构断裂后与在脊髓表面不留痕迹，无法进行直接修补，其严重性质常常使损伤的神经元丧失了再生能力，甚至导致神经元的死亡，加之臂丛下干的损伤部位距支配的靶器官远，往往再生的神经尚未达到，手部的肌肉已发生不可逆的纤维化，严重影响神经修复的效果。因此一旦诊断确定，应争取及早进行神经移位术，故临床鉴别节前节后损伤具有重要意义，其鉴别要点如下：

1. 病史特征引起节前损伤的暴力程度均较

严重，常合并昏迷、颈肩及上肢多发性骨折，且常出现持续性剧痛。

2. 体征 C5/6 根性撕脱伤，斜方肌萎缩明显、耸肩严重受限。C8、T1 根性撕脱伤，通常出现 Horner 征。

3. 特殊检查组胺反应：1% 磷酸组胺刺入正常皮肤，出现局部血管扩张、水肿斑、四肢皮肤充血的三联反应。节前损伤呈阳性，节后损伤则为阴性。神经轴突反射：将患肢浸如 5℃ 的冷水中，5~10 分钟后局部血管扩张，温度升高。此反射在感觉神经轴突完整时出现。节前损伤呈阳性，节后损伤呈阴性。

## 八、鉴别诊断

### （一）肩关节周围炎

本病老年人、妇女多发，为慢性发病，发病过程较长，初起症状为经常性肩部疼痛，活动后加重、夜间加重，可伴夜痛醒，有僵硬感，局部畏寒，疼痛可向颈项及手部放射，但无感觉障碍，后期常有肩峰突起，肩关节各个方向的活动受限，以外展上举更为严重。X 线检查常无异常，后期可见肱骨头轻度骨质疏松及肱骨头上移，肩关节造影可见关节囊腔明显变窄，腋窝部的囊腔皱褶部分消失。

### （二）肩峰下滑囊炎

肩部外侧疼痛和压痛，尤以肩峰下及三角肌有广泛压痛，疼痛逐渐加重，急性期可见肩部及三角肌前缘肿胀，随着病情的迁移和滑囊壁的增厚及粘连，肩关节活动范围逐渐缩小，甚至完全消失，可有冈上肌、冈下肌与三角肌的萎缩，X

线检查常为阳性，在钙化性滑囊炎时，可呈现钙化表现。

### （三）肩肱关节脱位

多有肩部外伤史。前脱位者，疼痛明显，常不愿活动肩关节，肩部成为平坦方肩，肩峰下空虚，可在喙突下及锁骨下触及肱骨头，Duga 征阳性。后脱位者，临床表现不明显，肩胛冈下部可触到肱骨头，X 线摄片有助于对肩肱关节脱位的诊断。

## 九、治　疗

### （一）新生儿臂丛神经损伤的治疗

新生儿臂丛神经损伤的治疗方法包括物理保守治疗、显微外科神经功能重建术、继发性骨关节畸形矫形术及肌肉转移性功能重建术。以往多采用保守治疗等待自然恢复，近年来随着显微外科技术应用于新生儿臂丛神经损伤的发展，其疗效已明显提高，有主张早期手术探查的趋势。对于新生儿臂丛神经损伤的治疗其关键在于根据患儿的情况制订个体化的治疗方案。保守治疗主要依靠轻度损伤的神经自行恢复，同时采取一些促进神经恢复、防止肌肉挛缩和关节囊挛缩的方法，如被动和主动的关节活动、理疗、神经营养药物的应用以及电刺激等。此外，还有学者利用药物控制或减弱拮抗剂的肌力使得患肢运动肌力平衡，从而达到治疗目的，如对明显肌力失衡的患儿注射肉毒素 A。保守治疗的另一部分即患肢各关节的被动活动，从诊断新生儿臂丛神经损伤后即教会患儿父母做各关节的被动活动非常重要，有助于预防各种肌和关节痉挛的发生。

出生后 3 个月内无神经功能恢复，肌电图显示完全性或根性损伤均应早期手术治疗。手术的年龄越小，神经修复的越快，疗效越明显，手术方式过去以神经周围粘连松解为主，近年来逐渐开展神经移位或移植手术。上肢运动功能重建术宜在 5 岁以上，术式有背阔肌代肱二头肌、胸大肌代三角肌、桡侧屈腕肌代伸腕肌等，可使瘫痪的肌肉得到部分的代偿，改善上肢运动功能。

### （二）臂丛神经损伤的一般治疗

对于常见的牵拉性臂丛损伤，早期以保守治疗为主，即应用神经营养药物（维生素 B1、维生素 B6、维生素 B12，复合性维生素 B 片，地巴唑，神经节苷脂等）；损伤部位理疗，如点刺激疗法、超短波、红外线、磁疗等；患肢功能锻炼，防治关节挛缩，可配合针灸、按摩、推拿，有利于神经振荡的消除，神经粘连的松解及关节松弛。观察时期一般在 3 个月左右。

### （三）感觉丧失的保护

对 C5～C7 根性损伤，虽然手的功能基本存在，拇指、示指感觉存在，但肩的功能基本丧失，小指、环指感觉也消失，易发生进一步损伤如碰伤或烫伤，且失神经支配的皮肤损伤后修复困难。因此必须加强保护，可戴防护手套，训练用健手试探接触物体温度的习惯，经常涂用脂性防护霜等。

### （四）疼痛的治疗

臂丛神经损伤的患者较少发生严重的疼痛，但一旦发生，治疗则较为困难。该疼痛一般为灼痛，在枪弹伤及部分根性撕脱伤中较多见。取出神经中弹片、切断部分损伤的神经及神经瘤、重接神经是缓解这类疼痛的主要方法。臂丛神经封闭、颈交感神经节封闭及手术切除，以及针灸、各类镇痛药物的应用仅能短暂缓解疼痛。

（五）肿胀的防治

臂丛神经损伤的患者，在肢体肌肉失去运动功能的同时也失去了对肢体静脉的挤压回流作用。因此用三角带悬吊肢体，经常进行肌肉被动活动，以及改变关节位置，解除腋部瘢痕挛缩（理疗或手术方法），是防止肢体肿胀的主要方法。

（六）康复治疗

1. 早期康复治疗　神经损伤部位超短波治疗，每次 20 分钟，每日一次。失神经肌肉低频电刺激治疗，每组肌肉 10 分钟，每日 1~2 次。患肢各关节被动活动及肢体按摩，已出现关节僵硬和组织挛缩的患者，局部热疗后做手法松动治疗。使用矫形器具以防止关节脱位及畸形。指导感觉障碍患者自我保护，防止继发损伤。配合心理治疗使患者坚持治疗，树立战胜伤病的信心。

早期康复治疗的主要作用是：改善受损神经组织的血液循环，促进神经修复；延缓肌肉萎缩，保存肌肉收缩功能，为肢体运动功能恢复奠定基础；改善和保持关节活动范围，防止软组织挛缩、粘连，预防继发损伤等。

2. 后期康复治疗　对神经修复术患者继续上述治疗，直至神经功能开始恢复，即肌肉出现收缩和皮肤温觉恢复后可进行。对于已有肌肉收缩的患者，可根据肌力恢复的程度进行肌力训练；肌力 1~2 级者做辅助性主动活动，用滑板或悬吊患肢的方法减轻患肢自身重量进行肌力训练；肌力 3 级者练习主动活动；肌力 4 级者采取渐进抗阻练习法进行增强肌力的训练，每天练习以肌肉略感疲劳为度，每日练习 2~3 次，同时练习做一些日常生活活动，如洗脸、梳头、穿衣、吃饭等；对实施动力重建术的患者，术前进行增强移位肌力的训练；对恢复皮肤痛温觉的患者，根据感觉恢复的程度分期进行手的感觉再训练，早期做定位觉和触觉训练，后期做辨别觉训练和手的使用功能训练；感觉过敏的患者做脱敏训练；神经损伤严重无法恢复功能的患者可以进行健侧肢代偿功能训练，如写字、使用工具等，也可选配矫形器和适用的自助具，尽可能提高患肢的使用能力。

3. 后期康复的主要作用　增强患肢肌力，建立重建肌的协调运动功能，促进感觉功能恢复，建立代偿功能，提高患肢的使用能力。

**（七）手术治疗**

1. 手术指征

（1）臂丛神经开放性损伤、切割伤、枪弹伤、手术伤及药物性损伤，应早期探查，手术修复。

（2）臂丛神经撞伤、牵拉伤、压轧伤，已明确为节前神经损伤者应及早手术。对闭合性节后神经损伤者，可先经保守治疗 3 个月。在下述情况下可考虑手术探查：保守治疗后功能无明显恢复者；呈跳跃式功能恢复者，如肩关节功能未恢复，而肘关节功能先恢复者；功能恢复过程中，中断 3 个月无任何进展者。

2. 手术方法　临床主要采用神经松解、神经移植、神经移位和游离肌肉移植联合、肌肉功能重建和关节固定等手段。

# 第二节　四肢神经损伤后疼痛

## 一、尺神经

### （一）尺神经应用解剖

尺神经（ulnar nerve）来自臂丛内侧束，主要包含 C7、C8 和 T1 神经纤维。臂丛内侧束在腋部分出后，再分成正中神经的内侧头和尺神经。尺神经出腋腔后在肱动脉内侧下行于臂部。至三角肌止点高度穿过内侧肌间隔至臂后区内侧，尺神经在臂部没有分支。下行至内上髁后方的尺神经沟，在此处，其位置表浅又贴近骨面，隔皮肤可触摸到，易受损伤。再向下穿过尺侧腕屈肌起端转至前臂前内侧，同时发出第一支肌支支配尺侧腕屈肌。继而在尺侧腕屈肌与指深屈肌之间，在尺动脉的内侧下行，同时发出肌支分布尺侧腕屈肌和指深屈肌的尺侧半。到桡腕关节近侧方发出手背支后，而主干穿过豌豆骨的桡侧下行，经屈肌支持带的浅面分为浅、深两支，经掌腱膜深面进入手掌。手背支转向手背侧，分布于手背尺侧半和小指、环指及中指尺侧半背面的皮肤。浅支分布于小鱼际、小指和环指尺侧半掌面的皮肤。深支支配小鱼际肌、拇收肌、骨间掌侧肌、骨间背侧肌及第 3、第 4 蚓状肌。

尺神经有丰富的血运，从出腋腔后就在肱动脉内侧下行于臂部，与正中神经、臂内侧皮神经和前臂内侧皮神经共同行于神经血管鞘内。在臂中上部喙肱肌止点处，尺神经离开神经血管鞘与尺侧上副动脉伴行，穿臂内侧肌间隔，进入臂后方，经过尺神经沟，穿入前臂。在这一段行程中，尺神经与尺侧上副动脉、尺侧下副动脉和尺后返动脉所组成的血管网伴行，到前臂中上 1/3 交界处尺神经又与尺动脉相伴下行，故尺神经的血运是非常丰富的。所以临床上常把尺神经构建成长达 40cm 的带血管的神经移植物，应用到桥接健侧 C7 神经根至患侧的臂丛上去，取得很好的成效。

尺神经常有解剖变异，特别是与正中神经之间在前臂部与手掌部有 3 种异常的交通支：即 Martin-Gruber 交通支，Marinacci 交通支和 Riche-Cannieu 交通支。Martin-Gruber 交通支是指从前臂的正中神经或其分支，骨间前神经发出异常的运动支到尺神经，在尺神经继续下行支配原正中神经支配的手部小肌肉。由于这些小肌肉仍然是正中神经发出的神经纤维支配，并没有支配错肌肉，但走错了路线，就会误认为是尺神经支配。也有反过来的尺神经到正中神经的交通支，称为 Marinacci 交通支。不仅有运动神经的异常神经支，也有感觉神经的异常神经支。这种异常的交通支可以在手掌部出现，称为 Riche-Cannieu 交通支。正常时不会出现错误的判断。但两根神经分别在腕部损伤时，若有这种先天性的异常支配存在时，其体征就会出现混乱。如在腕部正中神经损伤时该麻痹的肌肉中，有部分不麻痹；而在尺神经损伤时，不仅是尺神经支配的肌肉麻痹，而正中神经支配的肌肉，部分发生麻痹，以致误认为正中神经也有损伤。相反尺神经损伤时也有同样的混乱表现。更有甚者是在手术后，复查这两根神经损伤有无恢复时，把原来是异常支配的好肌肉，误认为神经已恢复。其实是手术前没有认真检查和记录清楚，哪条手部小肌肉有麻痹，哪条没有麻痹，以致术后误把原来是好的小肌肉认为是神经恢复的小肌肉。这种情况在正中神经和尺神经损伤中最为多见。因此，提高对Martin-Gruber 交通支的认识，对诊断正中神经与尺神经损伤和病变有非常重要的意义。

（二）病因学

尺神经损伤是比较常见的神经损伤，仅次于桡神经。尺神经损伤常见的原因与部位如下：

1. 尺神经是臂丛的一部分，可因臂丛下干损伤时出现损伤的症状。

2. 在上臂部受伤多因刀伤、刺伤引起，且常伴有肱动、静脉的损伤。也有因为止血带使用不当，压迫尺神经引起损伤。

3. 肘部骨折脱位是尺神经损伤的重要原因。在肱骨髁部可因肱骨髁上骨折伤及尺神经。在肱骨髁上骨折后引起的肘外翻，也会导致尺神经麻痹。在肘部骨折脱位时，伤及尺神经也不少。值得注意的是肘部骨折脱位引起的尺神经损伤是常见的漏诊部位，因为肘部骨折脱位多见于小儿损伤，常因小儿疼痛、不合作，很难检查所致。

4. 前臂部尺侧刀伤常因为挡架迎面来的刀，引起前臂尺侧软组织很深的刀切伤，常常连同尺骨、尺侧屈肌、尺动、静脉和尺神经都断裂。也有被螺丝刀刺伤者。

5. 腕部的尺神经位置很浅，容易被自行车把手、劳动工具、手杖、气钻损伤。也是常见的腱鞘囊肿压迫的部位。

## （三）临床表现

1. 上臂段尺神经损伤时的症状是前臂尺侧的尺侧腕屈肌、小指深屈肌；手部小肌肉的小鱼际肌群、第 1 背侧骨间肌和拇收肌均无肌张力和无主动收缩功能。小指屈曲、外展无力。小指不能主动屈指和对掌活动。在指间关节伸直情况下，无法单独屈各掌指关节，所以要进行屈指活动时只能先屈末节指间关节，次及近侧指间关节，最后带动掌指关节屈曲。Froment 试验阳性。4、5 指伸直指间关节时，无法合指、分指。夹纸试验阳性，即伸直手指时，无法夹紧纸片，以及手部尺侧、小指和环指尺侧皮肤感觉消失。

2. 若尺神经损伤的部位在肘关节以下，则前臂尺侧的尺侧腕屈肌仍有收缩功能，其他手部小肌肉症状和体征与上述相同，Froment 试验阳性，夹纸试验阳性。

3. 若尺神经损伤的部位在前臂中下段则其小指深屈肌亦有收缩功能而手部小肌肉无力的症状如前，Froment 试验阳性，夹纸试验阳性。

4. 若尺神经损伤的部位在腕部，而手指背侧皮神经没有受伤，手部尺侧皮肤感觉仍存在，只有小指和环指尺侧感觉消失。手部小肌肉无力的症状如前，Froment 试验阳性，夹纸试验阳性。

Froment 试验是检查拇短屈肌深头有无功能的重要方法。因为拇短屈肌深头是稳定拇指掌指关节在伸直位的重要肌肉。当拇、示指要进行对指和捏指的动作时，必须拇短屈肌深头用力，以稳定拇指在伸直位，再用拇长屈肌与示指深屈肌对压的动作，才能发挥其对指和捏指的动作。一旦尺神经损伤后，拇短屈肌深头无力，拇指不能稳定在伸直位，对指和捏指的动作就无法完成，两指越用力对压，拇指的掌腕关节和拇指掌指关节就推到外展位，对消了对指和捏指的压力。为了要稳定拇指掌指关节在伸直位，只好把拇指掌骨内收，拇指掌指关节改在过伸位，用很强的拇长屈肌力与示指深屈肌对压，才能完成对指和捏指的动作。此时便出现的拇指掌骨内收，拇指掌指关节过伸位和拇指的指间关节过屈的姿势，就是 Froment 试验阳性。

## 二、桡神经

### （一）桡神经应用解剖

桡神经（radial nerve）来自臂丛后束，主要包含 C6、C7、C8 神经纤维，也有少数 T1 神经纤维。桡神经位于腋动脉后方，紧贴腋窝后壁，即肩胛下肌表面下行。在腋窝下行至背阔肌和大圆肌前方，到大圆肌下缘后，桡神经与肱深动脉伴行。经过肱三头肌长头的外侧面，继续在肱三头肌长头和内侧头之间向外下方，穿出腋窝到达上臂的后面。在进入肱骨上中 1/3 交界处继续绕到肱骨的桡神经沟上。这里桡神经与肱骨之向仅有一层很薄的肱三头肌内侧头的肌肉组织，而桡神经主干的表面被肱三头肌外侧头覆盖着。桡神经沿着肱骨桡神经沟绕过肱骨，约在肱骨中下 1/3 交界处穿过外侧肌间隔，到上臂前方。桡神经与正中神经和尺神经不同，正中神经和尺神经在肘上均无分支，而桡神经从腋部起就发出分支，它的肌支主要来自 3 个部位：①腋部及肱骨上段，发出分支支配肱三头肌。②桡神经在肱骨中下 1/3 交界处穿过外侧肌间隔时，位于肱桡肌，桡侧腕伸长肌与肱肌、肱三头肌之间，达到肘关节上下方外侧，分出肌支至肱桡肌、桡侧腕长伸肌及肱肌。③桡神经在相当于肱骨外髁水平分为深支和浅支。桡神经深支在肱骨外上髁处分出与肘关节囊相贴，向外后方下行，经过桡骨颈前外侧，进入旋后肌肌腹前，分出桡侧腕短伸肌肌支及支配旋后肌的肌支。穿出旋后肌后，位于指总神经的深面，拇长展肌、拇短伸肌及拇长伸肌的浅面，同时分出肌支支配这些伸指肌和尺侧腕伸肌。

桡神经在相当于肱骨外髁水平分为深支和浅支。浅支在肘关节前外方，是单纯感觉支，位于桡侧腕长伸肌之前，经肱桡肌的深面下降入前臂，直到桡骨茎突以上约 5cm 处，穿出深筋膜，转向前臂桡侧下行到鼻烟窝，分成拇、示、中指指背神经，腕部以下桡神经仅为感觉支。支配手背桡侧和桡侧 2 个半手指背侧的皮肤感觉，损伤后无运动功能障碍。

（二）临床表现

桡神经损伤可发生在桡神经行程中的任何部位，如腋部、上臂、前臂、腕部，但以肱骨中、下段桡神经和前臂近端桡神经深支损伤最为多见。腕部桡神经损伤仅为桡神经浅支损伤，仅产生虎口背侧皮肤感觉障碍。

前臂近端桡神经损伤，虽然桡侧腕短伸肌和尺侧腕伸肌麻痹，但由于桡侧腕长伸肌功能完好，因而只表现出伸拇和伸指功能障碍，而无伸腕功能障碍，仅有伸腕力减弱，在伸腕时呈现出桡偏。桡神经穿入旋后肌时呈直角方向。而且肌的表面有一层纤维组织，环绕其入口，形成一个纤维弓称为 Frohse 弓，此弓可以成为压迫深支的结构，临床上出现垂指症状。

臂部桡神经损伤多见于肱骨中段骨折，除伸拇、伸指功能障碍外，此时桡侧腕长伸肌和肱桡肌亦麻痹，还引起伸腕功能障碍。由于在沟内神经与骨之间还有一层薄的肱三头肌内侧头的肌肉相隔，故一般闭合性骨折，骨折端移位不大，桡神经虽受伤失去功能，但其连续性尚好，采取非手术疗法，大多数有恢复的可能。桡神经医源性损伤亦多发生在此部位，常见于肱骨骨折行接骨板螺丝钉固定或接骨板取出时损伤跨过其上的桡神经。

腋部桡神经损伤，除臂桡神经损伤的临床表现外，由于肱三头肌肌支受累，引起伸肘功能障碍。但是，在肘关节的功能中，屈肘功能远比伸肘功能重要，即使肱三头肌麻痹，只要肱二头肌功能良好，由于肢体重力的作用，仍可自然伸肘，一般对肘关节活动无明显影响。

## 三、正中神经

### （一）正中神经应用解剖

正中神经由臂丛神经外侧束来的外侧头（C6、C7）和内侧束来的内侧头（C8、T1）于腋动脉末端之前会合而成。与肱动脉伴行，于肱动脉的内侧沿肱二头肌内侧沟下行至肘部。在肘前位于肱肌的浅面，被肱二头肌肌腱膜所覆盖。穿经旋前圆肌肱骨头和尺骨头之间，于指浅屈肌与指深屈肌之间下行。行走于桡侧腕屈肌腱与掌长肌腱之间时，位置较表浅，穿过腕横韧带进入手掌。

在腋部和上臂正中神经无分支，它的肌支分出处为：①前臂近段穿过旋前圆肌时发出肌支支配旋前圆肌，并发出骨间前神经，与骨间掌侧动脉伴行于前臂骨间膜的前方，在指深屈肌与拇长屈肌之间下行，至旋前方肌深面分支支配该肌及腕关节，于骨间前神经起始部发出肌支支配指深屈肌桡侧半及拇长屈肌。从其主干近段发出肌支支配桡侧腕屈肌、掌长肌、指浅屈肌。②穿过腕管之后的返支支配拇短展肌、拇指对掌肌、拇短屈肌外侧头和第1、第2蚓状肌。

正中神经的感觉支有：①正中神经的掌皮支，于远侧腕横纹近端平均46mm从正中神经桡侧发出，位于桡侧腕屈肌腱与掌长肌腱之间，向远端行走，大多数于舟骨结节尺侧、腕横韧带的掌侧进入手掌，支配手掌桡侧半的感觉。②正中神经穿过腕管之后于手掌部延续为指掌侧总神经和指固有神经，支配桡侧3个半手指掌侧和近侧指间关节以远的指背的皮肤感觉。

**（二）临床表现**

正中神经损伤临床上十分常见，正中神经损伤多见于腕部和肘部，由于它在肘上无分支，因此肘上损伤的临床表现与肘部相同。

腕部正中神经损伤多为切割伤，常伴有屈指肌腱损伤，尺、桡动脉损伤和尺神经损伤，引起手部功能严重障碍。亦可为前臂严重的压砸伤或撕裂伤所致，而导致正中神经撕脱或大段缺损。单纯的正中神经损伤其临床表现依其损伤的部位不同而异。

腕部正中神经损伤又称为低位损伤，此时，正中神经所支配的前臂肌肉完全正常，临床上仅表现为其所支配的鱼际肌，即拇短展肌、拇指对掌肌、拇短屈肌外侧头和第 1、第 2 蚓状肌麻痹，主要表现为拇指对掌功能障碍以及手掌桡侧半和桡侧 3 个半手指的感觉障碍。

肘部及其肘上正中神经损伤又称为高位损伤，除具有以上低位损伤的临床表现外，由于桡侧腕屈肌、掌长肌麻痹，出现屈腕特别是桡侧屈腕力减弱。而且示指、中指指深屈肌、指浅屈肌和拇长屈肌麻痹。中指由于尺神经支配的部分代偿作用，临床上仅出现拇、示指屈曲功能障碍。

## 四、坐骨神经

### （一）坐骨神经应用解剖

坐骨神经是由 L4、L5 和 S1～S3 脊神经根组成，为全身最粗大的神经。它是由胫神经和腓总神经组成，其中胫神经起自 L4、L5 和 S1～S3 脊神经的前股，腓总神经起自 L4、L5 和 S1～S3 脊神经的后股，两神经被结缔组织鞘包围而成坐骨神经。其起始处直径为 15mm 左右，经坐骨大孔穿出骨盆，坐骨神经一般自梨状肌下缘穿至臀部，占 66.3%；胫神经经梨状肌下缘穿出，而腓总神经穿梨状肌至臀部，占 27.3%；坐骨神经总干穿梨状肌至臀部，占 0.8%～2.06%。亦有少数情况胫神经穿梨状肌，而腓总神经经梨状肌上缘穿出或胫神经经梨状肌下缘穿出，而腓总神经经梨状肌上缘至臀部。也有坐骨神经分成两股，一股穿梨状肌，一股出梨状肌下孔；或分成多股出骨盆者。进入臀部后，位于闭孔内肌、上下孖肌和股方肌的表面，为臀大肌覆盖，此处为臀部坐骨神经最浅表部位，此段无较粗分支、周围组织疏松、紧邻髋关节，肌内注射、髋关节脱位、骨盆骨折等均易造成该处坐骨神经损伤。在其疏松的结缔组织鞘内，胫神经位于内后侧，腓总神经位于前外侧，胫神经较腓总神经粗大。坐骨神经呈弧形向外下走行，约在坐骨结节与大转子连线中内 1/3 交点处下行，临床常用此点来检查坐骨神经的压痛点。坐骨神经垂直而下，至股骨下 1/3 分成胫腓 2 支。

坐骨神经有丰富的血液供应来源，全程的神经每隔一定距离就有节段血管进入神经干内。包括在梨状肌下缘的坐骨神经的滋养动脉，旋股内侧动脉的深支，股深动脉的第 1 分支与第 2 分支，股二头肌短头肌支，股深动脉的第 3 分支和腘动脉的营养动脉等，上述的血管都有滋养动脉进入坐骨神经外膜周围的结缔组织，通常称之为神经系膜，进入坐骨神经外膜后向近、远侧分支，形成神经外膜血管网。再发出分支进入束膜，在神经束间疏松结缔组织内，常呈弯曲盘旋状形成神经束间血管网。再发出分支进入内膜间隙形成内膜血管网。由此可知，坐骨神经的血液供应是非常丰富的。但当坐骨神经受到牵拉或挫伤时，容易导致神经干内渗出、水肿、出血，形成血肿，压迫神经，至晚期瘢痕形成，都会严重影响神经功能恢复的。

### （二）病因学与损伤机制

坐骨神经损伤的病因可归纳为 3 类：①骨盆骨折、髋臼骨折及髋关节脱位对坐骨神经引起压迫、牵拉伤和断裂伤；②药物注射，主要是苯甲醇溶解的青霉素用于儿童臀肌部注射，引起神经血管的损害，日后神经内、外的组织瘢痕形成；

③锐器刺伤与割伤，如玻璃、刀剑直接刺伤坐骨神经，可引起不完全与完全断裂伤。

1. 骨盆骨折所致坐骨神经损伤的机制　损伤的病因多为高速交通事故、高处坠落及塌方等，属于高能量及复合损伤。骨折粉碎和移位比较明显，由于腰骶神经丛行经骶髂关节前方，在骨盆内贴近骨面且移动度极小，骶髂关节骨折、脱位时易造成牵拉、压迫性损伤和断裂伤。在临床上神经损伤发生率同骨盆后环骨折有明显的相关性，后环附近的骨折引起坐骨神经损伤的发生率明显高于前环。在髋关节脱位合并髋臼骨折时，可引起坐骨神经的牵拉、压迫性损伤；特别是髋臼骨折有坐骨支骨折波及坐骨切迹和移位时，可造成坐骨神经的压迫性损伤和断裂伤。一般地说，坐骨神经腓侧部损伤较整个神经损伤更常见，在腓总神经合并胫神经损伤的病例，腓侧部重于胫侧部且恢复不完全，其机制为腓总神经在其行程中经过坐骨切迹和腓骨颈两处骨性结构被软组织固定，当神经被牵拉时不易缓冲暴力而受损伤，且腓总神经比胫神经包含的神经束数目少并且直径粗大，其间的结缔组织含量较少，这些密集的神经束在暴力作用下易受损伤，腓总神经来自 L4 和 S1 的神经纤维最多并且在骨盆内贴近骨面，因而骨折时常使这部分神经纤维最先受累而且症状较重。另外，骨盆骨折内固定手术时可能造成医源性坐骨神经损伤。

影响坐骨神经疗效的因素，结果主要与以下因素有关：损伤类型及程度，神经被骨断端、股骨头、骨折片或瘢痕组织压迫者，恢复结果满意；神经挫伤、神经内血肿瘀斑者恢复差；坐骨神经被骨断端穿透伤者常可获得部分功能恢复；神经根性撕脱者恢复效果较差；腓神经损伤严重时结果差。早期行骨盆骨折复位内固定、神经探查松解及功能锻炼，可促进神经功能恢复，疗效优于保守治疗；对神经部分断裂者，采用显微技术行神经束膜吻合效果优于外膜吻合或不吻合。

2. 全髋关节置换术中坐骨神经、股神经、闭孔神经和腓总神经　全髋关节置换术中坐骨神经、股神经、闭孔神经和腓总神经均容易受损，其中以坐骨神经及腓总神经受损最为常见。神经损伤的处理较为棘手，神经恢复过程和结果缺乏可预测性。一般认为神经损伤的机制有 3 种：①直接损伤：如电凝造成的神经灼伤、骨水泥固化过程中的灼伤；②压迫性损伤：多见于术中拉钩使用不当或局部血肿等对神经的挤压，其损伤程度取决于挤压力的大小、持续时间、神经周围软组织厚度及弹性；③牵拉性损伤：常发生在术中行患肢延长或术中股骨向外侧过度牵拉时。

有时坐骨神经损伤的原因很难确定。Birch 等研究指出：①即使对神经损伤的病例进行详细的调查，仍有一半以上损伤的原因不能确定；②髋关节置换术后神经损伤的发生与手术入路没有明显关系；③多数神经损伤是直接创伤、血肿压迫、骨水泥灼伤及继发于周围大血管损伤造成的神经缺血；④手术中拉钩的使用不当可能是造成多数神经损伤的主要原因。而 Eggli 认为髋关节置换术后神经损伤与下肢的延长没有明显关系，而与病变的严重程度有关，多数神经损伤是由术中直接或间接的创伤所致。

3. 儿童臀部注射性坐骨神经损伤属医源性

疾病，坐骨神经损伤与下列原因有关。

（1）肌内注射药物引起坐骨神经损伤的原因系药物的直接刺激和局部毒性作用损伤神经的营养血管、神经、肌肉组织，导致神经粘连、卡压、变性甚至坏死。

（2）儿童坐骨神经的解剖关系和儿童的特点，其神经分布表浅，臀肌不丰满、薄嫩，即便是在臀部外上象限进针，但进针方向斜向内下方，药物也能通过臀大肌与臀中肌的间隙扩散，渗透到坐骨神经的附近，引起神经的营养血管的损害。

（3）患儿年龄小，哭闹，不配合，易对注射产生恐惧和违拗心理。导致注射点不准确或进针过深伤及神经。

（4）注射部位不正确。

（5）与用药种类、毒性的大小、药物与神经的亲和力、推药的速度、进针的深度、针头的偏斜、坐骨神经解剖位置的变异等有关。

（6）苯甲醇的毒性作用：农村医疗站，卫生所，基层医院多采用苯甲醇作青霉素等药物的溶剂，苯甲醇对神经有一定的毒副作用。

**（三）坐骨神经损伤的临床表现及诊断**

1. 运动　如损伤部位在坐骨大孔处或坐骨结节以上，则股后肌群，小腿前、外、后肌群及足部肌肉全部瘫痪。如在股部中下段损伤，因腘绳肌肌支已大部发出，只表现膝以下肌肉全部瘫痪。如为其分支损伤，则分别为腓总神经及胫神经支配区的肌肉瘫痪。

2. 感觉　除小腿内侧及内踝处隐神经支配区外，膝以下区域感觉均消失。

3. 营养 往往有严重营养改变，足底常有较深的溃疡。

4. 电生理检查 典型的神经电生理表现为患侧神经传导速度减慢，波幅下降，F 波或 H 反射潜伏期延长；SE 潜伏期延长，波幅下降，波间期延长；坐骨神经支配肌肉的肌电图检查多为失神经电位，而健侧正常。患侧股四头肌肌电图多无异常，膝腱反射稍强也与该肌功能正常而拮抗肌功能减弱有关，这些表现有助于鉴别吉兰—巴雷综合征（吉兰—巴雷综合征）和脊髓灰质炎。

**（四）鉴别诊断**

根据疼痛的部位、性质及放射痛的方向；加剧疼痛的因素，缓解疼痛的姿势；牵引痛及压痛点等可以诊断坐骨神经痛，进一步明确病因对后续的治疗很重要。主要鉴别如下：

1. 腰椎间盘突出 患者常有较长期的反复腰痛史，或重体力劳动史，常在腰部损伤或弯腰劳动后急性发病。除典型的根性坐骨神经痛的症状和体征外，并有腰肌痉挛，腰椎活动受限和生理前曲度消失，椎间盘突出部位的椎间隙可有明显压痛和放射痛。X 线摄片可有受累椎间隙变窄，CT 或磁共振检查可确诊。

2. 马尾肿瘤 起病缓慢，逐渐加重。病初常为单侧根性坐骨神经痛，逐渐发展为双侧。夜间疼痛明显加剧，病程进行性加重。并出现括约肌功能障碍及鞍区感觉减退。腰椎穿刺有蛛网膜下腔梗阻及脑脊液蛋白定量明显增高，甚至出现 Froin 征（脑脊液黄色、放置后自行凝固），脊髓造影或磁共振可确诊。

3. 腰椎管狭窄症 多见于中年男性，早期常有"间歇性破行"，行走后下肢痛加重，但弯腰行走或休息后症状减轻或消失。当神经根或马尾受压严重时，也可出现一侧或两侧坐骨神经痛症状及体征、病程呈进行性加重，卧床休息或牵引等治疗无效。腰骶椎 X 线摄片或 CT 可确诊。

4. 腰骶神经根炎 因感染、中毒、营养代谢障碍或劳损、受寒等因素发病。一般起病较急，且受损范围常常超出坐骨神经支配区域，表现为整个下肢无力、疼痛、轻度肌肉萎缩、除跟腱反射外，膝腱反射也常减弱或消失。

5. 其他 还需考虑腰椎结核、椎体转移癌等。应注意有无受寒或感染史，以及骶髂关节、髋关节、盆腔和臀部的病变，必要时除行腰骶椎 X 线摄片外，还可行骶髂关节 X 线摄片、肛查、妇科检查以及盆腔脏器 B 超等检查以明确病因。

## 五、治 疗

**（一）针对病因进行积极治疗。**

**（二）卧床休息**

平卧硬质木板床，腰背部保暖，抬高患肢，以促进神经根水肿的消退。有些患者的症状可自行缓解。

**（三）镇痛镇静药物治疗**

非甾体类消炎止痛药物、短效糖皮质激素口服。

**（四）血管扩张剂与维生素**

地巴唑 10mg，每天 3 次，或烟酸 0.1g，每天 3 次，维生素 $B_1$ 20mg，每天 3 次，维生素

$B_6$ 20mg，每天 3 次，维生素 $B_{12}$ 500μg，肌内注射，每天 1 次，连续 2 周。

**（五）脱水剂**

当急性神经根水肿时导致严重的神经根疼痛症状，可给予甘露醇 250ml 静脉滴注，每天 1 次，也可给予呋塞米 20mg，每隔 8 小时一次，同时口服氯化钾，连用 3～5 天。

**（六）外周神经阻滞治疗**

对于根性坐骨神经痛可选用硬膜外阻滞、椎旁阻滞、痛点阻滞进行治疗；干性坐骨神经痛可分别阻滞受损害的神经支、梨状肌阻滞或坐骨神经阻滞治疗。阻滞常用的药物包括：复方倍他米松 1ml，维生素 $B_1$ 21mg，维生素 $B_6$ 10mg，2%利多卡因 3～5ml 稀释到 20ml，按注射的部位不同而使用不同的剂量。

**（七）坐骨神经阻滞**

常选用后入路阻滞法，患者健侧卧位，健侧腿伸直，患腿向前屈曲，脚跟部置于健侧膝关节上，在髂后上棘与大转子之间做一连线，经此连线中点做一垂直线，该线下 3cm 即为穿刺点，此点位于股骨大转子至骶裂孔的连线上。用 22G 10～12cm 长的穿刺针，经刺点垂直进针，直至出现放射性异感，回吸无血，即可注入镇痛药液。如能借助超声或神经刺激器行穿刺，可明显提高定位的准确性。

1. 中药治疗 独活寄生汤加减、大活络丸、壮骨关节丸、杜仲虎骨丸、追风透骨丸等。

2. 理疗 急性期可用超短波疗法，红斑量紫外线照射等治疗。慢性期可用短波疗法直流电碘离子导入。

## 六、股　神　经

### （一）股神经应用解剖

股神经起自腰丛，由 L2~4 神经前支后股组成，它由腰大肌外缘穿出，向下斜行于髂筋膜深面，在腰大肌与髂肌之间到达股筋膜鞘，在髂窝内发出髂肌支及腰大肌支，主干经腹股沟韧带深面、髂腰肌表面，由肌间隙进入股三角，位于股动脉的外侧。股神经穿过腹股沟后 2~3cm，分出前支和后支，前支又分为股内侧皮神经和股中间皮神经，支配股前内侧皮肤，并发出运动支支配缝匠肌和耻骨肌；后支先分出肌支到股四头肌，后分出一皮神经，即隐神经。隐神经伴随股动、静脉由股三角进入内收肌管，自该管的下端穿出筋膜，在膝部位于缝匠肌之后，然后行于皮下与大隐静脉伴行到达内踝。

### （二）病因学与损伤机制

1. 直接损伤锐器伤、火器伤。

2. 医源性骨神经损伤　有文献报道腹部子宫切除时可并发股神经损伤，主要表现为髋部屈肌无力。有作者指出，神经损伤与自动牵开器侧叶所致的压迫有关。强调患者体型瘦小，腹直肌发育较差，腹壁脂肪层较薄的女性神经损伤的危险性更大。根据患者体型适当地在侧叶下衬垫棉垫可减少牵开器侧叶的压力。脊柱手术时可因损及 L2、L3 和 L4 腰神经而出现股神经受伤症状。矫形外科手术髋关节矫形手术常可伴股神经损伤，应用骨黏固粉放入髋关节可因热损伤黏固物压迫神经而造成症状。手术广泛出血、烧灼及牵开器虚用等是其原因。另外，术后用抗凝药物而致髂窝血肿也是造成股神经损伤的原因。

3. 运动致股神经损伤 可能为运动而致单纯神经牵拉伤。可能为伤后髂凹处出血，形成血肿而致股神经受压逐渐出现麻痹。牵拉性损伤在伤后即可出现神经麻痹症状。而血肿压迫则是逐渐出现神经麻痹症状。对此类股神经损伤患者，应与腹股沟部软组织挫伤区别。肌电图检查可鉴别，故早期诊断并不困难。单纯牵拉伤可先保守治疗。若 1 个月后仍无神经恢复迹象，可行手术探查。若系血肿压迫所致神经麻痹，应早期行血肿清除神经探查减压术。

**（三）股神经损伤的临床表现及诊断**

1. 运动 如损伤在髂窝上方，则髂腰肌及股四头肌均瘫痪，表现不能屈髋及伸膝，如在髂腰肌分支以下损伤，仅表现不能伸膝。

2. 感觉 高位损伤表现为股前内侧及小腿内侧感觉丧失。低位损伤，可为单纯隐神经伤，表现小腿内侧感觉障碍。

3. 营养 小腿内侧易受外伤、冻伤和烫伤。

4. 电生理检查 患侧股神经传导速度减慢，波幅下降，F 波或 H 反射潜伏期延长；SEP 潜伏期延长，波幅下降，波间期延长；股神经支配肌肉的肌电图检查多为失神经电位，而健侧正常。

**（四）鉴别诊断**

根据病史、体查和神经肌电图的结果股神经痛诊断不难，更重要的是明确病因。

1. 上腰椎间盘突出 L2/3、L3/4 椎间盘突出常常累及股神经，表现为大腿前方至小腿内侧的放射痛，体查相应节段的椎间隙压痛，X 线摄片可有受累椎间隙变窄，CT 或磁共振检查可确诊。

2. 盆腹腔感染或肿瘤 下腹部、盆腔或髂窝的炎症、脓肿、肿瘤可以侵犯、压迫股神经引起股神经痛，患者常伴有发热、倦怠等，局部皮肤可出现发红、发热、压痛。实验室检查白细胞增高，红细胞沉降率增高，CT、MRI 检查有助于诊断。

3. 继发外伤或手术后 患者常有腹股沟区枪伤、刺割伤、骨盆或股骨骨折病史或盆腹股沟手术病史如耻骨上支骨折复位术、疝修补术、大隐静脉剥脱术，体查可见患侧手术瘢痕，神经肌电图有助诊断。

（五）治疗

1. 针对病因治疗 如神经离断伤需行神经缝合，瘢痕等压迫应作神经松解术，盆腔肿瘤、股动脉瘤应手术切除。

2. 药物治疗 可选用消炎镇痛药、B 族维生素、血管扩张剂，必要时短期应用肾上腺皮质激素类药物。

3. 股神经阻滞 疼痛剧烈而难以控制者，可行股神经阻滞治疗。

（1）镇痛药液配置：为复方倍他米松 1ml，维生素 $B_1$ 21mg，维生素 $B_6$ 10mg，2% 利多卡因 3~5ml 用生理盐水稀释到 20ml。

（2）股神经阻滞：患者仰卧，在髂前上棘与耻骨结节连线中点下方 1cm，股动脉外侧为穿刺点，左手示指触及股动脉，右手持 22G 5cm 穿刺针经穿刺点进针沿左手示指外侧缘垂直刺入，直至出现沿股神经分布区的异感，回抽无血，即可注入镇痛药液。为提高神经定位的准确性建议应用超声或外周神经刺激器。

4. 针灸、理疗、穴位封闭、局部药物离子透入治疗均可有助于消除水肿，促进炎症吸收，解除粘连，改善组织营养和有利于神经再生。

## 七、股外侧皮神经

### （一）股外侧皮神经应用解剖

股外侧皮神经是腰丛的分支，起源于 L2、L3 神经前支的后股。斜行向下、向外进入并穿过腰肌，到达腰肌的前外侧面，然后越过髂肌和骨盆的上缘，在髂筋膜的后面，于腹股沟韧带外侧端的深部穿过而进入大腿，即在髂前上棘的内侧 1~1.5cm 处穿过腹股沟韧带。在大腿处向下伸展，越过缝匠肌肌腱起始点，于腹股沟韧带下 1~1.5cm 处穿透阔筋膜而至皮下，并分为前支和后支，前支支配大腿前外侧至膝关节的皮肤；后支支配臀部外侧及坐骨粗隆下大腿上 2/3 的皮肤。

### （二）病因学

1. 感染或受寒、潮湿。

2. 腰椎退行性病变、脊椎增生性骨关节病、强直性脊柱炎，腰椎间盘病变可压迫刺激该神经。

3. 肌肉筋膜或韧带对神经的卡压。

4. 下肢静脉曲张。

### （三）临床表现

中年男性为多见，发病过程缓慢渐进，多为一侧发病，患者自觉大腿前外侧皮肤呈针刺样疼痛，同时伴有异常感觉，如蚁走感、烧灼感、寒凉感、麻木感等。开始发病时疼痛呈间断性，逐渐变为持续性，有时疼痛可十分剧烈。衣服摩擦、动作用力、站立或行走时间过长都可使感觉异常加重。

查体时髂前上棘内侧并沿此向下有压痛点，大腿前外侧皮肤的感觉、痛觉和温度觉减退甚至消失，有的伴有皮肤萎缩，但肌肉无萎缩，腱反射正常存在，也无运动障碍。

### (四) 诊断和鉴别诊断

股外侧皮神经痛的诊断并不困难，主要是根据该神经行程及其分布区疼痛、感觉异常以及该神经有压痛和感觉障碍等特征进行诊断。对症状特别严重的患者，应进行腰椎 X 线片及盆腔脏器的检查，以排除器质性病变。股外侧皮神经痛的发病原因较为复杂，诊断治疗时应仔细找寻原发病因，其发病的原因主要有以下两类：

1. 股外侧皮神经炎　又称感觉异常性股痛，也被称为 Roth 综合征，主要症状是大腿前外侧的皮肤疼痛及感觉异常。股外侧皮神经炎可由脊椎增生性骨关节病、强直性脊柱炎、腰椎间盘病变可压迫刺激该神经引起；全身性疾病如痛风、糖尿病、风湿热、乙醇中毒甚至流感都可导致股外侧皮神经发生炎症而致本病的发生；多发性硬化、神经根炎等神经系统病变及腹部盆腔的炎症、肿瘤、结石等也可导致本病的发生。

2. 股外侧皮神经嵌压综合征　指由于腰臀部闪伤、扭伤而致股外侧皮神经受压进而引起臀部疼痛的一种病症。在股外侧皮神经经过的部位任何一处由于炎症、肿块、异物、纤维组织粘连，先天解剖变异等导致压迫，都可引起股外侧皮神经嵌压综合征。引起股外侧皮神经嵌压综合征最主要的原因是髂前上棘处骨韧带管内轻微损伤，或盆腔内压迫所致，如穿戴紧身腰围、用坐骨神经痛腰带、军人带武装腰带，甚至裤袋内的钥匙等硬物在睡于硬板床时压于髂前上棘处。此外，腕关节的过伸活动，如跨栏动作、体操舞蹈等，使神经在管口处受到牵拉。盆腔内的巨大肿瘤、骨盆骨折、妊娠、腱鞘囊肿、骨疣及骨盆倾斜等。

**（五）治疗**

1. 积极治疗原发病，解除对该神经的刺激。

2. 药物治疗 B 族维生素或皮质激素以营养神经，消除炎症。疼痛剧烈的也可给予镇痛药。

3. 股外侧皮神经阻滞　患者仰卧，在髂前上棘内下方 2cm 处标记为进针点，用 22G 5cm 穿刺针经穿刺点进针，向头侧与皮肤呈 60°角的方向刺入，穿过皮肤即可碰到坚韧的阔筋膜。通过该筋膜时有落空感，如患者出现异感，注入镇痛药液。如果没有异感，沿与腹股沟韧带平行方向反复寻找异感或由此平面作扇形注射。

4. 疼痛顽固，经保守治疗、神经阻滞效果欠佳者，可考虑乙醇或酚甘油毁损治疗，或行阔筋膜下神经切断术或松解术。

# 第三节　四肢骨折及软组织创伤后疼痛

## 一、前　言

四肢骨折及软组织创伤后常可导致周围神经组织严重损伤，甚至造成神经根、干的撕脱和离断。较为多见的是在骨折断端四周的周围神经因振荡、挤压、切割等引起的损伤。部分神经的连续性虽然从外观上还可保持，但内部的神经束可能出现断裂、出血、水肿，晚期可形成瘢痕，而使神经功能丧失。早期由于神经损伤症状的隐匿性，往往被血管损伤、软组织撕裂等掩盖而被漏诊，延误治疗，对后期四肢功能的修复影响较大。因此，进一步研究周围神经损伤的解剖学、病理生理、损伤的判断与分类，以及先进的治疗等，对尽早的最大限度地恢复肢体功能，降低伤残率具有重要意义。

## 二、病　因　学

### （一）闭合性创伤

1. 皮肤保持完整，有时虽有伤痕，但不伴皮肤破裂及外出血，可有皮肤青紫（皮下出血，又称瘀斑或皮下淤血），若损伤部位较深，则伤后数日方见青紫。

2. 挤压伤　由重物较长时间挤压所造成的严重创伤。如房屋倒塌、坑道泥土陷坑道泥土陷埋、车辆相撞等原因。可引起受压部位大量肌肉缺血坏死，常伴有严重休克，并可导致急性肾衰竭（见挤压综合征）。

3. 挫伤　由钝器或钝性暴力所造成的皮肤或皮下诸组织的创伤。常有皮下脂肪、小血管的破裂，有时还可致深部脏器的破裂。

4. 扭伤　是关节部位在一个方向受暴力所造成的韧带、肌肉、肌腱的创伤。一般情况下扭伤并不造成关节的脱位，但却可引起关节附近骨骼的骨片撕脱。

5. 冲击伤　又称爆震伤，强烈的爆炸（如重型炸弹、鱼雷、核武器等爆炸）产生的强烈冲击波造成的创伤。体表可无伤痕，但体内的器官组织却遭受严重的损伤。

6. 闭合性骨折　直接或间接外来暴力造成骨骼的连续性中断，但皮肤无破裂。在骨折发生的同时，伴有附近肌肉、血管及神经的损伤。

7. 脱位　是关节受直接或间接外来暴力，使构成关节的两骨丧失其解剖关系。同时有关节囊破裂，也可有骨片撕脱。

**（二）开放性创伤**

伴有皮肤黏膜破裂及外出血。

1. 火器伤　由枪弹，弹片等所造成的创伤。不仅枪弹、弹片可在弹道造成各种组织、器官的直接破坏，高速振荡还可造成弹道周围组织、器官的创伤，弹片可将泥土、衣片带入伤口，造成严重的污染，引起化脓性感染、破伤风或气性坏疽。

2. 撕裂伤　钝器打击造成挫伤的同时可引起皮肤和软组织裂开。创口边缘不整齐，周围组织的破坏较广泛。运转的机器、车辆将皮肤及皮下组织撕脱造成撕裂伤，有时还可将肌肉、肌腱、血管及神经撕脱。撕裂伤常引起皮肤坏死及感染。手腕部撕裂伤在临床上最常见。

3. 刺伤　由细长、尖锐的致伤物所造成伤口虽不大，但深部的组织、器官可遭受破坏而不易被察觉，而被忽视。刺伤易引起深部感染。

4. 切割伤　由锋利的致伤物（如刀刃、玻璃）造成。伤口边缘较整齐。切割伤深度随外力大小而异。腕部肘部深切割伤同时有肌腱、血管、神经的断裂。

5. 擦伤 皮肤同粗糙致伤物摩擦而造成的表浅创伤。受伤部位仅有少量出血及渗出，因而伤情都较轻。

### 三、临床表现及诊断

灼性神经痛是四肢骨折及软组织创伤后一组特殊征象。其中创伤后神经损伤的发病率高。临床表现十分奇特，治疗也非常困难，其发病机制仍不明确。灼性神经痛患者有 1/3 ~ 1/2 在伤后 24 小时内出现症状，也可于任何时间发病，一般不超过伤后 45 天。主要症状是肢体出现难以忍受的刺痛、撕裂痛、跳痛、挤压痛、刀割样痛或咬痛，为自发性持续性疼痛，喜凉怕热，患者常将患手（足）浸泡在凉水中或敷用凉水湿毛巾；可因突然的响声、光亮等轻微刺激而使疼痛加重；情绪的激动也会加重疼痛。患者常因疼痛拒绝检查。患肢表现为冰凉或潮红，多汗或皮肤发亮、毛发粗长等自主神经功能紊乱症状，因严重疼痛致肢体肌肉萎缩，关节僵直。患者可出现焦虑不安，悲观失望或情绪失常。例如某患者右上臂内侧炸伤，于伤后 8 小时开始感觉右手烧灼样疼痛，手掌及十指更甚，影响睡眠，每晚下半夜才能勉强入睡，白天持续疼痛难忍。外界轻微的刺激如开门声、脚步声或触摸患者身体任何部位、开电灯等均可诱发灼痛，终日用湿毛巾包裹患肢。手掌出汗多，食欲减退，身体消瘦，痛苦表情，个人喜在安静的暗屋内，常常痛苦欲绝，止痛药无济于事。肌电图检查：右拇短展肌为部分失神经支配，正中神经运动传导速度异常，诊

断为右正中神经火器伤并发灼性神经痛。伤后 3
个月在局部麻醉下进行神经束间松解减压术，术
中见正中神经明显水肿，无断裂，与周围组织粘
连，有 1.2cm 长的瘢痕纤维带紧紧压迫神经，切
除瘢痕，束膜切开松解减压。术后疼痛完全缓
解，2 年后复查，右手完全康复，感觉、运动及
肌电图检查均正常。

## 四、治　疗

### （一）手术治疗

1. 交感神经节阻滞　　上肢痛以 1%普鲁卡因
10ml 行星状神经节阻滞，慎勿刺破胸膜，以免
发生气胸。下肢用 1%普鲁卡因 20ml 行腰交感神
经阻滞，若灼痛缓解可隔日阻滞一次，配合理疗
及功能练习，此法可暂时缓解疼痛。

2. 交感神经切除术　　交感神经节阻滞能缓
解疼痛者可以作交感神经切除术。上肢切除 T2～
T3 交感神经；下肢切除 L2～L4 交感神经节前纤
维，有时连神经节同时切除。此方法术后 10 天
疼痛缓解，但可复发。

3. 神经束膜减压术　　在臂丛或硬膜外麻醉
下，按"会师"方法显露疼痛的神经干，触摸
神经内有无硬结，在手术显微镜下手术。神经减
压步骤为：

（1）从瘢痕组织中游离出神经干，切开神
经外膜，并将其边缘用缝线暂时固定在邻近软组
织上，使神经束显示在平展的外膜上。

（2）行神经束膜间松解，要求操作轻柔，
解剖清楚，注意保护束间交通支，切除束间瘢
痕，遇有束间粘连不可强行分离。

（3）用手轻柔触摸神经束，遇有硬的索状瘢痕化束膜时，用尖刀片轻轻划开该段束膜。

（4）对损伤严重或缺损的神经束，应作神经束移植（束膜缝合）

（5）以生理盐水冲洗伤口，皮下置引流条（24~28h 拔除），逐层缝合伤口。石膏托固定患肢于功能位 3~4 周。

### （二）药物治疗

对于神经性疼痛，早期发现、正确评估和积极处理是获得满意效果的前提。在多数病例，需要多学科合作和多种方法治疗，包括药物治疗、理疗、行为治疗和侵袭性治疗，但所获效果欠佳。大多神经痛对于 NSAIDs 类药物和阿片类止痛药物反应欠佳。目前应用的主要药物是三环类抗抑郁药和抗癫痫药。其他药物如 P 物质阻滞剂、NMDA 受体拮抗剂和有些自律性药剂被证明有效。研究表明，如果应用阿片类药物，需结合其他多种不同止痛机制的药物联合治疗。

1. 抗抑郁药 三环类抗抑郁药已经成功地用于疼痛治疗 20 余年。其减轻疼痛的药理机制是抑制脊髓后角对于 NE 和 5-HT 的再摄取，另一个可能的机制是调节钠离子通道。用三环类抗抑郁药必须从小剂量开始，每晚 10~25mg，然后每周慢慢增加 10~25mg。对于有心脏疾病、狭角性青光眼和前列腺慢性病的患者，用药时要谨慎。三环类抗抑郁药有镇静、增加体重、体位性低血压和抗胆碱能作用（口干、便秘和尿潴留等）。

用于神经痛的是第二和第三级胺类，其中最典型三级胺类是阿米替林。当用于神经痛时其剂量要比用于抗抑郁时少，每晚睡前口服用药，从10mg 逐渐增加到最大剂量 50mg。虽然抗抑郁作用需要 2 周才能起效，但其止痛作用在服药后几天就开始起效。

选择性 5-HT 抑制剂对于疼痛的治疗并没有预先估计的那样有效。此类药物对于疼痛只是部分有效，达不到三环类抗抑郁药的效果。其中文拉法辛因为类似于三环类抗抑郁药，抑制 5-HT和 NE 的再摄取，是这类药物终止痛效果最好的，副作用包括兴奋、失眠、消化道抑制、嗜睡和抑制性功能等。

2. 抗癫痫药

（1）卡马西平：卡马西平是亚氨基芪的衍生物，其化学结构类似于三环类抗抑郁药。实验表明能够抑制鼠的动作电位。虽然大部分文献是关于其治疗三叉神经痛和糖尿病性周围神经痛的止痛作用，但卡马西平已用来治疗各类神经性疼痛。

Campbell 等进行了一项双盲、安慰剂对照和交叉试验研究，报道用卡马西平治疗三叉神经痛获得良好的效果。其用量最大为 400mg/d，5～14 天后有 70%～89% 的病例对疼痛治疗有效。但在这项研究中，临床医生没有提供清除期数据，因而难以确定这项研究的结果确实是卡马西平的特有治疗作用。副作用包括困倦、头晕、共济失调、恶心和呕吐。虽然此项研究有其局限性，但仍然为用卡马西平治疗三叉神经痛提供了证据。Beydoun 也认为卡马西平治疗三叉神经痛的效果是令人兴奋的，他甚至认为如果一个被诊断为三叉神经痛的患者对治疗没有反应，那么医生需要考虑对于患者的诊断是否正确。但有些病例在用药后 1 年左右因为药物耐受或副作用而停药，那么可用没有副作用的奥卡西平（oxcarbamazepine）替代。还有其他关于卡马西平治疗神经痛和与三环类抗抑郁药相比较的研究，总之，卡马西平在大量研究中显示了效果，其用量从 300~2400mg/d，最常见的副作用是头晕和嗜睡。

（2）苯妥英钠：苯妥英钠是第一个用于治疗神经痛的抗癫痫药。其止痛作用机制是阻滞钠离子通道、抑制谷氨酸释放和抑制异位放电。用量为 300mg/d，副作用的发生率为 10%，最常见副作用是眩晕。最新的研究表明苯妥英具有抗伤害性刺激的特点，有待更多研究确认。

（3）丙戊酸钠：丙戊酸钠能通过延长钠离子通道的复极期达到抑制脊髓神经元的持续放电的效果，还能通过抑制 GABA（$\gamma$-氨基丁酸）降解酶来增加 GABA 的量，而 GABA 是抑制中枢神经系统的抑制性神经递质。治疗三叉神经痛的有效率为 50%~80%。在一项治疗脊髓损伤后疼痛的研究中，和安慰剂没有显著差别，可能是病例数太少的原因。

（4）拉莫三嗪：拉莫三嗪阻滞电压依从性钠通道和抑制谷氨酸的释放。对于耐受其他药物的三叉神经痛，50~400mg/d 的拉莫三嗪可减轻疼痛。有研究用于其他类型的神经痛，需要进一步证实。

（5）加巴喷丁：在治疗神经痛的抗癫痫药物中，加巴喷丁也许是研究得最好的。它在结构上类似于 GABA，却没有 GABA 样作用，也不影响 GABA 的摄取和代谢。加吧喷丁能在许多疼痛模型中发挥有力的镇痛作用，研究表明它能影响钙通道、作用于中枢和抑制由于周围神经损伤引起的异位放电。加巴喷丁在治疗疱疹病毒后神经痛和糖尿病性神经痛时有明显效果，剂量为900~3600mg/d，分 3 次用药。最近研究表明，加巴喷丁可能成为治疗疱疹病毒后神经痛的首选方案。

（6）其他药物

1）金刚烷胺：NMDA 的对抗物，由于具有高毒性，因而在治疗神经痛方面受到限制。

2）曲马多：非麻醉性镇痛药，选择性的结合 M 受体，比较常用于治疗糖尿病性神经痛，每天用量 200mg，分次给药。

3）氧可酮：结合于 M 受体的阿片类制剂，被研究用于治疗各种类型神经痛，最常用其缓释剂治疗疱疹病毒后神经痛，用量为每 12 小时用 10mg。对缓解持续性疼痛、发作性疼痛和异常性疼痛有效。通常神经性疼痛对阿片类不敏感，要想达到止痛效果需要加大用药剂量，同时会伴有不能接受的副作用，而氧可酮只需要正常用量就可以达到止痛效果，避免了严重副作用的发生。

4）安非他酮：作用于非肾上腺素能通路，减少抑郁患者全身去甲肾上腺素的循环，用法为第 1 周 150mg，每天 1 次，接下来 5 周 150mg，每天 2 次。副作用包括口干、失眠、头痛、胃肠道紊乱、便秘和头晕，但患者都可忍受，不用停药。

（7）局部镇痛药：神经性疼痛的局部治疗

方法包括5%利多卡因贴片、氯胺酮凝胶和辣椒碱。这些方法直接作用于局部，全身反应少。利多卡因和其他局部麻醉药一样，作用于电压依从性钠通道。1999年，利多卡因贴片被FDA批准用于疱疹病毒性疼痛的治疗，有关于这方面的研究较多。研究表明，局部应用后只有3%左右的药物被全身吸收，利多卡因贴片下的皮肤感觉正常，不会引起麻木。没有药物耐受和生理成瘾性的风险，并且药物相互作用和全身副作用的风险很少。最近，有许多用于其他类型周围性神经痛的研究，有一定效果。氯胺酮是NMDA受体拮抗剂。辣椒碱，一种P物质的清除剂，0.075%乳剂，每天4次，持续应用4~8周，73%的神经痛患者疼痛明显减轻。NAIDs类药物、阿司匹林和可乐定也被用于局部治疗神经痛，虽然报道有效，但缺乏长期随访和安全性资料。

（三）干预性治疗

对于神经性疼痛，如果口服药物治疗失败，就要考虑改变治疗方法。神经外科的干预分为神经调节和神经破坏性方法。

1. 神经调节　方法包括：①脊髓电刺激；②鞘内注入麻醉性镇痛药；③大脑深部电刺激导水管周围灰质或脑室周围灰质；④运动皮质电刺激。

电刺激的方法是基于1965年Melzack和Wall提出的疼痛闸门学说：刺激皮肤引起疼痛传入脊髓后角神经元（T细胞），同时触发脊髓后角胶质细胞对传入冲动有抑制作用，在T细胞前就受到控制和调节，其中无髓鞘细纤维（C类纤维）的冲动传到T细胞正反馈使闸门开放，冲动上传到中枢引起痛觉反应，有髓鞘粗纤维（A 类纤维）的冲动通过胶质细胞产生负反馈到 T 细胞使闸门关闭。脊髓电刺激就是刺激 A 类纤维，产生负反馈达到止痛的效果。Shealy 于 1969 年开始应用于慢性疼痛的治疗，目前应用于背部手术失败综合征、周围神经损伤后疼痛、反射性交感神经萎缩、截肢残端痛、带状疱疹后神经痛、截瘫后 End-zone 疼痛、肋间神经痛和胸廓切开术后综合征等。脊髓电刺激可以通过经皮插入电极线到硬膜外腔或通过椎板切除手术将板式电极缝合固定于硬膜上，在固定电极前需要通过试验性刺激，调节电极位置直到欲治疗的区域内出现感觉异常，然后再进行固定。短期电刺激的方法能达到 50% 的疼痛缓解，减少麻醉性镇痛药的用量和提高生活质量，但大多数患者在 1 年内恢复疼痛。如植入永久性电极，有 60%~84% 患者疼痛减轻，总的有效率为 50%~65%。这是一种昂贵的方法，在美国，第 1 次的手术和器械费用需 1 万美元，接下来的维持和替换翻修费用平均每年需 3000 美元。还有一种相对便宜的方法是鞘内置管注入麻醉性镇痛药，每周注药 1 次（醋酸甲泼尼龙 60mg 和 3% 利多卡因 3ml），连续使用 4 周，报道用于治疗疱疹病毒性神经痛，随诊 2 年后 81% 的患者获得优良的效果。但由于鞘内注射类固醇可能存在潜在的并发症，因而此项治疗方法在美国受到限制。

2. 神经破坏　通过外科手术切除、化学或其他破坏性方法永久性的去除神经系统的一部分而达到止痛效果，包括神经切断术、神经节切除术、交感神经切除术、后根区损坏、脊髓前外侧束切断术、经皮前外侧束切断术、中央脊髓切开术、尾核束切断术、经皮三叉神经束切断术、中脑束切断术和扣带回切除术等。大部分神经破坏方法缺乏临床资料支持，而尾核束切断术、中脑束切断术和扣带回切除术等又因损伤太大，只能应用于预期生命不到 1 年的晚期癌性疼痛患者。其中脊髓神经后根进入区破坏术（Dorsal Root Entry Zone Lesions）目前应用于神经根性撕脱伤和脊髓损伤后的难治性疼痛，效果显著。

（许　华　文平山）

# 参考文献

1. 高崇荣. 神经病理性疼痛学［M］. 人民卫生出版社，2013.
2. KEVIN C. CHUNG. 臂丛神经损伤临床诊疗与康复［M］. 人民军医出版社，2015.
3. 刘志雄. 周围神经外科学［M］. 北京科学技术出版社，2004.
4. 朱家恺. 现代周围神经外科学［M］. 上海科学技术出版社，2007.
5. 黄宇光. 神经病理性疼痛临床诊疗学［M］. 人民卫生出版社，2010.
6. Nickel F T, Seifert F, Lanz S, et al. Mechanisms of neuropathic pain.［J］. Neuron, 2006, volume 12（2）: 137-140（4）.
7. Teixeira M J, Paz M G D S D, Bina M T, et al. Neuropathic pain after brachial plexus avulsion - central and peripheral mechanisms［J］. Bmc Neurology, 2015, 15（1）: 1-9.
8. 沈杰，兰凤敏. 臂丛神经撕脱伤患者疼痛的研究进展［J］. 现代中西医结合杂志，2013，22（1）: 113-114.

# 第十一章

# 慢性切口痛与瘢痕痛

## 第一节　慢性切口痛

### 一、概　述

切口疼痛（incisional pain，IP）是一种源于手术切口伤害性刺激和复杂心理因素的不愉快感觉和情感体验，是导致术后疼痛的主要原因，常使患者产生紧张、焦虑、恐惧等心理，影响患者休息、呼吸、咳嗽、进食、下床活动等，易引起呼吸、泌尿、心血管等系统的并发症，进而影响患者术后恢复。部分切口痛可持续较长时间。临床上将手术后组织正常愈合情况下，切口疼痛持续时间大于 2 个月疼痛称为手术后持续性切口痛（persistent postoperative incisional pain，PPIP）或慢性切口痛（chronic incisional pain，CIP）。更有甚者，切口皮肤完全愈合，与周围正常组织肉眼几乎无明显差别，切口部位的皮肤仍会持续性或间断性疼痛，可长数月或数年。长期以来，切口疼痛一直被医护人员忽视，认为术后切口疼痛是不可避免的，应该忍受。不过，随着人们对疼痛认识的不断提高，消除疼痛，提高患者生活质量，已成为临床工作的一项重要内容。

## 二、流行病学

CIP 发生率与手术类型、切口部位、切口种类、切口愈合状况、人群易感因素等多种因素密切相关。Nikolajsen 等报道了 220 例剖宫产患者，12.3% 患者术后 1 年仍有切口部位的疼痛。有研究显示，20%~68% 乳腺癌根治术后患者会发生乳腺切除术后疼痛综合征（post-mastectomy pain syndrome，PMPS），其中 80% 以上与切口部位的疼痛相关。另外，接受开胸手术、腹股沟疝修补术等患者，也是文献报道中 CIP 高发人群，但具体发病率尚无确切报道。

## 三、病 因 学

根据文献报道，CIP 发生可能与以下因素相关：

### （一）手术因素

1. 手术部位　文献报道的 CIP 通常发生在神经容易遭受到手术损伤的部位，如胸部（肋间神经）、下腹部（髂腹下神经、髂腹股沟神经、生殖股神经）、会阴部（股后皮神经会阴支，阴部神经的会阴神经分支）等，接受这些部位手术的患者往往成为 CIP 的高发人群。

2. 手术切口长度　Luijendijk 等报道了采用普凡嫩施蒂尔（Pfannenstiel）切口实施的腹部手术的 243 例患者，发现切口长度是导致神经卡压发生 CIP 的危险因素。

3. 手术方式　Rafique 等研究发现剖宫产术术中不关闭脏层和壁腹膜，可显著减少术后疼痛。

**（二）麻醉与镇痛**

1. 麻醉方式　文献报道全麻下 CIP 的发生率较椎管内麻醉要高，推测可能是椎管内麻醉较全身麻醉下传入到中枢的伤害性刺激要少。

2. 术后镇痛　术后切口疼痛程度和术后切口疼痛控制不理想是 CIP 发生的高危因素。文献报道，术后阿片类药物的使用剂量与手术后持续性疼痛的发生率呈负相关。不过，也有学者对彼此之间是否存在直接的因果关系提出质疑。

**（三）其他因素**

最近有研究表明，个体遗传易感性与手术后持续性疼痛密切相关。此外，社会心理因素可能参与疼痛的慢性化，包括术后切口疼痛向 CIP 的发展。Bisgaard 等研究则表明，术前精神紧张或神经质是术后持续性疼痛的危险因素。

## 四、病理生理机制

切口疼痛是一类特殊类型的疼痛，具有相对独特的外周及中枢分子机制。CIP 的发生与手术造成的直接的神经损伤、神经炎性反应和神经敏化有关。电生理学研究证实了术后切口出现痛觉敏化，主要是通过 Aδ 和 C 纤维伤害性感受器介导的。神经生长因子、补体分子、乳酸等均参与外周敏化的产生。脊髓 AMPA 受体和胶质细胞在切口痛的中枢敏化中发挥重要作用。术中应用阿片类药物可诱导术后痛觉过敏，其机制与 NMDA 受体的激活相关，靶向 NMDA 受体下游信号通路可能在不干扰 NMDA 受体生理功能的情况下抑制痛觉敏化。

## 五、临床表现

（一）体表皮肤有陈旧性手术瘢痕。

（二）疼痛部位在手术切口及附近区域，通常位于受损神经的支配区域，有时可扩展至相邻神经的支配范围。

（三）疼痛呈神经病理性疼痛特征，如痛觉过敏、痛觉超敏、触诱发痛、感觉异常等。

## 六、相关检查

**（一）疼痛评估**

包括疼痛部位、疼痛强度（VAS、NRS 量表）、疼痛特征（ID Pain、DN4、LANSS、SF-McGill 疼痛评估表）

**（二）影像学检查**

X 线、CT、MRI 等用以排除可能的器质性病变，包括肿瘤是否复发等。

**（三）神经电生理检查**

如定量感觉检查（quantitivesensor testing, QST）、电流感受阈值（current perception threshold, CPT）可以有效检测神经受损状况，可以用于长期随访或治疗效果的观察。

## 七、诊　断

CIP 的本质是手术切口造成神经损伤引起外周神经和中枢神经系统的敏化形成的神经病理性疼痛。诊断标准如下：

（一）疼痛部位位于手术切口及附近区域，通常位于受损神经的支配区域，有时可扩展至相邻神经的支配范围。

（二）疼痛呈现神经病理性疼痛的特征，包括痛觉过敏、痛觉超敏、触诱发痛、感觉异常等。

（三）排除器质性病变和精神了疾病。

## 八、鉴别诊断

本病应排除可以引起切口区域疼痛相关的一些器质性良性病变或恶性病变相，并与之鉴别。主要包括感染、占位、脊柱神经根病变等。如有明确的器质性疾病病史、体征，可通过实验室、影像学等检查来确认鉴别。

## 九、治　疗

**（一）物理治疗**

经皮神经电刺激（TENS）等。

**（二）药物治疗**

1. 全身用药　遵循神经病理性疼痛治疗相关指南，一线用药包括抗惊厥药（加巴喷丁、普瑞巴林、卡马西平等）和抗抑郁药（阿米替林、度洛西汀、文拉法辛等）；二线用药包括曲马多、阿片类药物（羟考酮、芬太尼贴剂等）。用法用量参照第一章第五节。

2. 局部用药　如复发利多卡因乳膏、复方辣椒碱乳膏等。

**（三）介入治疗**

1. 切口部位局部浸润与射频。

2. 神经根脉冲射频。

3. 神经刺激

**（四）精神心理治疗**

心理治疗、抗抑郁治疗、认知-行为治疗、

康复治疗等。

# 第二节　慢性瘢痕痛

## 一、概　述

瘢痕（scar）是烧伤、烫伤、外伤、手术等各种创伤后所引起的正常皮肤组织的外观形态和组织病理学改变的统称。瘢痕组织的主要成分是纤维蛋白。临床上，瘢痕可以分为表浅性瘢痕、增生性瘢痕、萎缩性瘢痕、瘢痕疙瘩等。瘢痕危害巨大，增生期几乎让患者苦不堪言，萎缩期又使患者面目全非，功能障碍，给广大患者带来巨大的肉体痛苦和精神痛苦。

手术切口在愈合过程中，再生的神经纤维受到瘢痕收缩的压迫刺激会引起疼痛，一般不会太剧烈，直到3~6个月后才逐渐消失，但也常见到切口瘢痕组织过多或伴有炎症，疼痛剧烈，使患者难以忍受的病例。皮肤瘢痕疼痛多与手术过程中及外伤时局部末梢神经受损及局部瘢痕形成的肌硬结有关，如增生性瘢痕、瘢痕疙瘩等的形成，有的还是肌筋膜疼痛的重要原因。临床上，将术后组织愈合形成瘢痕组织后瘢痕部位的疼痛持续时间大于2个月疼痛称为慢性瘢痕痛（chronic scar pain，CSP）。

## 二、流行病学

全球范围内，每年大约7500万名患者在术后产生瘢痕，而部分患者会产生瘢痕痛。许多临床医生对瘢痕痛甚至缺乏基本的认识和必要的临床治疗方法或技术。外科医生通常认为，一旦瘢痕形成，就与他们没有关系了，所以不会太关注。

## 三、病因学

瘢痕组织的多少与损伤组织程度、炎性细胞因子等密切相关。如果创伤严重，愈合过程中受感染、张力过大等外因影响，最终形成的瘢痕组织较多，在切口深部的即形成硬结，位浅的皮肤及皮下组织即形成较宽的瘢痕，甚至形成瘢痕疙瘩。对于手术缝合的切口，拆线后如能加外力支持伤口的张力，可减免过多的瘢痕形成。瘢痕产生过多或伴有炎症时，常引起疼痛。瘢痕痛的发生与炎性刺激、中枢和外周神经敏化等有关。

## 四、病理生理机制

当身体皮肤受到损伤，侵害到真皮层中的血管和神经组织，机体就会启动修复机制，在组织受创伤后数分钟内，伤口内即有血清和纤维蛋白渗出凝集，在受损表面形成纤维蛋白网，以组织血液和体液的持续流失，并且保护创面免受细菌等外部环境的侵害，充当起临时皮肤的功效。在组织修复的中期，成纤维细胞开始增生，并有毛细血管及神经末梢的再生，结缔组织开始逐渐取代纤维蛋白，这样就形成了瘢痕组织。所以，在瘢痕形成的早期，毛细血管扩张和纤维细胞增生是最主要的症状。当增生十分旺盛时，瘢痕外观上会发红增厚，有时还会出现明显的毛细血管网，有痛痒难耐的感觉。如果创面比较深、比较大，或者修复过程中受到感染、化学物质侵袭等刺激因素，还会形成影响机体功能的萎缩性瘢痕、瘢痕疙瘩等，产生疼痛。

## 五、临床表现

瘢痕痛一般发生于伤口愈合阶段，患者往往主诉瘢痕处有疼痛或痒感。瘢痕痛的症状比较简单，有创伤或手术史，体表可摸到瘢痕，可测定其大小。瘢痕痛轻重不一，延续时间越长，疼痛往往较重。

## 六、相关检查

（一）疼痛评估：包括疼痛部位、疼痛强度（VAS、NRS 量表）、疼痛特征（ID Pain、DN4、LANSS、SF-McGill 疼痛评估表）

（二）影像学检查：CT、MRI 等用以排除可能的器质性病变，包括肿瘤复发、瘢痕下假愈合、瘢痕下感染等。

（三）神经电生理检查：如 QST 和 CPT 测定可以有效检测神经受损状况，可以用于长期随访或治疗效果的观察。

## 七、诊 断

**（一）详细询问病史**

重点了解患者疼痛的特点、部位、性质、程度、时间、规律及伴随症状等。尤其要注意疼痛初次发作与外科手术后瘢痕的关系。

**（二）体格检查**

重点进行包括与外科手术瘢痕区域周围神经浅感觉变化、正常神经反射的变化、脊柱运动或活动范围和其他功能评估。定位疼痛区域的神经节段支配是明确诊断过程中最关键，也是最困难的一步。如果疼痛放射的部位、范围与支配手术部位神经节段相关或一致时，进一步支持切口瘢痕疼痛的诊断。

**（三）实验室及影像学检查**

实验室及影像学等辅助检查可以用来排除可能的病因，对于手术后瘢痕疼痛，尤其是影像学检查可以针对特异的病变部位提供重要的参考或指导意义，有时对于选择或确定有效的治疗方案十分有用。

## 八、鉴别诊断

应排除可以引起切口区域瘢痕疼痛相关的一些器质性良性病变或恶性病变相，并与之鉴别，主要包括感染、占位、脊柱神经根病变等。例如，当发现疼痛和（或）感觉障碍的区域超过了与手术瘢痕区域的神经所支配的范围时，应考虑存在其他因素，如高位神经受到刺激或损伤以及继发性中枢敏感化问题等。如果有明确的器质性疾病病史、体征，可通过实验室、影像学等检查来确认鉴别。

## 九、治　疗

瘢痕痛涉及术中神经损伤、术后炎症反应粘连以及神经系统损伤后的继发性改变（外周和中枢神经敏感化），这就决定了瘢痕痛的治疗是临床医师面临的一项艰巨而富有挑战性的新课题。瘢痕痛治疗，首先要处理瘢痕。目前瘢痕痛治疗方法有病灶内注射糖皮质激素、放疗、硅凝胶膜、手法松动、手术治疗、药物治疗、神经调控等，联合治疗策略比单一治疗结果更好。

## （一）物理治疗

在创伤愈合、瘢痕恢复和瘢痕治疗过程中，可以根据需要选择恰当的物理疗法对预防瘢痕的形成，软化已经形成的瘢痕，促进瘢痕治疗，比如减轻局部的紧缩、牵拉、干燥、痛、痒等症状，改善局部功能有很好的效果。常用的物理治疗方法有压力疗法、放射疗法、激光治疗、冷冻、蜡疗、离子透入、超声波等，最近文献报道经皮神经电刺激（TENS）用于对瘢痕痛的治疗。

## （二）药物治疗

临床上常用的有非甾体抗炎药、糖皮质激素、抗忧郁药、抗惊厥药、阿片类药物、神经损伤修复药物等。糖皮质激素瘢痕内注射法较为受到青睐。如果考虑伴有炎症，非甾体抗炎药效果较佳。如果考虑瘢痕神经病理性疼痛，应遵循神经病理性疼痛治疗相关指南，一线用药包括抗惊厥药（加巴喷丁、普瑞巴林、卡马西平等）和抗抑郁药（阿米替林、度洛西汀、文拉法辛等），二线用药包括曲马多、阿片类药物（羟考酮、芬太尼贴剂等），局部可用复发利多卡因乳膏、复方辣椒碱乳膏等。具体用法用量参照第一章第五节。

## （三）介入治疗

神经阻滞、神经毁损、神经射频、电刺激、鞘内药物输注等，均可用于瘢痕痛的治疗。

## （四）精神心理治疗

心理治疗、抗抑郁治疗、认知-行为治疗、康复治疗等。临床上建议根据个体不同分别实施相应的心理治疗，不提倡单纯使用镇痛药物或神经阻滞治疗而忽视心理治疗，并且建立长期的随访制度。

### （五）手术治疗

如果考虑瘢痕疼痛主要由于瘢痕本身引起，可对瘢痕进行手术治疗，包括瘢痕切除、分次切除、切除后皮片、皮瓣或其他组织移植、磨削、组织扩张器和显微外科技术的应用等。

总之，慢性切口疼痛和瘢痕痛的临床诊治还存在不少问题，有些患者没有得到及时有效的治疗，因而重视慢性切口疼痛和瘢痕痛诊治，切实提高患者的生活质量，具有重要的临床意义。

（程志祥　倪红艳）

## 参考文献

1. 郭元，赵春燕，黄秀，王春梅. 疼痛护理在缓解微创小切口椎间盘切除术后疼痛中的应用. 西南军医，2015，17（1）：98-99.

2. Kawano T, Eguchi S, Iwata H, Yamanaka D, Tateiwa H, Locatelli FM, Yokoyama M. Effects and underlying mechanisms of endotoxemia on post-incisional pain in rats. Life Sci, 2016, 148：145-153.

3. 许凤琴，高湘伟，程琰，金绍岐. 痛性瘢痕治疗的探讨. 局解手术学杂志，2005，14（1）：23.

4. Fang S. The successful treatment of pain associated with scar tissue using acupuncture. J Acupunct Meridian Stud, 2014, 7（5）：262-264.

5. 赵宏颖，徐琳. 妇产科患者术后疼痛的护理. 中华临床医学研究杂志，2007，2（13）：217.

6. Kong CG, Kim GH, Kim DW, In Y. The effect of topical scar treatment on postoperative scar pain and pruritus after total knee arthroplasty. Arch Orthop Trauma Surg, 2014, 134（4）：555-559.

7. Lewit K, Olsanska S. Clinical importance of active scars: Abnormal scars as a cause of myofascial pain. J Manipulative Physiol Ther, 2004, 27（6）: 399-402.

8. Choi YH, Kim KM, Kim HO, Jang YC, Kwak IS. Clinical and histological correlation in post-burn hypertrophic scar for pain and itching sensation. Ann Dermatol, 2013, 25（4）: 428-433.

9. Ortner CM, Granot M, Richebe P, Cardoso M, Bollag L, Landau R. Preoperative scar hyperalgesia is associated with post-operative pain in women undergoing a repeat caesarean delivery. Eur J Pain, 2013, 17（1）: 111-123.

10. 刘燕鹏, 曹锋. 李非. 腹股沟疝日间手术后早期切口疼痛的影响因素分析. 中华疝和腹壁外科杂志（电子版）, 2014, 8（2）: 107-109.

11. Al-Attar A, Mess S, Thomassen JM, Kauffman CL, Davison SP. Keloid pathogenesis and treatment. Plast Reconstr Surg, 2006, 117（1）: 286-300.

12. Wolf G, Livshits D, Beilin B, Yirmiya R, Shavit Y. Interleukin-1 signaling is required for induction and maintenance of postoperative incisional pain: Genetic and pharmacological studies in mice. Brain Behav Immun, 2008, 22（7）: 1072-1077.

13. Brennan TJ, Vandermeulen EP, Gebhart GF. Characterization of a rat model of incisional pain. Pain, 1996, 64（3）: 493-501.

14. Kobesova A, Morris CE, Lewit K, Safarova M. Twenty-year-old pathogenic" Active" Postsurgical scar: A case study of a patient with persistent right lower quadrant pain. J Manipulative Physiol Ther, 2007, 30（3）: 234-238.

15. Whiteside GT, Harrison J, Boulet J, Mark L, Pearson M, Gottshall S, Walker K. Pharmacological characterisation of a rat model of incisional pain. Br J Pharmacol,

2004, 141 (1): 85-91.

16. Slemp AE, Kirschner RE. Keloids and scars: A review of keloids and scars, their pathogenesis, risk factors, and management. Curr Opin Pediatr, 2006, 18 (4): 396-402.

17. Cuignet O, Pirlot A, Ortiz S, Rose T. The effects of electroacupuncture on analgesia and peripheral sensory thresholds in patients with burn scar pain. Burns, 2015, 41 (6): 1298-1305.

18. Goyal GN, Gupta D, Jain R, Kumar S, Mishra S, Bhatnagar S. Peripheral nerve field stimulation for intractable post-thoracotomy scar pain not relieved by conventional treatment. Pain Pract, 2010, 10 (4): 366-369.

# 第十二章

# 手术与创伤后
# 慢性盆腔痛

欧洲泌尿外科学会（European Association Of Urology，EAU）将慢性盆腔痛（chronic pelvic pain，CPP）定义为男性或女性骨盆结构和盆腔脏器的慢性或持续性疼痛，且持续或反复发作至少 6 个月。国际尿控协会（International Continence Society，ICS）认为，泌尿生殖系统的疼痛综合征均为慢性疼痛，疼痛是其最主要的症状，常伴随尿道、肠道、生殖器官和妇科方面的功能受损。本章将主要论述泌尿生殖系统的解剖生理、慢性盆腔疼痛的分类以及病理生理机制，手术与创伤后常见的慢性盆腔疼痛。

## 第一节　慢性盆腔痛概述

### 一、泌尿与生殖系统解剖

**（一）泌尿系统**

泌尿系统由肾、输尿管、膀胱和尿道组成。

**（二）男性生殖系统**

男性生殖系统包括内生殖器和外生殖器。内

生殖器由生殖腺（睾丸）、输精管道（附睾、输精管、射精管和尿道）和附属腺（精囊腺、前列腺、尿道球腺）组成；外生殖器包括阴囊和阴茎。

### （三）女性生殖系统

女性生殖系统包括卵巢、输卵管、子宫、阴道、前庭大腺、阴阜、大阴唇、小阴唇、阴蒂等器官。

## 二、泌尿与生殖系统神经生理

### （一）外周神经系统

泌尿与生殖系统的神经支配非常复杂，其脊髓初级中枢位于胸、腰和骶段的 DRG 及脊髓背角，参与神经支配的外周神经包括内脏运动（传出）神经、内脏感觉（传入）神经和躯体神经。躯体神经为支配皮肤、骨骼、肌肉和关节的传入及传出神经；内脏运动神经为支配盆腔脏器、血管、腺体和平滑肌的传出神经；内脏感觉神经为支配盆腔脏器的传入神经。

1. 内脏运动神经　因内脏运动神经不受人的意志支配，故又称自主神经，根据其功能和药理特点分为交感神经和副交感神经。交感神经起源于 $T_1 \sim L_3$ 脊髓中间带外侧核，交感神经节前纤维：①组成椎旁神经节，并借节间支连成交感干；②纵向走行于脊柱侧前方腰大肌内侧进入腹膜后腔，组成内脏大神经、内脏小神经、内脏最小神经和腰内脏神经；③抵达椎前神经节（丛）或者受支配器官的器官旁神经节，包括腹腔丛、主动脉肾丛、肠系膜上神经丛、肠系膜下神经丛等。同时这些自主神经丛也接受来自迷走神经背

核和脊髓骶部 $S_2 \sim S_4$ 节段骶副交感核的副交感神经的节前纤维。其中与泌尿生殖系统疼痛相关的内脏神经组成如下：

（1）腰内脏神经：由穿过腰交感神经节的节前纤维，终止腹主动脉丛和肠系膜下丛内的椎前神经节，并换神经元。节后纤维分布至结肠左曲以下的消化道及盆腔脏器，且伴血管至下肢。

（2）盆内丛：接受来自 $S_2 \sim S_4$ 脊髓节段骶副交感核发出节前纤维（盆神经）以及来自骶交感神经节、奇神经节的节后纤维，行走至盆内脏器。在脏器附近或壁内的副交感神经节交换神经元，节后纤维分面于结肠左曲以下的消化管、盆内脏器及外阴等。

2. 内脏感觉神经　盆腔脏器有很多感受器，包括痛觉感受器、压力感受器和化学感受器等。内脏感觉神经元胞体为假单极神经元，位于脊神经节和某些脑神经节（如迷走神经的结状节）内，其中枢突经脊神经后根或脑神经进入脊髓或脑干，其周围突随内脏运动神经纤维（交感神经或副交感神经）分布于所支配的盆腔器官。

在中枢内，内脏感觉纤维一方面与内脏运动神经元相联系，完成内脏—内脏反射；或与躯体运动神经元联系，形成内脏—躯体反射；另一方面则可经过较复杂的传导途径，将冲动传导到大脑皮层，形成内脏感觉。

3. 躯体神经　起源于 $T_{12}$、全部腰段和骶段脊神经的腰骶神经丛负责支配腹部、下肢的躯体感觉和运动，主要分支包括髂腹下神经、髂腹股沟神经、股外侧皮神经和生殖股神经等，具体起源和功能见表 12-1。

表 12-1 腰骶丛神经分支及其功能

| 分支 | 起源 | 脊髓节段 | 功能（运动） | 功能（感觉） |
|------|------|----------|--------------|--------------|
| 髂腹下神经 | 腰 1 前支 | 腰 1 | 腹内斜肌和腹横肌肉 | 臀后外侧皮肤和耻骨区皮肤 |
| 髂腹股沟神经 | 腰 1 前支 | 腰 1 | 腹内斜肌和腹横肌 | 大腿内侧皮肤，阴茎根部和阴囊前部皮肤或阴阜和大阴唇皮肤 |
| 生殖股神经 | 腰 1，腰 2 前支 | 腰 1，腰 2 | 生殖支-男性提睾肌 | 生殖支-阴囊前部皮肤或阴阜和大阴唇皮肤；股支-大腿前上部皮肤 |
| 股外侧皮神经 | 腰 2，腰 3 前支 | 腰 2，腰 3 | | 大腿至膝部前侧和外侧皮肤 |
| 闭孔神经 | 腰 2~腰 4 前支 | 腰 2~腰 4 | 闭孔外肌，耻骨肌，大腿内侧肌肉 | 大腿内侧皮肤 |
| 股神经 | 腰 2~腰 4 前支 | 腰 2~腰 4 | 髂肌，耻骨肌，大腿前侧肌肉 | 大腿前侧皮肤和小腿内侧皮肤 |

## （二）中枢神经系统

内脏痛觉冲动脊髓上中枢通路，主要包括脊髓-丘脑系统和脊髓网状结构两条上行通路完成。前者通过外侧脊髓丘脑束和前脊髓丘脑束两个传导通路到达丘脑。另外已经证实背侧细胞柱、脊髓杏仁核通路和脊髓下丘脑通路参与脊髓上中枢通路的疼痛传递。

## （三）神经反射通路

1. 排尿反射 排尿活动是一种反射活动。当膀胱尿量充盈到一定程度时（400～500ml），膀胱壁的牵张感受器受到刺激而兴奋。冲动沿盆神经传入，到达骶髓的排尿反射初级中枢；同时，冲动也到过脑干和大脑皮层的排尿反射高位中枢，并产生排尿欲。排尿反射进行时，冲动沿盆神经传出，引起逼尿肌收缩、内括约肌松弛，于是尿液进入后尿道。这时尿液还可以刺激尿道的感受器，冲动沿阴部神经再次传到脊髓排尿中枢，进一步加强其活动，使外括约肌开放，于是尿液被强大的膀胱内压（14.7kPa 或 150cmH$_2$O）驱出。尿液对尿道的刺激可进一步反射性地加强排尿中枢活动。这是一种正反馈，它使排尿反射一再加强，直至尿液排完为止。在排尿末期，由于尿道海绵体肌肉收缩，可将残留于尿道的尿液排出体外。此外，在排尿时，腹肌和膈肌的强大收缩也产生较高的腹内压，协助克服排尿的阻力。

2. 排便反射 排便是一种反射活动。粪便入直肠时，刺激直肠壁内的感受器，冲动沿盆神经和腹下神经中的传入纤维传至脊髓腰骶部的初级排便中枢。同时传入冲动还上传至大脑皮层，引起便意。如条件许可，冲动通过盆神经的传出纤维（副交感纤维）传出，引起降结肠、乙状结肠和直肠收缩、肛门内括约肌舒张，与此同时，阴部神经的传出冲动减少，肛门外括约肌舒张，粪便则排出体外。此外，支配腹肌和膈肌的神经兴奋，腹肌和膈肌收缩，腹内压增加，促进排便。如条件不许可，大脑皮层发出冲动，下行抑制脊髓腰骶部初级中枢的活动，抑制冲动沿腹下神经传出纤维（交感纤维）传出，使肛门括约肌紧张性增加，乙状结肠舒张，排便反射则被抑制。

## 三、慢性盆腔疼痛的分类

目前慢性盆腔和泌尿生殖系统疼痛缺乏统一的定义，病理生理机制了解甚少，难以明确慢性盆腔和泌尿生殖系统疼痛的诊断标准。2014 年欧洲泌尿协会提出，那些病理状态（感染、肿瘤）明确的盆腔痛称之为 CPP，而不伴有明确病理改变的 CPP 则称之为慢性盆腔疼痛综合征（chronic pelvic pain syndrome，CPPS）。CPPS 能定位于某个器官时，以该器官疼痛综合征命名（表 12-2）如：前列腺疼痛综合征（prostate pain syndrome，PPS）、膀胱疼痛综合征（bladder pain syndrome，BPS）、尿道疼痛综合征（urethral pain syndrome，UPS）和女性外阴疼痛综合征（vulvarpain syndrome，VPS）等。不能定位于某个器官或出现在多个器官仍以 CPPS 命名。

表 12-2 慢性盆腔痛的分类及相关特征（EAU，2014）

| 区域 | 系统 | 以脏器官命名的疼痛综合征 | 牵涉性特点 | 时程特征 | 疼痛特征 | 相关症状 | 心理症状 |
|---|---|---|---|---|---|---|---|
| 慢性盆腔痛明确疾病导致的盆腔痛或者盆腔疼痛综合征 | 泌尿系统 | 前列腺痛 膀胱痛 阴囊、睾丸、附睾痛 阴茎、尿道痛 输精管切除后疼痛综合征 | 耻骨弓以上：腹股沟 尿道 阴茎/阴蒂 会阴的 | 发作性：急性 慢性 进行性：偶发的 | 酸痛 灼痛 刺痛 电击痛 其他 | 泌尿系统：尿频、夜尿症、尿急、尿等待、尿流细、尿失禁 | 焦虑 抑郁 创伤后应激障碍（Posttraumatic stress disorder, PTSD） |
| | 妇科系统 | 外阴、前庭、阴蒂痛 子宫内膜异位症盆腔痛 周期性加重盆腔痛 痛经 | 直肠的 背部 臀部 大腿 | 周期性 持续性 定时性：充满的 排空的 即刻的 迟发的 | | 妇科系统：月经不调、绝经 胃肠道系统：便秘、腹泻、肿胀、便急、失禁 | |
| | 肠道系统 | 肠激惹综合征疼痛 慢性肛门痛 间歇性慢性肛门痛 | | | | | |

续表

| 区域 | 系统 | 以靶器官命名的疼痛综合征 | 牵涉性特点 | 时程特征 | 疼痛特征 | 相关症状 | 心理症状 |
|---|---|---|---|---|---|---|---|
| 慢性盆腔痛 | 明确疾病导致的盆腔痛或盆腔痛者 | 广泛阴部疼痛综合征 | | 诱发： | | 神经系统：感觉迟钝、感觉过敏 | |
| | | 性交困难 | | 诱发 | | 异常性疼痛、痛觉过敏 | |
| | 性学范畴 | 盆腔痛伴性功能障碍 | | 自发 | | 性方面：满意、女性性交困难、性回避、勃起功能障碍 | |
| | 心理范畴 | 任何盆腔器官 | | | | 肌肉方面：功能损害、肌束震颤 | |
| | 肌肉-骨骼 | 盆底肌肉、腹部肌肉 | | | | 皮肤方面：营养变化、感觉变化 | |
| | | 脊椎、尾骨 | | | | | |

## 四、慢性盆腔痛的流行病学

慢性盆腔疼痛的产生可来源于泌尿系统、生殖系统、消化系统、运动系统、神经内分泌系统等。国外文献的报道，18~50岁的女性人群发病率为15%。国内最新流行病学研究发现慢性盆腔疼痛症状在中国男性及女性人群都有着较高的患病率，且女性的患病率接近男性的2倍（男性3.9%，女性7.5%）。而手术与创伤后CPP的发病率报道差异很大，可能与手术和创伤的类型与大小、CPP或CPPS定义模糊、疼痛评估样本量少、评估方法的差异、随访时间过短以及前瞻性研究过少等因素有关。但有报道发现，手术在清除腹主动脉旁、髂总和髂内淋巴结，闭孔淋巴结时，极易损伤盆腔神经丛及其分支或者损伤控尿的肌肉而造成术后性功能障碍（发生率为25%~100%）和（或）排尿功能障碍（发生率为23%~65%）。

## 五、手术与创伤后慢性盆腔痛的 病理生理机制

目前的研究认为，手术与创伤导致的炎症与损伤引发的外周神经与中枢神经的敏化是CPPS主要的病理生理机制（图12-1）。

### （一）外周敏化

手术损伤的神经轴突释放的神经调节素（neuregulin，NRG）作用于施万细胞（Schwann cells，SCs）表面的人表皮生长因子受体2（human epidermal growth factor receptor 2，HER2，又称ErbB2），导致其活化增殖并释放出神经生

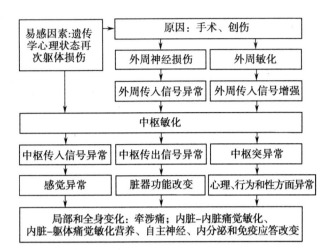

**图 12-1　手术与创伤后慢性盆腔痛的病理生理改变示意图**

长因子（nerve growth factor，NGF）、胶质细胞源性神经营养因子（glialcellline-derived neurotrophic factor，GDNF）、前列腺素、多种细胞因子及趋化因子 $CCL_1$，$CCL_{12}$ 等，直接活化或敏化伤害性感受器。此外，NGF 和 GDNF 还可逆向转运至初级感觉神经原胞体调节基因表达，引发外周伤害性神经元的结构改变，伤害性神经元数目增加，兴奋性增强。卫星胶质细胞释放的 NGF 以及神经营养因子-3（Neurotrophin-3，NT-3）与侵入后根神经节的巨噬细胞分泌的白介素-6（IL-6）协同作用，促进交感神经纤维出芽进入后根神经节。

**（二）中枢敏化**

中枢神经敏化是手术操作或创伤造成直接的组织与神经损伤，以及继发于组织伤后伤害性刺激传入的共同结果。伤害性传入刺激可引起脊髓后角细胞释放兴奋性氨基酸（excitatory amino acids，EAA），EAA 反复刺激 α-氨基-3-羟基-5-甲基-4-异噁唑丙酸（α-amino-3-hydroxy-5-methyl-4-isoxazole-propionic acid，AMPA）受体/海人酸（kainate，KA）受体，引起神经细胞膜的去极化而解除 $Mg^{2+}$ 对 N-甲基-D-天冬氨酸（N-methyl-D-aspartic acid，NMDA）受体的阻断。EAA 激活 NMDA 受体，提高了神经元的兴奋性，使细胞内信息传递系统发生改变，从而导致中枢神经系统结构、功能的改变，诱发脊髓后角和其他中枢性痛觉传导通路内的神经细胞发生过敏反应。使脊髓后角细胞的自发性冲动（放电）增加，痛阈降低，对传入刺激的反应增大，末梢感觉过敏范围扩大。

（三）内脏痛觉过敏

内脏痛的许多实验研究表明，诱发试验性炎症状态下，可以使支配脏器的神经纤维的感受性发生显著变化，其主要表现为：①低阈值纤维的自发放电增强；②高阈值纤维的阈值降低，在非伤害性扩张刺激的状态下也强烈发放；③对机械性刺激不敏感的沉默纤维变得对该刺激敏感。这些变化与皮肤等躯体组织受损或炎症时产生的躯体痛觉过敏相似，呈现出一种对刺激过度敏感的特性，因而称之为内脏痛觉过敏（visceral hyperalgesia）。

对动物和人的研究表明，以下 3 个中枢机制可能参与内脏痛敏的调制：①脑内神经中枢对内脏感觉传导的易化作用；②连续内脏传入信息刺激下所致脊髓感觉中枢处于敏化状态；③来自于髓上中枢对脊髓或内脏器官感觉传输的易化调节。

### （四）内脏-内脏痛觉过敏

由于共同投射通路的内脏器官之间发生交互作用，导致疼痛增强。痛觉过敏的基础是内脏投射神经元汇聚造成的中枢敏化。女性比男性更容易发生内脏-内脏痛觉过敏（viscero-visceral hyperalgesia）是由女性生殖系统和泌尿系统之间的相互作用决定的，因此女性发生下腹痛和盆腔痛的概率大大高于男性内脏组织炎症引起脊髓后角神经元敏化。

1. 触诊可初步判断粘连部位。分辨触痛、肿块、缺损、紧张度、胀气等，精确定位疼痛部位及腹部扳机点。术后粘连是引发术后盆腔的重要原因，甚至诱发肠激惹，引发相应胃肠道反应。

2. 区分腹壁切口神经肌肉损伤和腹腔内脏病变。体位变动引发疼痛改变有一定提示意义，例如抬头或抬腿位减轻疼痛提示内脏痛，相反加重疼痛往往提示腹壁肌肉病变。

3. 盆腔检查

（1）会阴有无伤口，伤口愈合情况（有无红肿、硬结、触痛或压痛），会阴体弹性，阴道口能否闭合等。

（2）详尽检查感觉分布，是否存在感觉缺失。

（3）阴道腹壁双合诊（妇科专科）。

（4）前列腺触诊（泌尿外科）等。

（5）评估盆底肌肉系统功能，如肛提肌，肛门括约肌，梨状肌，尾骨肌，耻骨阴道肌，耻骨直肠肌。

（五）辅助检查

主要用于鉴别诊断，排除盆腔脏器的感染、占位等器质性病变。

1. 实验室检查　尿液分析和培养、前列腺液、阴道分泌物化验、前列腺特异抗原（prostate Specific Antigen，PSA）：有助于发现引起疼痛的尿路结石，恶性肿瘤和反复感染；TSH 检测有助于判断以肠或膀胱症状为表现的甲状腺疾病；

2. 尿动力学　包括尿流率测定、残余尿定量、膀胱压、尿道压、压力-尿流分析等判断是否存在神经控制失调引发的下尿路排控尿障碍。

3. 影像学检查　包括超声、经阴道超声、经直肠超声（transrectal ultrasonography，TRUS）腹部 X 线片、造影检查、CT、MRI（MRA：磁共振血管成像；MRU：磁共振泌尿成像）、核素显像等。

4. 内镜检查　膀胱镜、腹腔镜、乙状结肠镜和肠镜可根据患者的具体情况选择。膀胱镜适用于慢性疼痛伴有泌尿系统症状的患者；乙状结肠镜和肠镜适用于有胃肠症状的患者；腹腔镜可用于原因不明的慢性盆腔痛患者的探查，但存在争议。

5. 神经电生理试验　运动潜伏期试验、肌电图描记法：采集盆底及机电信号，分析机电的振幅，变异性，活动速度，评估盆底肌肉功能状态。

## （六）慢性盆腔痛诊断流程 （图 12-2）

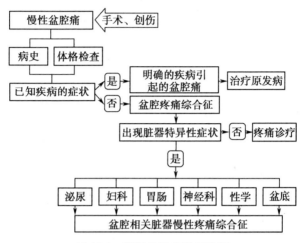

图 12-2 慢性盆腔痛诊断流程

# 第二节 手术与创伤后常见慢性盆腔疼痛综合征

## 一、女性慢性盆腔痛

流行病学资料显示，14.7% 的育龄女性报告有慢性盆腔痛。子宫内膜异位症、盆腔淤血综合征、术后盆腔粘连和盆底肌肉功能失调是引发慢性盆腔痛的常见病因。其中 20%～50% 慢性盆腔疼痛与盆腔粘连有关。盆底功能障碍主要由各种原因导致支持盆底组织的结缔组织或韧带组织损伤所致。骨盆底由多层肌肉和筋膜组成，承托盆腔脏器。手术损伤及慢性炎症损害了盆底的结构和功能，引起盆腔脏器脱垂、下腹坠胀痛甚至尿失禁等。

（一）女性盆腔的解剖结构

大部分支配盆腔泌尿和生殖系统的自主神经均经过下腹上丛。该丛覆盖于主动脉前方至分髂总动脉叉处，向下延续到第5腰椎前面，两侧与下腹下丛相邻，后者沿入盆腔。在腹膜后腔手术中，如果损伤了通向这些神经丛的交感纤维，可造成膀胱颈关闭障碍等。

骶丛的分支阴部神经从骶丛发出后伴随阴部内动静脉出梨状肌下孔，绕坐骨棘穿坐骨小孔进坐骨肛门窝，贴此窝外侧壁向前分支分布于会阴部和外生殖器的肌肉和皮肤，其主要分支有：

1. 肛（直肠下）神经分布于肛门外括约肌及肛门部的皮肤。

2. 会阴神经分布于会阴诸肌（包括尿道外括约肌）和阴囊或大阴唇的皮肤。

3. 阴蒂背神经行于阴蒂背侧，主要分布于阴蒂的海绵体和皮肤。

盆腔脏器借助于耻骨、肌肉和结缔组织的连接维持正常位置，有中枢神经和外周神经支配控制其功能。女性盆腔可分为前，中，后三个部分。前盆腔包括尿道和膀胱，中盆腔由子宫和阴道组成，直肠位于后盆腔。维持正常盆底结构相关的肌肉筋膜包括肛提肌（由慢收缩纤维和维持反射及自主收缩的快收缩纤维组成，神经支配来自骶前神经根 $S_2$，$S_3$，$S_4$）、盆底筋膜和尿生殖膈等。

（二）临床表现

1. 疼痛　盆腔、前腹壁、背部下方及臀部非周期性、钝性疼痛。

2. 出现躯体征状  食欲减退、反应迟钝、失眠健忘、消化不良等。

3. 尿失禁、便秘等泌尿系统症状。

（三）检查

1. 体检缺乏特异性，女性妇科检查可有附件增厚及盆腔器官活动受限。

2. 实验室检查  尿常规、尿培养、阴道分泌物培养、宫颈刮片等排除慢性感染或性传播疾病。血清标志物如 CA125，CA199 等辅助排除妇科恶性疾病。

3. 影像学检查  B 超、MRI、CT 等排除占位性病变。

4. 诊断性腹腔镜检查  排除粘连，炎症等继发因素。

5. 盆底肌电图  主要用于了解盆底肌群的功能。

（四）诊断标准

1. 有手术或创伤损伤病史。

2. 疼痛

（1）疼痛部位：盆腔、前腹壁、腰及臀部。

（2）疼痛性质：非周期性、钝性疼痛。

3. 妇科检查常有附件增厚及盆腔器官活动受限。

4. 排除感染、盆腔占位等器质性病变。

5. 排除粘连，炎症等继发因素（腹腔镜诊断准确率仅 45%）。

（五）鉴别诊断

1. 子宫内膜异位症  盆腔疼痛的特点为继发性痛经，渐进性加重，常于月经开始出现，并持续至整个月经期。疼痛多位于下腹深部及直肠区域，以盆腔中部多见。常伴有月经失调、性交痛、不孕、肠道或泌尿道症状等。通过测定血清CA125、B型超声检查协助诊断，诊断困难者可借助CT、MRI等。腹腔镜检查是确诊子宫内膜异位症的重要工具。

2. 盆腔静脉淤血综合征　疼痛的特点是弥漫性下腹部持续坠痛，疼痛晨轻晚重，长久站立加重，侧卧减轻或消失，可伴有痛经、性交痛、月经周期改变、膀胱直肠刺激症状及自主神经症状。妇科检查时体征多不明显，下腹部轻度深压痛为盆腔静脉淤血综合征腹部检查唯一的阳性体征。腹腔镜检查有助于诊断及鉴别诊断，而盆腔静脉造影术是确诊的主要方法。

3. 盆腔肿瘤　卵巢恶性肿瘤若向周围组织浸润或压迫神经，可引起腹痛、腰痛或下肢疼痛。疼痛的特点为持续性钝痛。常伴腹胀、腹部肿块、腹水等，晚期可出现消瘦、严重贫血等恶病质征象。输卵管癌具有阴道间歇性排液、痉挛性腹痛、附件囊性包块的"三联症"。B型超声或彩色超声检查对卵巢肿瘤诊断的准确率较高，但对于输卵管癌容易漏诊，常需借助CT或MRI检查。腹腔镜检查及活组织病理检查为确诊的手段。

4. 间质性膀胱炎　间质性膀胱炎的常见症状为尿频、尿急、性交困难和盆腔疼痛。早期症状不明显，随着病情的发展，膀胱上皮的损坏，可出现慢性盆腔疼痛。在没有尿道感染的情况下出现膀胱痛、排尿困难、尿频、尿急等。膀胱镜检查可明确诊断。

5. 肠激惹综合征　临床症状特点为：腹痛

弥散，无固定痛点，以左下腹多见；为阵发性或连续性痉挛性疼痛，焦虑、紧张、进食后及月经前疼痛加重；多伴有慢性便秘，偶有腹泻。乙状结肠镜、钡灌肠排除肠道器质性疾病。

**（六）治疗**

1. 药物治疗

（1）镇痛药：如非甾体类抗炎药，麻醉性镇痛药，适用于慢性炎症引起的伤害感受性疼痛。

（2）三环类抗抑郁药：多塞平、阿米替林、度洛西汀、氟西汀等。适用于神经损伤诱发的神经病理性痛，尤其伴有抑郁、焦虑等心理功能障碍患者。

（3）抗癫痫药：加巴喷丁、卡马西平等。适用于神经受损诱发的神经病理性痛患者。

（4）肌肉松弛药物：如替扎尼定和环苯扎林等，对盆腔不适等有部分缓解。

（5）局部外用一些药物：辣椒碱局部外用。

2. 神经阻滞或毁损　根据疼痛的部位可实施盆腔内脏神经（节、丛）阻滞、射频脉冲、脉冲热凝或化学毁损等。选择性神经阻滞可以作为诊断性治疗方法来进一步明确诊断。近年来，在超声、CT、X线引导下，阴部神经阻滞的准确率可以达到85%。会阴痛、肛周痛患者选择阴部神经阻滞的有效缓解率达60%以上，奇神经节、下腹下神经丛、骶管及腰交感神经阻滞等方法也可采用。神经毁损在未明确病因时应慎用。

3. 物理治疗　热敷、冷敷、牵张训练、盆底肌肉锻炼、按摩、超声波治疗、理疗等。

4. 神经刺激　近年来，神经刺激疗法在慢性泌尿生殖系统痛的治疗中得到重视，已逐渐成为治疗的一个重要手段。其中包括局部电刺激及脊髓电刺激等。

（1）局部刺激：局部点刺激的作用机制主要基于"闸门学说"，其他可能的机制包括：①电刺激使得脑内的内源性吗啡多肽能神经元被激活，引起内源性吗啡样多肽释放，可抑制前列腺素分泌、从而提高痛阈，缓解疼痛；②电刺激通过 T 细胞亚群百分率的变化来调节机体的免疫功能，从而阻断病变发展；③电刺激加速了肌肉的收缩和神经的传导，改善盆腔血液循环；④电刺激可以降低毛细血管的通透性，减少炎症的渗出及水肿，易于炎症的吸收和消退，抑制炎性肉芽组织的形成，从而解除炎症及其与周围组织的粘连。

常用的局部电刺激有：

1）经皮胫神经刺激（percutaneous tibial nerve stimulation，PTNS）：用较小的经皮针置入小腿皮下沿胫后神经走行，产生电刺激刺激胫神经。一个疗程 12 周，每周电刺激 30 分钟。

2）阴部神经刺激（pudendal nerve stimulation，PNS）：将标准的四触点电极沿阴部神经植入相应的阿尔科克氏管区域。

3）经皮神经电刺激（transcutaneous electrical nerve stimulation，TENS）。

4）经会阴电磁刺激（transperineal electro-manetic stimulation，TES）。

（2）骶神经刺激（sacral nerve stimulation，SNS）：SNS 可能的的作用机制为：神经根接受

电刺激后松弛外部痉挛的泌尿系括约肌（及其他盆底肌），从而达到缓解疼痛改善功能障碍的效果。目前较普遍的方法是从骶孔植入多极电极来刺激相应的骶神经根，由于刺激 S3 神经根能够在最小不良反应的情况下提供最大的骶神经传入神经的刺激，因此通常选择刺激 S3 神经根。

（3）脊髓刺激（spinal cord stimulation，SCS）：SCS 可能的机制为①通过兴奋粗大的传入神经纤维来抑制痛觉信号转导。选用适当的刺激频率和刺激电流，兴奋粗纤维，提高抑制性传入中间神经元的兴奋，从而关闭脊髓后角细胞传导痛觉的闸门，抑制痛觉信号向中枢的传递；②调节交感神经，增加局部组织的血流量。在缺血性疾病所致的顽固性疼痛中，通过电刺激脊髓背柱，抑制调节交感神经传出活动，增加缺血组织局部的血流量。

5. 鞘内药物输注　通过植入式鞘内药物输注系统直接将镇痛药（吗啡、氢吗啡酮）注入蛛网膜下腔（推荐 $T_{10}$ 以下），其镇痛效能约为口服的 300 倍。局部麻醉药，如布比卡因或罗哌卡因鞘内给药与阿片类药物起协同作用，有效缓解盆腔痉挛导致的疼痛。

6. 外科手术治疗　利用腔镜手术松解粘连，手术切除感染病灶等。

7. 心理治疗　心理因素是慢性盆腔痛治疗中不可忽视的因素。相关研究表明，心理治疗可作为慢性盆腔痛的辅助治疗方法，能够提高药物治疗的效果。

### （七）EUA 指南基于循证医学的治疗推荐
（表 12-3）

**表 12-3　女性慢性盆腔痛治疗推荐**（EUA，2014）

| A 类推荐 | B 类推荐 | C 类推荐 |
| --- | --- | --- |
| NASID$_S$ 类药物用于慢性炎症患者<br>抗抑郁药、抗癫痫药治疗神经损伤诱发的神经痛<br>辣椒碱等局部外用<br>阿片类药物（难治性疼痛） | 加吧喷丁用于女性慢性盆腔痛 | 神经阻滞<br>神经调控 |

## 二、前列腺疼痛综合征

美国前列腺疼痛综合征患者约有 600 万人，位列 50 岁以下男性泌尿外科常见诊断的第 3 位。美国社区调查显示，前列腺疼痛综合征患者的健康状况评分甚至低于心肌梗死，克罗恩病患者。精神因素较身体因素对生活质量产生更严重影响。

慢性非细菌性前列腺炎/慢性骨盆疼痛综合征属于美国国立卫生研究院（National Institutes of Health，NIH）前列腺炎临床分类中的第Ⅲ类（NIH-CPPSⅢ），即慢性前列腺炎/慢性盆腔疼痛综合征（chronic prostatitis/CPPS）指以泌尿生殖系统疼痛为主要表现，但通过标准的微生物检测方法不能检测到尿路致病微生物的临床疼痛综合征。2014 年 EUA 指南明确将前列腺痛综合征（prostate pain syndrome，PPS）归于慢性盆腔痛，并排除Ⅰ类（急性细菌性）、Ⅱ类（慢性细菌性）前列腺炎。IASP的大部分专家也赞同使用前列腺疼痛综合征特指男性的慢性盆腔痛。

**（一）临床表现**

1. 区别于其他泌尿系统疾病  主要症状为疼痛，常为局限于会阴，耻骨上和阴茎，也可见于睾丸，腹股沟或腰部，甚至表现为射精痛或射精后疼痛。

2. 尿路刺激征  尿频，尿急，排尿困难。

3. 尿路梗阻症状  排尿犹豫，尿线间断，甚至急性尿潴留。

4. 其他伴随症状  勃起功能、性功能障碍及性交不适感等。

**（二）检查**

1. 体格检查  应该进行包括直肠指诊在内的体格检查。在骨盆底部常有肌肉压痛和触痛点。

2. 实验室检查  前列腺按摩前和前列腺按摩后检测（pre-post-massage test，PPMT）筛查程序可以提高诊断效率。在两种检测的大量分析中，PPMT能够在多于96%的患者中作出正确的诊断。PSA检测对于PPS的诊断没有作用，但是能够排除患者前列腺癌的风险。

3. 尿流动力学  这项检查可显示低的尿流率，膀胱颈部及前列腺尿道的不完全松弛，以及异常高的尿道闭合压。当排尿时，尿道外括约肌异常收缩。

4. 膀胱镜检查  对于不是PPS的病例，为了进一步评估尿频症状，可以进行膀胱镜检查，以便排除膀胱出口部和尿道的病理。

（三）诊断

目前还没有 PPS 的新标准诊断，诊断主要依靠鉴别和排除与盆腔疼痛有关的特殊疾病。对于有前列腺部位疼痛，超过 3~6 个月的患者，按图 12-3 进行筛查：

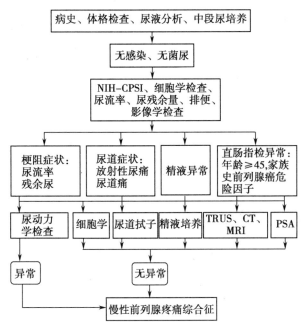

图 12-3　慢性前列腺疼痛综合征筛查流程图

（四）治疗

1. 药物治疗

（1）抗生素：CPPS 的抗菌治疗多属于经验性，缺乏循证医学证据的治疗。迄今为止，没有证据表明抗生素可作为治疗 PPS 的一线用药。凡经过规律 4~6 周治疗的前列腺炎患者，抗生素不适合再次使用。

（2）α 受体阻滞剂：α-受体阻滞剂主要作用于膀胱颈的 α 受体及中枢的 α-A1/D1 受体改善排尿症状和缓解疼痛。α-受体阻滞剂单药治疗 CPPS 的确切疗效目前尚无定论，但如果患者有明显的下尿路症状且从未使用过 α-受体阻滞剂，则可以考虑使用 α-受体阻滞剂治疗，疗程至少 12 周。而最近的 meta 分析结果提示，在 CPPS 患者中使用 α 受体阻滞剂，疗效欠佳。

（3）抗炎药物与免疫调节剂：尽管认为炎症和免疫反应异常参与了 CPPS 的病理生理过程，但目前的研究显示，无论是 NSAIDs、甾体类激素、抑制神经生长因子的人源化单克隆抗体他尼珠单抗、白三烯拮抗剂扎鲁司特等，对 CPPS 的疗效与安慰剂相比无明显差异。综上，单一使用抗炎药及免疫调节剂治疗 CPPS 疗效并不理想。而对于膀胱疼痛综合征（bladder pain syndrome，BPS）患者，高剂量的口服戊聚糖（300mg，3/d），能够显著提高临床疗效评估。对于 PPS 患者，高剂量的口服戊聚糖治疗，生活质量改善明显优于安慰剂组。但亦有结果相反的报道，认为戊聚糖多硫酸钠组并不能显著改善 CPPS 患者的临床症状。

1）肌松药：肌肉松弛剂（地西泮、巴氯芬）适用于括约肌功能障碍或盆底、会阴肌肉痉挛患者。只有少数前瞻性临床试验支持上述观点。最近的一项随机对照研究，发现肌肉松弛剂、抗炎药物和 α 受体阻滞剂的三联疗法对于初诊患者有效，但三联疗法并不优于 α 受体阻滞剂的单独应用。

2）植物制剂：槲皮素（500mg 口服，2/d）

治疗 4 周后、舍尼通片（2 片口服，3/d）治疗 12 周后，均可改善 NIH-CPS Ⅰ 患者得到显著改善，但目前尚无用于 CPPS 治疗的报道。最近的小样本随机对照研究发现，花粉提取物普适泰（poltit）能够极大地改善 PPS 症状，其确切治疗效果还有待于进一步研究。

3）阿片类药物：对于难治性 PPS 的患者，阿片类药物能够起到缓解疼痛的作用。但需关注长期使用阿片类药物带来的不良反应，如药物依赖、药物耐受以及阿片诱导的痛觉过敏。PPS 患者使用阿片类药物治疗建议咨询疼痛专科医师。

4）抗癫痫药：抗癫痫药物普瑞巴林为治疗慢性带状疱疹后遗神经痛、纤维肌痛、糖尿病神经病变等神经病理性疼痛的一线药物。一项为期 6 周的安慰剂随机对照研究发现普瑞巴林没有引起 NIH-CPSI 总评分的显著降低。

2. 物理治疗

（1）电磁治疗：在一项小样本、双盲、安慰剂对照研究中，4 周电磁治疗具有显著、持续效果，疗效可持续超过 1 年。

（2）微波热疗：有报道热疗可显著改善 CPPS 患者的症状，例如直肠和尿道热疗，但尚无安慰剂对照研究。

（3）体外冲击波疗法：最近的一项双盲、安慰剂对照研究显示，每周 4 次会阴体外冲击波疗法，与对照组相比，可显著改善疼痛、生活质量和排尿功能，作用时间持续超过 12 周。由于缺少安慰剂对照，有待于进一步开展研究验证。

（4）电针疗法：一项小样本的随机试验表明，电针治疗优于安慰剂效应。该研究为每周一次电针治疗 97 例 PPS 患者，92%患者得到显著改善，但长期疗效还有待进一步观察。

3. 神经阻滞与毁损治疗 阴部神经、髂腹下神经、髂腹股沟神经、奇神经节、下腹下神经丛、骶管及腰交感神经节等是神经阻滞的靶点，根据患者具体疼痛部位加以选择。如神经阻滞有效，既可作为诊断又可作为进一步实施脉冲射频和神经刺激治疗的依据。神经毁损在未明确病因时应谨慎使用。

4. 心理治疗 随着患者的症状变得严重，其生活质量亦随之下降。鉴于心理问题（尤其是抑郁症和灾变恐惧症）对患者生活质量预后的影响，意味着心理状况应作为治疗目标。

5. 手术治疗 包括经尿道切开膀胱颈、快速的经尿道前列腺切除术。需要指出的是，手术治疗 CPPS 的作用往往非常有限，需要严格掌握手术适应证。

6. 神经调控治疗 经皮胫神经刺激（PTNS）被 EUA 推荐用于 CPPS 的治疗。骶神经刺激和脊髓刺激治疗 CPPS 临床亦有不少成功的报道，但均为小样本或个案报道，需要不断积累临床病例数和开展随机临床对照研究来证实其有效性。

**（五）EUA 指南基于循证医学的治疗推荐**（表 12-4）

表 12-4 为 2014 年欧洲泌尿外科学会的专家，对慢性前列腺疼痛综合征的治疗提出的基于现有的循证医学证据的专家推荐。

表 12-4  前列腺疼痛综合征治疗推荐（EUA，2014）

| A 类推荐 | B 类推荐 | 不推荐 |
| --- | --- | --- |
| 推荐 PPS 病程短于 1 年患者使用 α-受体阻滞药物<br>PPS 病程短于 1 年且未使用药物治疗的患者推荐使用单种抗生素（喹诺酮类或四环素类）至少 6 周<br>大剂量硫酸戊聚糖可以明显改善 PPS 患者症状和生活质量 | NASID$_S$ 类药物，但应注意长期应用的副作用<br>电针治疗<br>心理治疗<br>经皮胫神经刺激（PTNS）<br>会阴部体外震波治疗 | 前列腺 TUNA（经尿道电针消融术）<br>普瑞巴林（治疗无效）<br>别嘌醇（治疗无效） |

## 三、阴部神经痛

阴部神经痛（Pudendal Neuralgia，PN）是一种无器质性病变、很难明确诊断和治疗的慢性阴道、外阴、肛管和会阴区剧烈疼痛。社区研究结果显示，外阴痛是很普遍的症状，发病率高达 18%。手术与创伤后阴部神经痛治疗对临床医师是一个巨大的挑战。

### （一）会阴部神经解剖

·会阴部神经分布较多，不仅有来自髂腹股沟神经、生殖股神经和阴部神经等的躯体神经支配，还有来自腰交感神经链及下腹下丛等交感神经和副交感神经的支配。阴部神经来自 $S_2 \sim S_4$ 骶神经前支，分布于会阴部和外生殖器的肌和皮肤。其自骶神经发出后横向走行，穿梨状肌下孔到达臀部，在骶棘韧带和骶结节韧带之间穿行后到达会阴区，通过坐骨小孔到坐骨肛门窝，前行于阴部神经管（Alock 管），分为肛神经，会阴神经和阴茎（阴蒂）背神经。其中肛神经即直肠下神经，主要支配肛门外括约肌及肛门部；会阴神经支配会阴诸肌和阴囊或大阴唇；阴茎（阴蒂）背神经走行在阴茎（阴蒂）的背侧，支配阴茎（阴蒂）。当女性的外阴、阴道、阴蒂以及男性的前列腺、睾丸和阴茎受到单侧或双侧损伤时，都会导致阴部神经损伤。另外，阴部神经在进入坐骨肛门窝分支分出后的解剖变异较大，且分支多行于骨盆表面，较易受到损伤，这些因素均可造成阴部神经疼痛。

（二）临床表现

1. 疼痛　女性阴唇、会阴区和肛门直肠区痛，男性阴茎、阴囊和会阴区疼痛。性质常为尖锐性或灼性痛。诱发因素不定，有些患者坐位时加重，站立和卧位时缓解，还有的患者坐于马桶上时疼痛可消失。起初为一个部位疼痛，然后进行性加重，疼痛范围逐渐可扩大，单侧与双侧均可发生。

2. 多伴有痛觉过敏，痛觉超敏。

3. 可伴有便秘、排便痛，尿路梗阻及尿路刺激征。

4. 表现为自发性外阴、前列腺、睾丸痛以及尿道综合征的会阴痛。

（三）辅助检查

1. 体格检查　通常阴部神经痛的患者临床

体格检查往往呈阴性体征。如果存在感觉的缺失，提示骶神经根，尤其是马尾神经或骶神经丛受损，这些损伤有时不引起疼痛，而仅表现为感觉的缺失。

2. 实验室检查　如白带常规，尿常规检查等，排除阴道炎及尿路感染。

3. 影像学检查　CT、MRI等辅助检查可排除脏器的损伤和腰椎水平的神经压迫原因（如马尾综合征、骶髂关节功能失调等）。

4. 神经生理试验　如运动潜伏期试验、肌电图与诱发电位可作为补充诊断。神经反应速度慢于正常神经常常提示存在神经受损。目前尚无检验传导疼痛的感觉神经的最佳办法。

**（四）诊断**

1. 阴部神经痛的诊断常为排除性诊断，即在排除其他原因引起相同症状后可提示该诊断。

2. 临床诊断标准，即所谓的"南斯标准"（the Nantes criteria）包括：①疼痛位于会阴神经分布区域的疼痛；②坐位时疼痛显著加重；③疼痛不影响睡眠（夜间痛醒）；④疼痛不伴客观的感觉障碍；⑤阴部神经阻滞可缓解疼痛。

**（五）输精管切除术后疼痛综合征**

输精管切除后疼痛综合征多见于实行输精管切除术后的患者，是一类特殊的会阴部疼痛。发生率具有较大变异性（2%~20%），其中2%~6%的患者疼痛较剧，VAS评分在5分以上。

临床表现为术后出现阴囊（睾丸或附睾）的钝痛或锐痛，一半患者出现性交高潮或射精痛，影响性生活。引发疼痛的原因可能与结扎引发输精管梗阻以及结扎部位结扎肉芽肿有关，部分神经丛和肉芽肿结合，触摸和刺激引发输精管扩张和炎症引发疼痛。部分患者术后附睾头部出现硬化性小结节，病理表现为小管肿胀，填塞，精子外渗，长期梗阻引发间质和神经周围纤维化。

改变手术方式，仅结扎前列腺端，开放睾丸端，或者不结扎改为电灼术，可明显减低发病率。近十年来该类患者的减少与输精管切除术的日益减少有关。

**（六）治疗**

1. 药物治疗

（1）钙通道调节剂：钙通道调节剂包括加巴喷丁和普瑞巴林为神经病理性疼痛的一线用药。加巴喷丁起始剂量为300mg/d，分3次口服，可缓慢逐渐滴定至有效剂量，常用剂量900～1800mg/d。普瑞巴林是在加巴喷丁基础上研制的新一代药物，药代动力学呈线性。该药起始剂量为150mg/d，分两次使用，常用剂量150～600mg/d。为避免头晕及嗜睡，应遵循：晚上开始、小量使用、逐渐加量、缓慢减量的原则。

（2）抗抑郁药：用于神经病理性疼痛治疗的抗抑郁药主要包括三环抗抑郁药（TCAs）和选择性5-HT与去甲肾上腺素再摄取抑制药类（SNRIs）。

TCAs最常用的为阿米替林。阿米替林首剂应睡前服用，每次12.5～25mg，可根据患者反应可逐渐增加剂量，最大剂量为150mg/d。使用阿米替林时应注意其心脏毒性，窦性心动过速、体位性低血压、心室异位搏动增加、心肌缺血甚至心源性猝死。有缺血性心脏病或心源性猝死风险的患者应避免使用 TCAs。此外，该药可能导致或加重认知障碍和步态异常。

常用 SNRIs 类药物有文拉法辛和度洛西汀等。文法拉辛的有效剂量为每日 150～225mg，每日一次。度洛西汀的起始剂量为 30mg/d，一周后可调整到 60mg/d，可一次或分两次服用。常见不良反应有恶心、口干、出汗、乏力、焦虑、震颤等。

（3）曲马多：曲马多是人工合成的非阿片类中枢性镇痛药，镇痛强度约为吗啡的 1/10。口服后 20～30 分钟起效，30～45 分钟达峰值，作用时间约 3～6 小时。曲马多缓释剂可以有效作用 12h，最大剂量 400mg/d，分 2 次口服。常见的不良反应为恶心、呕吐头晕等。

（4）阿片类药物：常用阿片类药物有吗啡、羟考酮和芬太尼透皮贴剂等。阿片类药物属于治疗神经病理性疼痛的二线药物。速释剂主要用于爆发痛、缓释剂型用于慢性疼痛的长期治疗。未用过阿片药的患者起始量应从小剂量开始，个体量化。阿片类药物的副作用有恶心、呕吐、过度镇静、呼吸抑制等。一旦神经病理性疼痛病因去除或调控治疗有效缓解疼痛后，应缓慢减少药量至撤除用药。

2. 神经阻滞

（1）阴部神经：阴部神经阻滞疼痛缓解可作为诊断的依据之一，但阴性结果却不能排除会阴痛。文献报道在在 CT 或 X 线引导下性阴部神经阻滞有效率为 62%～85%，但作用维持时间短。射频热凝治疗三叉神经痛、脊柱源性疼痛已经得到广泛认可，但用于会阴痛的治疗还仅限于个案报道。如阴部神经阻滞有效，推荐采用脉冲射频（42℃，120 秒）治疗。

（2）奇神经节阻滞：奇神经节阻滞或毁损适用于保守治疗无效的会阴痛，对定位不明确、弥散并伴烧灼感和急迫感的疼痛效果较好。临床中常用于治疗多种多样的盆腔疼痛综合征、创伤后及特发性尾骨痛等。

（3）下腹下神经丛阻滞：下腹下神经丛支配盆腔内脏，是两侧腹和腰交感神经链的延续。1990 年 Plancarte 首次描述了下腹下神经丛阻滞，对会阴痛及盆腔晚期癌痛患者有一定的治疗作用。下腹下神经丛可采用分次阻滞，亦可用连续置管阻滞治疗，后者的效果更确切、稳定、持久。

（4）骶管阻滞：适用于会阴部和肛门疼痛。骶管阻滞治疗会阴痛时通常采用局部麻醉药（0.5%~1%利多卡因或 0.125%~0.5%布比卡因或 0.125%~0.5%罗哌卡因），局部麻醉药物起到直接阻断伤害刺激向中枢传导。在一项关于治疗女性外阴痛的队列研究中，使用包括骶管阻滞在内的各种神经阻滞，与安慰剂组对照均获得到了良好的镇痛效果。骶管阻滞对会阴痛长期疗效但有待进一步观察。

3. 神经刺激　目前有许多前瞻性及回顾性研究证实了神经电刺激在慢性疼痛中的有效性和安全性。骶神经刺激、阴部神经刺激和脊髓电刺激成功用于会阴神经痛的治疗均有相关临床报道，对一些其他治疗方法无效或效果不佳的 PN 患者无疑值得尝试。由于病例数少，缺乏临床随机对照研究，还需进一步深入探讨，包括合适的病例选择、刺激部位的确定、刺激参数的设置等。

**（七）EUA 指南治疗推荐**（表 12-5）

表 12-5　会阴痛治疗推荐（EUA，2014）

| A 类推荐 | B 类推荐 |
| --- | --- |
| 腹腔镜及宫腔镜检查排除可治疗的病因 | 多学科及疼痛专科治疗 心理治疗 |

## 四、肛门、直肠手术后慢性疼痛

肛门、直肠手术后慢性疼痛综合征属于 CPPS 的范畴。目前认为，肛门、直肠手术后持续性疼痛是发生在肛门、直肠手术后至少持续 2 个月以上，是以一组肛门直肠慢性疼痛（包括慢性肛门痛、肛周疼痛综合征、会阴下降综合征、盆底失弛缓综合征和肛门直肠神经症等）为主要症状的临床疼痛综合征。由于肛门、直肠手术可能加重原来已经存在的疼痛性疾病（如肛裂、肛窦炎、直肠肛门慢性感染、功能性肛门直肠痛等），因此传统观点认为，肛门、直肠术后持续性疼痛是并发于肛门原发疾病基础上的。近年来随着临床研究的不断深入，临床医生更多则多倾向于肛门手术后持续性疼痛是一个独立性的疾病，具有自己独有的临床特征，主要在肛门、直肠手术后发生，并且临床无明显的病理改变。

**（一）解剖结构**

肛门直肠神经主要来自下腹下丛（盆丛），位于腹膜返折部以下至肛提肌之间（骨盆直肠间隙）的腹膜外组织内，盆丛的组成成分主要来自腹主动脉丛的骶前神经（交感纤维）的盆内脏神经（副交感纤维）。盆丛神经分布密集，极易在手术中受到损伤。

## （二）流行病学

文献报道，痔上黏膜环切钉合术（procedure for prolapsed hemorrhoid，PPH）、经肛吻合器直肠切除术（stapled transanal rectal resection，STARR）、经腹会阴直肠癌切除术（abdominoperineal resection for rectal cancer）、直肠切断术（rectal amputation）等肛门直肠手术均可导致术后慢性疼痛的发生。经腹会阴直肠癌切除术术后慢性疼痛的发生率为12%、直肠切断术为18%。PPH后慢性肛门痛的发生率为1.6%～31%，但重度肛门疼痛比较罕见。一项多中心回顾性研究报道，STARR后1年的患者20%有慢性盆腔痛。

## （三）病因学

肛门术后慢性疼痛病因可概括为术前、术中、术后三个方面的因素。

1. 术前因素　术前存在的疼痛性疾病、反复肛肠科手术、心理脆弱者、工作相关性损伤等。

2. 术中因素　手术方式的选择、具有神经损伤危险的手术、术者的技能经验等。

3. 术后因素　术后镇痛不完全、术后伤口换药刺激性疼痛、术后伤口排便及分泌物的刺激等。

## （四）临床表现

表现为肛门直肠疼痛，通常为模糊钝痛，电击样、撕裂样、烧灼样疼痛，或表现直肠的压力感增高，长时间坐位及卧位时加重，持续数小时至数天。总体人群中女性发病率较高，超过50%的患者年龄在30～60岁之间。另外，疼痛的发生可有一定的生理周期，早晨出现轻微症状，中午开始加重疼痛明显，晚上疼痛减弱。

**（五）诊断**

1. 肛门、直肠手术后慢性或反复发作的肛门、直肠痛。

2. 疼痛持续至少 20 分钟，病程不少于 2 个月。

3. 排除其他引起肛门直肠痛的原因：缺血、炎性肠病、隐窝炎、肌间脓肿、肛裂、痔疮、前列腺炎和尾骨痛。

**（六）治疗**

1. 生物反馈训练　是在行为疗法的基础上发展起来的一种新的心理治疗技术，即利用仪器描记人体内正常情况下意识不到的、与心理生理过程有关的某些生物信息（肌电活动、脑电波、皮肤温度、心率、血压等），转换成可察觉的声、光等反馈信号，并学会有意识地控制自身心理生理活动。可缓解痉挛症状，降低肛管内压。

2. 药物治疗　药物治疗包括：NASIDs 类药物抗感染治疗；抗抑郁药、神经安定药消除焦虑、抑郁，缓解肌肉痉挛缓解。中、重度疼痛按照疼痛药物治疗"三阶梯"原则合理选择药物。

3. A 型肉毒杆菌素（botulinum toxin type A）　A 型肉毒素是一种极其强烈的神经毒素，肛门内括约肌局部注射后，通过阻断神经肌肉接头突触前膜乙酰胆碱释放，既可以起到化学性去神经及局部肌肉麻痹作用，又可以降低肌肉的紧张度从而缓解疼痛。

4. 神经电刺激　骶神经（$S_3$）刺激是目前治疗慢性肛门、直肠痛最常用的神经刺激方法，其他诸如阴部神经刺激，脊髓刺激等亦有少量个案报道。

5. 手术治疗　有研究证明，部分切断耻骨直肠肌可使肛门直肠疼痛缓解。但有学者认为一些患者手术后可导致液体和气体大便失禁的并发症，因此应尽量避免手术治疗。另外一些外科医生主张，如阴部神经可行部分阴部神经切断，其确切疗效还有待观察。

6. 其他治疗　按摩肛提肌并适当扩肛、40℃温水坐浴等，使患者肛管压降低可改善症状。

7. EUA 指南治疗推荐（表 12-6）

**表 12-6　肛门直肠痛综合征治疗推荐**（EUA，2015）

| A 类推荐 | B 类推荐 |
| --- | --- |
| 生物反馈治疗 | 女性推荐使用肉毒素治疗 |
| | 电刺激治疗 |
| | 骶神经调控治疗 |

（贾宏彬　金　毅）

# 参考文献

1. Nikolaos P. Andromanakos, Grigorios Kouraklis and Kostakis Alkiviadis, Chronic perineal pain: current pathophysiological aspects, diagnostic approaches and treatment. Eur J Gastroenterol Hepatol, 2010, 23: 2-7。

2. Jillian L. Capodice, Debra L. Bemis, Ralph Buttyan, Steven A. Kaplan and Aaron E. Katz, Complementary and Alternative Medicine for Chronic Prostatitis/Chronic Pelvic Pain Syndrome, eCAM 2005, 2 (4) 495-501.

3. Adam C. Strauss and Jordan D. Dimitrakov, New treatments for chronic prostatitis/chronic pelvic pain syndrome.

Nat Rev Urol, 2010 March, 7 (3): 127-135.

4. J. Curtis Nickel, Treatment of chronic prostatitis/chronic pelvic pain syndrome. Int J Antimicrob Agents, 2008 February, 31 (Supplement 1): 112-116.

5. Mercy A Udoji1 and Timothy J Ness, New directions in the treatment of pelvic pain. Pain Manag, 2013 September, 3 (5): 387-394.

6. Adam B. Murphy, Amanda Macejko, Aisha Taylor and Robert B. Nadler, Chronic Prostatitis. Drugs, 2009, 69 (1): 71-84.

7. Danielle Reddi, Natasha Curran, Chronic pain after surgery: pathophysiology, risk factors and prevention. Postgrad Med, 2014, 90: 222-227.

8. Arnaud Steyaert and Marc De Kock, Chronic postsurgical pain. Curr Opin Anesthesiol, 2012, 25: 584-588.

9. Fall M, Baranowski AP, Fowler CJ, et al. EAU guidelines on chronic pelvic pain. Eur Urol, 2004Dec, 46 (6): 681-689.

10. Vercellini P, Crosignani PG, Somigliana E, et al. Medical treatment for rectovaginal endometriosis: what is the evidence? Hum Reprod, 2009 Oct, 24 (10): 2504-2514.

11. Damstedt-Petersen C, Boyer SC, et al. Current perspectives in vulvodynia. Womens Health (LondEngl), 2009 Jul, 5 (4): 423-436.

12. Robert R, Labat JJ, Khalfallah M, et al. [Pudendal nerve surgery in the management of chronic pelvic and perineal pain]. Prog Urol, 2010 Nov, 20 (12): 1084-1088.

13. Sator-Katzenschlager SM, Scharbert G, Kress HG, et al. Chronic pelvic pain treated with gabapentin and amitriptyline: a randomized controlled pilot study. Wien Klin Wochenschr, 2005 Nov, 117 (21-22): 761-768.

14. Fall M, Baranowski AP, Elneil S, et al. EAU guidelines on chronic pelvic pain. Eur Urol, 2010Jan, 57 (1): 35-48.

15. Hanno P, Lin A, Nordling J, et al. Bladder Pain Syndrome Committee of the International Consultation on Incontinence. Neurourol Urodyn, 2010, 29 (1): 191-198.

16. Drake Rl, Vogl W, Mitchell AWM: Gray's Anatomy for students. Philadelphia, Elsevier 2005.

# 第十三章

# 手术与创伤后精神功能障碍

## 第一节  手术后精神障碍

### 一、概  述

手术后精神功能障碍的诱发因素及发病机制非常复杂，是由多种因素共同作用而导致的一系列神经系统功能紊乱，主要包括：手术后谵妄（postoperative delirium，POD）、手术后认知功能障碍（postoperative cognitive dysfunction or decline，POCD）、创伤后应激障碍综合征（post-traumatic stress disorder，PTSD）等。POD 的患者发生 POCD 的风险大大增加。新近的研究显示，POD 是老年患者手术后 PTSD 的独立危险因素。POCD 已成为国际研究的热门课题之一，日益受到临床医学界的广泛关注。POCD 与阿尔兹海默病（Alzheimer disease，AD）的早期表现极为相似，有研究认为 POCD 可能会发展为 AD。此外，全身麻醉下患者发生术中知晓（Intraoperative awareness）是一项严重的全身麻醉并发症，尽管发生率低，但会对患者造成严重影响，甚至会发展为 PTSD。手术后精神功能障碍会增加患者住院费用、延长住院时间、增加患者术后死亡率，影响患者远期生活质量，给家庭和社会带来极为沉重的负担。因此，研究手术后精神功能障碍的发生机制及其有效防治手段，已成为当今临床医生面临的重要课题之一。

## 二、病　因　学

手术后精神功能障碍的发生发展是多种因素协同作用的结果，主要与患者本身、手术类型及麻醉因素有关。一般认为老年及术前合并有精神功能障碍是手术后精神功能障碍发生的易感因素。围手术期使用抗胆碱能药物、术中低血压、感染、手术后疼痛、代谢障碍、感觉丧失或刺激过强、精神紧张、睡眠障碍等外部环境因素均可作为促发因素。手术是一个较为强烈的身心应激过程，因此手术的各个时期均可出现不同程度的精神功能障碍。麻醉药物虽可降低手术引起的创伤应激反应，但麻醉药物本身具有神经毒性，其在手术后精神功能障碍中具有一定的作用。如麻醉过深可增加麻醉药物神经毒性，而过浅又可导致应激反应及术中知晓发生率的增加，引起手术麻醉相关的 PTSD。因而，了解术前、术中及术后可能诱发精神功能障碍的因素，尽量避免和及时处理，对手术的顺利进行和术后康复，减少神经精神并发症等都具有重要的现实意义。

### （一）患者本身因素

1. 年龄　随着人类寿命不断增长，越来越多的老年人接受手术麻醉。目前我国 60 岁以上老年患者接受手术麻醉占全部患者的 15% 左右，而且呈上升趋势。由于老年人的生理特点，手术麻醉中易发生缺氧和低血压，术后呼吸衰竭和感染等并发症相对年轻人也增多。60 岁以上患者心脏手术后精神障碍的发生率为年轻人的 4 倍以上。一般认为，随着年龄增长，神经细胞凋亡增多，而神经元增生能力显著降低，从外界接受信息的数量和质量降低；脑组织本身的退行性变，使中枢神经递质如乙酰胆碱、去甲肾上腺素、肾上腺素的含量有所改变；边缘系统、蓝斑等处的神经核衰老等一系列因素均可使大脑功能降低。此外，老年人本身脑血流量减少、葡萄糖代谢功能下降、对缺氧敏感及药物代谢能力降低等均是发生手术后精神障碍的高危因素。

2. **全身各种躯体疾病**　术前伴有严重肝、肾和肺部疾病的患者，经历较大的手术创伤后极易发展为肝性脑病、肾性脑病及肺性脑病，从而导致神经精神功能障碍；术前存在内分泌疾病患者，疾病本身即可引起神经递质紊乱高血糖、高代谢变化，术后更易发生精神功能障碍。术前合并有外周血管及心脏疾病的患者，围手术期发生精神功能障碍显著增加。术前合并有脑器质性疾病，如脑血管病（脑血栓、脑动脉瘤破裂、脑动静脉畸形等）、颅脑外伤、肿瘤、炎症，脑变性疾病、脑血管疾病、癫痫发作等，术后多伴有不同程度的神经精神功能障碍。

3. **水、电解质和酸碱平衡紊乱**　术后各种类型的水电解质紊乱，均可表现为神经精神功能障碍。

（1）缺水或水过多：术前水摄入过少或丢失过多，未及时纠正可形成细胞内缺水致脑细胞脱水；术前精神紧张、恐惧、术后疼痛及术后应激反应使抗利尿激素分泌过多可导致水过多致脑细胞肿胀，脑细胞脱水或肿胀均可发生神经精神功能障碍。

（2）电解质紊乱：慢性消耗性疾病导致血钠低于 120mmol/L 可引起无力、反应迟钝伴低血压，而血钠高于 150mmol/L 即可出现兴奋不安、肌张力增强、谵妄甚至昏迷；血钾低于 3.0mmol/L 呈抑制状态，而血钾高于 5.5mmol/L 可出现感觉异常、嗜睡；低钙低镁可出现烦躁不安、谵妄、惊厥甚至昏迷，高钙高镁则可引起反应迟钝、不同程度的大脑抑制。

（3）酸碱平衡失调：代谢性和呼吸性酸碱紊乱引起的精神症状常与原发疾病相混淆，轻者头晕躁动、意识模糊，重者谵妄、抽搐、昏迷。呼吸性酸中毒是引起手术后神经精神功能障碍的常见原因之一，一般需结合病因及血液生化检测予以鉴别诊断。

4. 精神紧张、焦虑 由于手术本身属于"创伤性"治疗手段，手术的成功与否是患者密切关注的焦点。手术前多数患者伴有精神紧张、焦虑、夜间失眠等反应。他们害怕疼痛和出血过多，担心因手术失败而发生意外或死亡；害怕手术造成过重的经济负担，给家庭增加压力。Ramsay 等对 382 例术前患者的调查分析显示，患者中 73% 有恐惧感，62% 害怕麻醉，45% 害怕手术，23% 害怕术后不能苏醒，16% 担心术中疼痛，5% 害怕术后疼痛。患者出现的焦虑、紧张、恐惧等可产生一系列身心反应和自主神经系统的功能紊乱，如果未引起足够的重视，可增加麻醉及手术的危险性，诱发或加重手术后精神功能障碍。此外，患者的经济状况对患者的精神功能有影响，低收入的患者常因为医疗费用的的原因表现出焦虑、抑郁等临床表现。

5. **遗传易感性**　越来越多研究表明患者基因的差异也可能是 POCD 易感的重要原因之一。载脂蛋白 E（apolipoprotein E，ApoE）可调节脂质代谢，维持胆固醇平衡，同时也参与神经系统的正常生长和损伤后修复，与细胞内代谢、海马突触可塑性、乙酰胆碱转移酶等有密切关系，与情节、语义记忆及心理速度相关。研究显示：ApoE$\varepsilon$4 是 POD 与 POCD 发生的易感基因，也提示手术后精神功能异常的发生可能与遗传因素有关。

6. **性格特征**　人与人之间的个性特征互不相同，在临床工作中，并非所有受到严重应激刺激的人都会出现精神症状，表明个体的人格特点或易感素质起一定作用。性格特征有三种：一是强度，即神经细胞和整个神经系统的工作能力和耐力，分强的和弱的；二是平衡性，即兴奋和抑制两种神经过程的相对关系，分为平衡的和不平衡的；三是灵活性，即兴奋和抑制两种神经过程相互转换的速度，分为灵活的与不灵活的。由此分出四种基本类型：①强、平衡、灵活型（活泼型）；②强、平衡、不灵活型（安静型）；③强、不平衡型（不可遏止型）；④弱型（抑制型）。一般来说，不可遏止型和抑制型较易发生手术后精神功能障碍。另外，研究发现女性发生精神障碍的概率高于男性，推测可能与女性雌激素水平高有关。

### （二）手术创伤

手术后精神功能障碍的发生与手术类型密切相关，手术创伤越大，发生手术后精神功能障碍的概率越高。心血管手术后中枢功能障碍的发生率仅次于神经外科手术；非心脏手术中髋关节置换术后发生精神功能障碍的概率明显高于普通外科手术。因此，创伤大小是手术后精神功能障碍发生的重要影响因素。

在手术过程中可因组织创伤、代谢障碍（类固醇、5-HT、儿茶酚胺）、酸碱平衡失调产生大量的毒性物质，作用于脑产生精神障碍，不同类型的手术引起的创伤程度不同。体外循环下心脏直视手术，持续时间长、创伤大，精神障碍的发生率远较非体外循环手术患者高，主要原因是体外循环导致的脑栓塞或脑的低灌注。置管、注药或心内操作时进入循环系统的空气形成气栓不仅阻塞微循环，而且可引起内皮细胞肿胀和损伤，即使气体较快吸收，其造成的损伤仍将持续90分钟以上。术中脱落的动脉粥样斑块、组织碎片、脂肪颗粒、小的血栓以及体外循环管道的硅胶管或聚乙烯管道颗粒等可引起脑血管栓塞，导致脑部毛细血管床灌注不足。脑的低灌注主要是由于严重的低心排、循环骤停、体外循环灌注流量过低或停止灌注等造成。体外循环为非生理性循环，尤其是非搏动性灌注，灌注流量过低，对脑部微循环常造成一定程度的影响；术中人工肺氧合能力不足、静脉引流不畅、复温时脑温过高（>38℃）而血液仍处于过分稀释状态等均可导致脑缺血及缺氧而造成脑损害。同样，髋关节置换术后发生 POD 与 POCD 机会显著增加，与术前脑功能损害、抗氧化应激能力降低、术中微小栓子引起脑局部梗死、术中脑灌注及氧合能力减低等因素有关。

### (三) 麻醉及术中管理

麻醉及术中管理是影响手术后精神功能障碍的重要原因之一，而手术和麻醉并发症则可促进手术后精神功能障碍的发生。

1. 麻醉药物和方法

(1) 麻醉药物：麻醉药物扮演双重角色，某种意义上讲，麻醉可以降低手术创伤引起的应激反应，因而是一种保护手段；然而，麻醉过浅或过深均易造成手术后精神功能障碍。研究认为麻醉药物可影响精神功能，现已证实极低的麻醉药残余即可影响神经功能，全身麻醉药能够使患者意识消失，保证术中患者的外显记忆和内隐记忆缺失。

1) 术前用药：乙酰胆碱是觉醒和意识通路中的关键递质。抗胆碱能药物常作为术前用药、术中治疗心动过缓和术毕拮抗肌松药残余作用时的协同用药。大部分抗胆碱能药透过血-脑屏障可干扰脑信息的存储过程，导致记忆功能损害。在老年人中胆碱功能不足，即使使用很低剂量的抗胆碱能药物也可能使患者发生谵妄。苯二氮䓬类药物对老年患者中枢神经系统的影响较年轻患者大，习惯性使用苯二氮䓬类药物患者的认知功能可能已经受损，在麻醉或手术的应激下更易发展成谵妄。术前给予阿片类药物如哌替啶可以减轻患者术前疼痛，阿片类及其他精神活性药物的使用可使谵妄发生的相对风险增加 3~11 倍。

2) 吸入麻醉药：多数动物实验研究显示，

吸入麻醉药如异氟烷可以引起脑内 β 淀粉样蛋白（β-amyloid protein，Aβ）沉积及炎症反应增加，从而导致认知功能损伤。新近研究表明异氟烷可以引起人脑脊液 Aβ 增加。地氟烷是目前吸入麻醉药中能让患者最快清醒的新型麻醉剂，但快速清醒后手术室的陌生环境、疼痛刺激往往会加重患者潜意识中的恐惧心理，诱发 POD，但吸入麻醉药的浓度对精神活动的影响程度目前尚未能阐明。

3）静脉麻醉药：与吸入麻醉药相似，静脉麻醉药丙泊酚可以导致神经递质异常，从而引起认知功能损伤。全麻药影响认知功能的机制之一，可能是改变了记忆过程。间歇给予丙泊酚的患者可存在短暂的认知能力改变，虽对手术期间发生的事件无外显记忆，但内隐记忆可持续存在。尽管如此，丙泊酚减弱定向力、自控能力和理解力的程度明显较异氟烷轻微。氯胺酮对中枢神经系统有特异的抑制和兴奋双重选择性效应，能抑制大脑联络经路和脑新皮质系统，兴奋边缘系统，术后表现为对周围人和物的淡漠，有反复噩梦、幻觉、谵妄等精神性不良反应。

（2）麻醉方法：与手术相比，麻醉对手术后精神功能障碍的影响较小。研究表明，无充分证据支持全身麻醉比局部麻醉更易引起手术后精神功能障碍，虽然老年人术后出现长期认知障碍与手术麻醉有关，但与麻醉的方式无明显相关性，可能麻醉药物及低氧血症等是更重要的影响因素。

2. 麻醉期间生理状况

（1）低氧或过度通气：低氧血症对脑功能

影响的神经病理机制很复杂，其效应取决于低氧程度、维持时间和是否并发缺血等。低氧引起的脑功能损害是低氧后神经递质紊乱的结果，即使轻至中度缺氧，中枢神经递质释放亦将减少，特别是胆碱能神经系统功能下降可能导致脑功能受损。

（2）低血压或脑低灌注：短时间低血压仅对术后精神和心理有轻度影响，对知觉和短期记忆及日常生活无重要影响。手术后长时间低血压患者出现精神障碍的发生率高于正常血压患者。此外，血压剧烈波动对术后精神功能影响更大。

（3）术中知晓：指全身麻醉后患者能回忆术中发生的事情，是全麻手术中患者意识存在的标志。术中知晓对患者术后的行为、情绪及康复过程均有不同形式和不同程度的影响，可诱发焦虑不安、濒死感、反复噩梦、不愿与别人谈及术中的不良经历等精神心理症状。轻者对麻醉手术有痛苦的回忆，术后出现焦虑、兴奋、反复噩梦和不愿谈话等神经功能官能症；重者可导致患者永久性精神损害，睡眠紊乱、噩梦、日间焦虑，导致创伤后应激综合征的发生，给患者带来巨大的精神痛苦。

（4）输血：术中失血或极度血液稀释（血红蛋白低于 $60.0g/L$）致血携氧能力降低也可引起脑内神经递质乙酰胆碱的合成减少，从而出现精神功能异常。此外，术期输注长时间保存的血液也可增加手术后精神功能障碍的发生率。

3. 其他

（1）术后感觉剥夺的环境因素和持续疼痛：环境因素对精神功能障碍的影响日益受到重视。

术后患者配戴的各种抢救用具，目睹其他患者的死亡以及独处，术后进住环境嘈杂的加强监护病房，术后存在持续疼痛等诱发因素，均可引起患者失眠、紧张，感到与社会的隔绝，经 2~3 天的意识清醒期和失眠期之后，易出现谵妄、抑郁、幻觉等精神症状。

（2）术后疼痛及睡眠质量下降：疼痛是术后谵妄的重要危险因素之一，疼痛的严重程度与谵妄的发生率密切相关，减轻术后疼痛可以降低谵妄的发生率。研究表明：术后每天接受<10mg 吗啡镇痛比更大剂量镇痛的患者易发生谵妄，因此术后不镇痛或镇痛不全均能引起谵妄的发生。同时发现哌替啶与其他阿片类镇痛剂相比更易引起谵妄的发生，这可能与哌替啶的抗胆碱能作用有关。一项非心脏手术的研究发现：在校正术前认知功能状态、ASA 分级、显著的血清化学异常和嗜酒等术前危险因素后，静息痛是 POD 的独立危险因素。此外，疼痛可严重影响术后患者的睡眠，致使患者的睡眠周期紊乱、睡眠剥夺等可促使 POD 发生。

（3）术后心因性反应：一般在术后数分钟至数小时内起病，由于术后疼痛及担心能否恢复家庭生活和社会工作等心理作用而致的精神障碍。个体易感性差，适应能力低或附加躯体过度疲劳及脑器质性因素（如老年）则发病概率增加。一种表现是伴有强烈恐惧体验的精神运动性兴奋，伴有自主神经系统症状，如心跳加快、多汗、潮红，行为带有一定盲目性。另一种表现是伴有情感迟钝的精神运动性抑制，如运动减少、呆滞不语、步态不稳、肌肉颤抖与张力增加等，有时伴有轻度意识模糊或处于假性痴呆状态，但病程短暂，数小时或数日内症状即可缓解，一般不超过 1 周，特别是在离开创伤性环境之后症状迅速消失，事后对发作情况可部分或完全遗忘。

## 三、流行病学

POD 是一种并不少见且复杂的术后并发症，老年是 POD 发病的独立危险因素。随着我国人口结构老龄化，手术及其相关学科的发展，更多老年患者将可能接受外科治疗。POD 在接受较大手术的老年患者中发病率高达44%，心脏手术后 POD 的发生率更高，可高达 75%。

早在 1955 年，纽约时报曾刊文指出"拯救心脏有时意味着失去记忆"。据报道，心血管手术后精神功能障碍的发生率仅次于神经外科手术，体外循环心脏直视手术后 2 周内精神功能障碍发生率可高达 33%～79%，其中 20%的手术后精神功能障碍可持续达 6 个月以上，5%的患者成为永久性功能障碍。非体外循环心脏直视手术后是否出现手术后精神功能障碍成为近年研究的一个热点，1998 年国际手术后认知功能障碍研究小组（the international study of postoperative cognitive dysfunction，ISPOCD）在一个包含了 1218 名 65 岁以上老人的非心脏外科手术的多国联合统计中发现，术后一周 POCD 的发生率高达 25.8%，在术后三个月降到 9.9%，术后 12 个月的随访中依然可见到 10%的发生率。而在非手术对照组中，各个时间段的 POCD 发生率在 3.4%和 2.8%左右。目前认识逐渐趋于一致，多数研究认为术后有一过性（术后 1～7 天）认知功能降低，部分存在远期（术后 1~6 个月）认知功能恶化；行冠状动脉搭桥术患者要比行外周较大血管手术患者更易出现神经和精神并发症。Shaw等发现在冠状动脉搭桥术后 7 天内，有 61%患者出现神经系统异常，79%呈现早期神经精神异常，及至出院时仍有 38%患者有神经精神异常，且有 24%的患者出现中度或重度智力损害，而外周大血管手术患者精神异常及神经精神异常的发生率分别为 18%和 31%。

术中知晓是全身麻醉中一项较为罕见的不良事件，国外的大样本多中心研究显示其发生率多为 0.1%~0.2%。美国的术中知晓率为 0.13%，泰国术中知晓发生率约为 0.08%。儿童的术中知晓率（0.6%~0.8%）高于成人。国内一项大样本多中心成人术中知晓调查显示：明确判定有术中知晓者占 0.42%，可疑术中知晓者占 0.41%。研究显示，术中知晓发生 PTSD 的发生率高，长时间持续术中知晓可引起严重的情感和精神（心理）健康问题，高达 30%~71%的术中知晓患者出现 PTSD。

## 四、病理生理

机体处于应激状态时可出现明显的生物学改变，如神经系统、神经生化、神经内分泌及免疫系统的改变，可造成情绪、行为等精神活动方面的变化。经典胆碱能——肾上腺素能平衡失调学说是精神障碍的生化基础之一，胆碱能系统功能障碍是手术后精神功能障碍最终共同通路。而最近神经元兴奋——抑制失衡（神经微环路异常）是解释手术后精神功能障碍较为理想的理论和模型。

## （一）神经递质

中枢神经系统包括多种神经递质，如胆碱类、单胺类和氨基酸类，其中与精神活动关系密切的有 Ach、去甲肾上腺素（Norepinephrine，NE）、多巴胺（dopamine，DA）、5-HT）、$\gamma$-氨基丁酸（gama-aminobutyric acid，GABA）和谷氨酸（glutamate，Glu）。

1. 中枢胆碱能系统　Ach 是脑内广泛分布的一种重要神经递质，与学习和记忆密切相关。毒蕈碱样胆碱能突触是记忆的基础，胆碱能神经元的退化是造成 AD 的重要病理因素。从前脑基底部发出的胆碱能系统支配全部大脑皮层和旧皮层，参与维持皮质的功能状态，控制很多与各皮质区域有关的脑功能（如感觉、学习、认知和感情）；从脑干发出支配丘脑的胆碱能系统与唤醒和注意力有关，纹状体中间神经元控制锥体外系的功能。中枢胆碱能通路分布的广泛性和复杂性确定了其在影响神经精神功能方面的重要性，其对代谢障碍和中毒损害高度敏感，任何干扰脑氧化代谢和神经递质传递的疾病或药物均能引起临床精神变化。

中枢胆碱能系统在中老年期主要表现为胆碱能系统数量减少和功能降低，主要出现在与认知功能密切相关的海马和邻近的颞叶皮质区域。老年人脑内皮层及海马的 Ach 含量明显减少，乙酰胆碱转移酶和乙酰胆碱酯酶水平降低，突触前胆碱能受体（特别是 $\alpha_4\beta_4$ 烟碱样受体）数目减少、Ach 与中枢胆碱能受体亚型的结合能力减弱，这些变化随年龄增加逐渐明显。研究发现全身麻醉药（包括吸入麻醉药和静脉麻醉药）对中枢胆碱能系统有明显的抑制作用。中枢神经系统内胆碱能 $\alpha_4\beta_4$ 烟碱样受体比 GABA 和甘氨酸受体更易被吸入麻醉药抑制，即使在亚麻醉浓度已对中枢胆碱能受体有明显的抑制作用，吸入麻醉药如氟烷和异氟烷尚可明显抑制神经末梢对 Ach 的摄取，限制 Ach 的合成速度。

2. 单胺类 包括 NE、DA 和 5-HT，主要涉及情感、行为障碍。NE 主要加强大脑应激的功能，与精神运动性阻滞、嗜睡有关；DA 主要参与锥体外运动和某些思维过程的协调。DA 水平低下或过高均可损害认知功能。5-HT 则控制觉醒水平、睡眠觉醒周期及情感焦虑等行为。5-HT 增多与躁狂有关，减少与抑郁有关。NE、DA 和 5-HT 对于维持正常的精神状态具有重要作用。应激时，交感神经兴奋，大量 NE 和 DA 释放可损害认知功能和意识水平，刺激越强烈，大脑皮质兴奋性异常增高，容易发生谵妄。研究发现，急、慢性应激均可使 NE 和 DA 生成增加，其代谢产物也增多；出现抑郁时 DA 主要代谢产物高香草酸减少。抑制 NE 合成的 $\alpha$-甲基酪氨酸（酪胺酸羟化酶的抑制剂）可控制躁狂并导致轻度抑郁；给予 DA 前体左旋多巴可使部分单相抑郁症症状改善，并使双相患者导致躁狂；单胺氧化酶抑制剂使 NE 增加，出现抗抑郁效应；三环抗抑郁药可因阻断对 NE 的回收发挥药物效应。焦虑恐惧症和谵妄患者脑脊液中 5-HT 水平明显高于正常人群；5-HT 水平增加，能损害操作性记忆；5-HT 总量不变，更新增加则与恐惧情绪关系密切，应用 5-HT 受体阻滞剂可增加大脑皮质 Ach

释放，改善记忆功能，同时能抑制 DA 释放，改善注意力。

3. 氨基酸类　Glu 是脑内重要的兴奋性神经递质，涉及学习和记忆功能，Glu 水平降低将损害认知功能，Glu 水平增高则可引发躁狂、谵妄。在纹状体中，Glu 能神经纤维可直接投射到树突体上，促进 DA 功能；也可通过中间神经元介导，抑制 DA 功能。正常情况下以抑制 DA 功能为主，当 Glu 水平降低时，则 DA 功能以脱抑制为主，DA 功能脱抑制性兴奋能抑制纹状体，进而抑制丘脑功能，使输入皮层信息增加、皮层整合困难，出现认知障碍。NMDA 受体拮抗剂氯胺酮可通过抑制 Glu 神经功能引起精神运动性抑制，出现倦怠、梦幻、意识逐渐消失。GABA 为脑内重要的抑制性神经递质，Glu 和谷氨酰胺是 GABA 的前体，激活受体后使膜电位超极化，兴奋性降低，可损害记忆和认知能力，参与抗惊厥、抗焦虑、镇静作用。

（二）神经炎症学说

小胶质细胞在中枢炎症反应中起主导作用。正常情况下，小胶质细胞处于静息状态。手术麻醉等创伤激活中枢神经系统的炎症细胞，可使一些细胞因子（白介素、肿瘤坏死因子、干扰素）释放增加，导致：①炎性因子干扰神经活动，影响突触连接的功能；②过量炎性因子释放能够产生神经毒性并引起神经退变，损害突触可塑性，从而造成认知功能受损；③TNF-α、IL-1β 可刺激大脑内除神经元以外的其他细胞的肌动蛋白，造成肌动蛋白再生，此种变化在神经退行性变过程中起重要作用；④影响神经递质的代谢。研究报道外周和中枢的炎性介质均会引起下丘脑、海马等脑区 NE、多巴胺的代谢异常。

### （三）Aβ

Aβ 是一种由 39~43 个氨基酸组成，分子量约为 4KD，有折叠结构，β 片层结构的多肽。Aβ 是 AD 老年斑形成的始动因子，也是细胞核中老年斑的重要成分。Aβ 是神经系统损伤和持续性炎症反应的潜在标志物之一。增加 Aβ 的形成和积累，进而可引发神经细胞凋亡。淀粉样蛋白可以导致 NMDA 受体内吞，神经元间信息的传递受阻，从而导致学习和记忆障碍。异氟烷可以改变淀粉样前体蛋白的生产，提高淀粉样蛋白的水平而致神经毒性。此外，AD 转基因动物吸入七氟烷更容易出现神经损伤。

### （四）兴奋性与抑制性失衡学说

尽管手术后精神功能障碍解释原因很多，但很难用一个理论解释其病理生理过程的全部。兴奋性与抑制性平衡的研究是脑认知科学领域的核心科学问题。兴奋性与抑制性平衡是维持正常脑功能的生物学基础，而其失衡会诱发精神分裂症、癫痫、阿尔茨海默病、抑郁症等多种神经精神疾病。

## 五、临床表现

由于手术前精神因素的影响，手术过程中感染或自体中毒以及缺血、缺氧等诸多因素致手术后患者出现意识障碍，是手术后精神功能障碍中最常见的症状。主要表现为：

### （一）觉醒障碍

1. 嗜睡（drowsiness） 是患者在麻醉清醒

2~4 天后出现的一种病理性倦睡，表现为持续的、延长的睡眠状态。患者能被痛觉及其他刺激（如呼唤）唤醒，并有一定的言语和运动反应，能够执行简单的命令而与检查者合作，但往往因患者昏昏欲睡、反应迟钝常常不能达到令人满意的程度，而且当外界刺激消失后又复入睡。

2. 昏睡（lethargy） 是一种比嗜睡深但比昏迷浅的意识障碍，患者呈深度睡眠状态，对一般刺激如呼喊或移动患者肢体不能引起觉醒反应，只有在大声呼唤或用针刺患者皮肤等重度刺激时可出现觉醒、睁眼、呻吟、躲避，且觉醒反应不完全，反应迟钝，仅能进行简短、模糊而不完全的应答，且反应时间维持很短。昏睡状态下，患者自主运动消失，周围及自我定向力全部受损，可见运动性震颤、肌肉粗大抽动、不安或刻板动作。

3. 昏迷（coma） 是一种觉醒状态、意识内容及躯体运动均完全丧失的极严重的意识障碍，患者处于一种意识持续中断或完全丧失的状态，即使用强烈的疼痛刺激仍无反应。

（二）意识内容障碍

1. 意识模糊（confusion） 患者觉醒功能低下，并有认识水平轻度下降，但能保持简单的精神活动，思考能力下降，记忆力减退，注意力涣散，感觉迟钝，对刺激的反应不及时、确切，对时间、地点、人物的定向能力出现障碍。

2. 谵妄状态（delirium） 目前认为谵妄是一种急性器质性脑病综合征，通常发生在手术后的最初 3~5 天内，典型特征是昼轻夜重，表现为意识内容清晰度降低，伴有觉醒—睡眠周期紊乱和精神运动行为障碍。患者与周围环境接触障碍，认识自己的能力下降，思维、记忆、理解与判断力均减退，言语不连贯并错乱、定向力障碍，常伴有胡言乱语和兴奋烦躁。此外，尚有明显的幻觉、错觉和妄想。幻觉以视幻觉最为常见，其次为听幻觉。幻觉的内容极为鲜明、生动和逼真，常具有恐怖性质，因而患者表情恐惧，发生躲避、逃跑或攻击行为以及运动兴奋等。患者言语可以增多，不连贯或不易理解，有时则大喊大叫。常于夜间首次发现患者表现出焦虑和定向障碍，不少患者有着相同的前驱症状，如激动、迷惑或孤独，对进行识别试验产生逃避或发怒。

## （三）手术后认知功能障碍（POCD）

大量的调查结果显示，POCD 在年龄分布上以大于 65 岁的老年人为主，好发于心脏手术、髋关节置换、下颌骨折等大手术后，表现为麻醉手术后记忆力、抽象思维、定向力障碍，同时伴有社会活动能力的减退，即人格、社交能力及认知能力和技巧的改变。轻度仅表现为认知异常；中度为较严重的记忆缺损或健忘综合征；重度则出现严重记忆损害的痴呆，丧失判断和语言概括能力及人格改变等。依据认知障碍不同程度可分为轻度神经认知异常、健忘和痴呆 3 级。轻者持续时间短且可自愈，仅带来生活和工作上的烦恼，而较严重的认知障碍如丧失判断和语言概括能力、人格改变及最严重的老年性痴呆等，则可导致患者降低或丧失社会活动、工作及生活自理能力。年龄增加、教育水平低、麻醉持续时间延长、二次手术、术后感染、呼吸系统并发症均使

POCD 的发生概率增加。

**（四）反应性精神病**（reactive psychosis）

由突然和十分剧烈的手术创伤而导致急性发病，多伴有不同程度的急性意识障碍，其特点为：①有异乎寻常的严重精神创伤的体验；②在急剧的精神创伤后数分钟或数小时立即发病；③精神症状表现为不同程度的急性精神障碍，或伴有强烈体验的精神运动性兴奋或精神运动性抑制；④历时短暂，一般不超过 48 小时即可恢复，预后良好，较少有残留症状。主要有以下几种表现形式：

1. 蒙眬状态（twilight）　患者意识清晰度水平降低，对周围事物感知不清晰，表现为迷惑，注意力不集中，定向障碍，可出现反映心理创伤内容的幻觉或妄想，言语凌乱，缺乏条理性。患者情绪紧张、恐惧、动作杂乱无目的性、兴奋躁动或出现冲动行为。此种状态持续时间较短，一般数小时至数日内可缓解（特别在离开创伤环境后），事后对发作以后的情况可部分或大部分遗忘。

2. 反应性木僵（reactive stupor）　患者遭受剧烈精神创伤后，立即出现轻度的意识障碍，在此基础上突然僵住，呆若木鸡，患者情绪毫无反应，可长时间呆坐不动或卧床不起，对别人的呼唤和危险的来临亦无反应。持续时间为几小时或几天不等。木僵缓解后对部分病中经过可出现遗忘。

3. 神游样反应（fugue response）　有的患者在急剧的精神创伤后可立即出现意识模糊，表情紧张、恐惧，无目的地向外奔跑或走去，一旦醒来对病中经过可有部分遗忘。

# 六、诊　断

手术后精神功能障碍的诊断需经合适的神经心理学测试和意识障碍及行为异常的标准来判断，以期正确评估脑功能的各个方面。选择的测试和诊断方法应能够准确反映诸如药物和年龄等因素对脑功能的影响。目前在意识障碍和行为异常诊断方面主要按下述的几个标准来衡量。手术后精神功能障碍的诊断需要排除脑卒中等中枢器质性疾病。

## （一）意识水平的判断

目前，意识水平的分级国内外尚无统一的标准，一般都以患者的自主精神反应以及对非伤害性刺激（语言、声光、触摸、推摇等）和伤害性刺激（疼痛）反应来判断意识水平。

1. 意识状态分级　国内沿用的意识状态分级方法（表 13-1）将意识水平分为 5 级，又将昏迷状态分为浅、中、深三级。

（1）浅昏迷：无意识，对强烈的声光刺激无反应，瞳孔缩小，无自主运动，但各种反射（角膜反射、瞳孔对光反射、吞咽反射）均存在。对疼痛刺激出现瞳孔散大、痛苦表情和防御反应。

（2）中度昏迷：对各种外界刺激多无反应，瞳孔对光反射极迟钝，角膜反射减退，肌张力低。对强烈的疼痛刺激出现防御反射，大小便失禁或潴留。

（3）深度昏迷：对各种刺激均无反应，瞳孔散大，瞳孔对光反射和角膜反射消失，肌张力减退。对疼痛的防御反射消失，呼吸不规律，大小便失禁。

表 13-1 意识状态分级

| 分级 | | 意识水平 |
|---|---|---|
| Ⅰ | 清醒 | 意识清楚 |
| Ⅱ | 嗜睡 | 精神倦怠、欲睡，但能够正确回答问题 |
| Ⅲ | 昏睡 | 轻度意识障碍，反应迟钝，回答问题不正确，检查时不能合作 |
| Ⅳ | 浅昏迷 | 意识大部分丧失，呼之不应或有较迟钝的反应，对疼痛刺激有反应（痛苦表情），角膜反射存在，有咳嗽及吞咽动作 |
| Ⅴ | 深昏迷 | 意识丧失，对刺激无反应，瞳孔光反射减弱或消失，多无咳嗽及吞咽动作 |

2. Glasgow 昏迷评分法（表 13-2） 此法是为评定脑外伤患者的昏迷程度而设计，也可用于其他原因引起的意识障碍程度的评定。其不足之处为缺乏瞳孔对光反射和角膜反射方面的资料。

表 13-2 Glasgow 昏迷评分法

| 睁眼反应 | 言语反应 | 运动反应 |
|---|---|---|
| 自动睁眼（4） | 回答准确（5） | 遵嘱运动（6） |
| 呼唤睁眼（3） | 回答错误（4） | 刺痛定位（5） |
| 刺痛睁眼（2） | 只能说话（3） | 刺痛躲避（4） |
| 从不睁眼（1） | 只能发声（2） | 刺痛屈曲（3） |
| | 不能言语（1） | 刺痛强直（2） |
| | | 刺痛无反应（1） |

## （二）认知功能的判断

对认知障碍患者的诊断，重要的是获得精神病病史和进行简单的精神病学检查。目前有多种智能状态检查法，其中简易智能精神状态检查（Mini-Mental State Examination，MMSE）、韦氏成人智力量表（Wechsler Adult Intelligence Scale，WAIS）和明尼苏达多项人格调查表（Minnesota Multiphasic Personality Inventory，MMPI）被普通医生、护士和社会工作者所掌握。

1. MMSE（表 13-3）　是最具影响的认知功能障碍的筛选工具之一，普遍用于美国 ECA 的精神疾病流行病学调查，最近 WHO 推荐的复合国际诊断用检查（the Composite International Diagnostic Interview，CIDI）亦将其组合在内。该检查可以对定向力、注意力、计算力、回忆、语言和记忆力进行普查，最高得分为 30。分值在 24～27 之间为轻度认知障碍，19～23 之间为中度认知障碍，在 0～18 之间为重度认知障碍。临床上判定为痴呆者得分为 24 以下，用于发现痴呆的敏感性达 92.5%，特异性为 79.1%。缺点是受教育程度的影响，国内通过对 5055 例社区老人的检测结果证明，MMSE 总分和教育程度密切相关，提出按教育程度的分界值，其判断标准为：文盲组（未受教育）17 分，小学组（教育年限≤6 年）20 分，中学组 22 分，大学组 24 分。

2. WAIS　能较全面地反映人的认知、记忆和语言功能、图形辨别、计算能力和高级神经活动功能，但操作复杂、费时。

## 表 13-3 简易智能量表（MMSE）

姓名：性别：男女 年龄：病区 床号 住院号：ASA

烟酒史＿＿＿伴有其他疾病：糖尿病＿＿年、高血压＿＿年

手术史＿＿＿＿＿＿＿其他疾病史＿＿＿＿＿＿＿＿＿＿＿

文化程度：大学（及以上）、高中、初中、小学、文盲 痴呆：无、有（轻、中、重）

临床化验及检查：

诊断：

拟实施手术： 其他：

备注：

总分：分（满分 30 分） 检查者：日期：

序号评价项目正确错误

1. 现在我要问你一些问题来检查您的记忆力与计算能力，多数很简单

| | | |
|---|---|---|
| （1）今年是二零一几年？ | 1 | 0 |
| （2）现在是什么季节？ | 1 | 0 |
| （3）现在是几月份？ | 1 | 0 |
| （4）今天是几号？ | 1 | 0 |
| （5）今天星期几？ | 1 | 0 |
| （6）这是什么城市？ | 1 | 0 |
| （7）这是什么区？ | 1 | 0 |
| （8）这是什么医院？ | 1 | 0 |
| （9）这是第几层楼？ | 1 | 0 |
| （10）这是什么地方和什么科室？ | 1 | 0 |

2. 现在我告诉你三种东西的名称，我说完后请重复一遍。请记住这三种东西，过一会儿我还要问您（请仔细说清楚，每样东西一秒钟）。（告诉）这 3 种东西是：'树'、'钟'、'汽车'。请重复

| | | |
|---|---|---|
| 树 | 1 | 0 |
| 钟 | 1 | 0 |
| 汽车 | 1 | 0 |

3. 请您算一算，从 100 减去 7 是多少？然后从所得的数

算下去，每次都减 7，并把每减一个 7 的答案告诉我，
直到我说停为止

| | | |
|---|---|---|
| 100−7 = 93 | 1 | 0 |
| 93−7 = 86 | 1 | 0 |
| 86−7 = 79 | 1 | 0 |
| 79−7 = 72 | 1 | 0 |
| 72−7 = 65 | 1 | 0 |

4. 现在请您说出刚才我让你记住的那 3 个东西

| | | |
|---|---|---|
| 树 | 1 | 0 |
| 钟 | 1 | 0 |
| 汽车 | 1 | 0 |

5. （检查者出示自己的手表）

| | | |
|---|---|---|
| 请问这是什么？ | 1 | 0 |

　　（检查者出示自己的铅笔）

| | | |
|---|---|---|
| 请问这是什么？ | 1 | 0 |

6. 请您跟我说'四十四只狮子'       1   0

7. （检查者给受试者发一张卡片，上面写着'请闭上您
的眼睛'）

| | | |
|---|---|---|
| 请念一念这句话，并按上面的意思去做 | 1 | 0 |

8. 我给您一张纸，请按我说的去做，现在开始

| | | |
|---|---|---|
| 用右手拿着这张纸 | 1 | 0 |
| 用两只手把它对折起来 | 1 | 0 |
| 放在您的左腿上 | 1 | 0 |

9. 请您把最想对医生说的话写成一个整的句子   1   0

10. 请照着这个样子把它画下来      1   0

3. WMS　侧重于记忆能力的评估，通过MMSE 测试初步诊断有认知功能障碍患者，可进一步行 WMS 测试各种近、远期记忆和各种感官记忆。

### （三）术中知晓的诊断

通常通过术后不同时间重复询问患者针对外显记忆的 5 个特殊顺序的问题来判断：

1. 你入睡前能记得的最后一件事是什么？

2. 你醒来后能记得的第一件事是什么？

3. 在入睡和醒来之间你能记得什么事吗？

4. 你在手术中做梦了吗？

5. 你在手术中感觉最坏的是什么？

当患者对手术过程有明确清晰的描述，经主管麻醉医生或手术医生证实为手术期间发生的事件，即可判断为有术中知晓。最新的术中知晓分级标准将术中知晓分为 5 级。

0 级：无知晓；

1 级：仅存在听觉；

2 级：触觉感知（如手术操作，气管插管）；

3 级：痛觉感知；

4 级：感知麻痹（如不能动，说话或呼吸）；

5 级：感知麻痹和痛觉。

如患者对主诉有恐惧、焦虑、窒息、濒死感、末日感的知晓事件则附加"D"分级。这一分级标准临床评估一致性好，将有助于今后术中知晓的研究。

### （四）POD 的诊断

POD 缺乏特异临床诊断性检查方法，其诊断主要依据临床表现，以认知功能障碍、意识水平下降、注意力不能集中、精神活动力下降和睡眠-觉醒周期紊乱为特征，多在术后3天内急性发病。根据术后发生谵妄的临床症状不同分为3个临床亚型：①焦虑型：警觉和活动增强，为过度兴奋，无目的的重复的精神运动性过度兴奋，如：牵拉床单、游走、言语或身体攻击；②安静型：警觉和活动减弱，表现对刺激的反应性减退的孤僻行为；③混合型：以上两种类型的症状在同一患者身上分阶段出现或交替出现。

目前至少有13种工具用于谵妄的诊断，主要包括：美国精神病学学会第5版《精神疾病的诊断和统计手册》的诊断标准（DSM-V-TR）、谵妄评定方法（confusion assessment method，CAM）、谵妄评定量表修订版（delirium rating scale，DRS-R-98）和谵妄分级量表（delirium rating scale，DRS）等。CAM是由美国Inouye教授根据美国精神障碍诊断与统计手册第3版修订本（DSM-Ⅲ-R）谵妄的诊断标准编制的，在国外用于老年谵妄的临床辅助诊断，具有较好的信度和效度，2~5min就可完成评定，适于临床使用。术前1天及术后第1天采用美国精神疾病协会第5版《精神疾病诊断和统计手册》推荐的意识混乱评估法（confusion assessment method，CAM）对患者进行评估：①急性起病，病情波动；②注意力不集中；③思维无序；④意识水平改变。①+②，加③或④的任意一条，即可诊断POD。

**（五）POCD诊断**

尽管POCD缺乏统一的国际诊断标准，依据目前国际POCD研究小组推荐的判断标准：①简易精神状态检查（the mini-mental stage examination，MMSE）量表；②霍普金斯言语学习测验（Hopkins verbal learning test，HVLT）；③HVLT延迟记忆（HVLT-delayed recall，HVLT-DR）；④短暂的视觉空间记忆测试（brief visual-spatial memory test，BVMT）；⑤BVMT延迟记忆（BVMT delayed recall，BVMT-DR）；⑥连线测验（trail making test，TMT）；⑦数字广度测验（digit span test，DST）；⑧Benton线方向判断测验（judgment of line orientation test，JLOT）；⑨数字符号编码试测验（digit symbol-coding test，DSCT）；⑩List Delayed Recognition；⑪Figure Delayed Recognition；⑫D-KEFS语言流畅性测验（D-KEFS verbal fluency test）。具体算法为：正常对照组每个测试的术前术后平均变化定义为该项测试的学习效应。患者测试的得分减去该患者术前的测试结果，再减去由正常对照组所得的学习效应，其差值除以正常人群术前成绩的标准差，即得到 Z 计分。两个或两个以上的 Z 计分>1.96 时，认为该患者出现了POCD。

## 七、预防和治疗

对手术后精神功能障碍需具体分析原因，有针对性的进行治疗。手术后精神功能障碍将给家庭和社会带来沉重的负担，认知功能障碍易于向 AD 发展。围手术期加强术前准备、严格术中麻醉管理、完善围手术期心理疗法，一旦发现有手术后精神功能障碍，宜及早进行药物干预治疗。

### （一）完善术前准备

1. 心理准备　术前加强医护人员与患者之

间的沟通，建立良好的医患关系；重视患者的个性特征，耐心细致地做好患者的心理疏导和支持性心理治疗工作；增加患者对医务人员的信任感及手术的安全感是预防和减轻手术后神经精神功能障碍的主要措施。

2. 患者疾病状态准备　对原有心脑血管疾患者，应维持心、肺功能于最佳状态；控制血糖、停止吸烟控制肺部感染。

（二）加强术中麻醉管理

1. 保持呼吸、循环稳定，避免缺氧和长时间低血压。

2. 维持机体内环境稳态，保持体内水电解质酸碱平衡。

3. 加强监测，避免术中知晓　术中减少一切可以避免的不良刺激；减轻急性创伤；适度应用有短时遗忘作用的药物如咪达唑仑、丙泊酚。

（三）改进手术麻醉技术

进一步改进和完善心脏外科技术、灌注技术和麻醉技术，加强体外循环术中脑保护、维持必要的脑血灌注量，尽量避免脑缺血、缺氧及栓塞，采用功能良好的氧合器和微栓过滤器。

（四）完善术后管理

1. 维持合理的血压和脑血流量。

2. 对术后需脑保护的患者应选择浅低温，掌握好降温时窗以降低脑代谢、减少脑耗氧量、稳定细胞膜的通透性，改善脑氧供需平衡。

3. 维持内环境及水电解质酸碱的平衡。

4. 充分止痛，避免应用潜在导致认知功能损伤的药物。

**（五）药物干预与治疗**

1. 预防　对于术前极度焦虑、紧张以至于影响睡眠的患者，应根据具体情况酌情使用镇静剂或抗焦虑药物，以解除患者的负性情绪；术中完善镇痛，加强镇静；术后重视镇静、止痛。维持合适麻醉深度，术中麻醉深度监测（如脑电双频指数）能够有效减少术中知晓的发生。

2. 治疗　一旦出现焦虑、躁狂、幻觉等精神症状，宜早期给药，注意检查有无诸如低排综合征、酸碱电解质平衡失调、缺氧等情况，及时予以纠正。对于兴奋躁动的患者可选用多巴胺$D_2$受体拮抗剂，如氟哌啶醇 12~20mg/d，一般主张从小剂量开始，在短期内规律用药，如持续焦虑不安，每隔 20 分钟剂量加倍，直至症状消退，慎用吩噻嗪类药物。三环类抗抑郁药对缓解抑郁症状有良好的疗效，常用丙米嗪 50m~100mg/d，阿米替林 50m~100mg/d。右美托咪定作为镇静药物日益受到重视，可用于躁动型 POD 的治疗。苯二氮䓬类药物可用以抗焦虑，一般地西泮 5~10mg，每天 2~3 次。氯胺酮是近年来备受关注的抗精神功能障碍的药物，对于抑郁样症状具有快速及持久的作用，一般使用剂量为 2.5~20mg/kg。

总之，随着全球老龄化的到来以及医学技术的发展，更多的老年人和危重疑难疾病需接受手术治疗，手术麻醉后引起的精神功能障碍造成的医学和社会问题将会日趋严重，进一步了解和控制麻醉及其药物对人体的影响，具有重要的医学和社会、经济意义。

**（纪木火　童建华　骆艳丽）**

# 第二节　创伤后应激障碍综合征

创伤性应激障碍（Post-traumatic stress disorder，PTSD）是指在突发性、威胁性或灾难性生活事件之后，如濒临死亡，严重创伤致身体残疾，或者手术等，使患者延迟出现和长期持续存在精神障碍的一种临床症状，表现为反复发生闯入性的创伤性体验重现，持续性警觉性增高，持续性的回避等的一系列临床综合征，是反应性精神障碍类型的一种，PTSD 导致的精神和行为异常可持续数年甚至延续终生，严重影响患者生活质量，比如：PTSD 是心血管事件的风险因素，也可导致自杀的发生率增加。

## 一、危险因素

PTSD 是少数具有明确诱因的精神疾病之一，但是其危险因素众多，患者经过的各种生活经历形成心理"历史"，可增加手术后 PTSD 发生的概率，如车祸、猛烈的人身攻击、儿童性侵犯或自然灾害等各种创伤。情绪的刺激常常引起创伤事件情景再现。目前认为老年人术后谵妄以及术中知晓是 PTSD 的危险因素。Drews 在近期的一项研究中显示，60 岁以上非心脏全身麻醉手术患者进行"术后创伤应激综合征（post-traumatic stress syndrome，PTSS）14 问题问卷"（PTSS-14）问卷，结果进行单因素分析，发现术后谵妄是术后 3 个月发生 PTSD 的独立危险因素。Osterman 的研究显示，在发生术中知晓的患者中，有 56.3% 的患者在随后的大约 18 年中发展成为 PTSD，且不受患者住院时间的限制，可于手术后数小时内发生，也可很长时间后发生。Lennmarken在一项回顾性研究中发现，发生术中知晓会导致患者选择逃避内心的焦虑状态，而不是寻求帮助。另外，研究还表明，术中知晓引起的急剧情绪反应，如无助感、恐惧、惊慌等，与后期精神障碍的发生有显著相关性。

## 二、临床表现

PTSD 的核心症状有 3 组：第一组症状为创伤性再体验症状，主要表现为患者的思维、记忆或梦中反复、不自主地涌现与创伤有关的情境或内容，也可出现严重的触景生情反应，甚至感觉创伤性事件好像再次发生一样；第二组为回避和麻木类症状，主要表现为患者长期或持续性地极力回避与创伤经历有关的事件或情境，拒绝参加有关的活动，回避创伤的地点或与创伤有关的人或事，有些患者甚至出现选择性遗忘，不能回忆起与创伤相关的事件细节；第三组为警觉性增高症状，主要表现为过度警觉、惊跳反应增强，可伴有注意力不集中、激惹性增高及焦虑情绪。

以上三种症状持续超过 1 个月，且给患者带来明显的痛苦，或造成患者其他方面的重要功能受损，均可视为满足 PTSD 的诊断标准。儿童与成人的临床表现不完全相同，有些症状是儿童所特有的。儿童的创伤性再体验症状可表现为梦魇，反复再扮演创伤性事件，玩与创伤有关的主题游戏，面临有关的提示时情绪激动或悲伤等；回避症状在儿童身上常表现为分离性焦虑、不愿意离开父母；高度警觉症状在儿童身上常表现为过度的惊跳反应、高度的警惕、注意力障碍、易激惹或暴怒、难以入睡等。而且不同年龄段的儿童其 PTSD 的表现也可能不同。

## 三、诊断标准

PTSD 目前尚无特异性的实验室及辅助检查，我国应用较为广泛的 CCMD、ICD 和 DSM 三个诊断系统都有 PTSD 的诊断标准。根据第 4 版"精神障碍诊断与统计"，诊断包括以下四点：

（一）遭受不同寻常的创伤性事件或天灾人祸。

（二）反复重现创伤性体验，并至少包括以下表现之一：不由自主地回忆创伤经历；反复出现创伤性内容的噩梦；反复发生触景生情的痛苦，并产生明显的生理反应。

（三）持续性的警觉性增高，并至少包括以下表现之一：睡眠障碍；易激惹；难以集中注意力；过分担惊受怕。

（四）回避与刺激相似或有关的情境，以上症状在遭受创伤后数日至数月发生，符合症状至少已 3 个月。其中病期在 3 个月以内称为急性 PTSD，病期在 3 个月以上称为慢性 PTSD，而症状在创伤事件后至少 6 个月才发生则称为延迟性 PTSD。

## 四、治　疗

目前的循证医学显示，心理治疗是治疗 PTSD 最为有效的方法，PTSD 常用的心理治疗包括：认知行为治疗、眼动脱敏再加工、催眠治疗、精神分析疗法等。药物治疗主要用于缓解患者的症状和加强心理治疗的效果。心理治疗和药物治疗的联合使用应该成为首选治疗。目前首选治疗的药物为 SSRIs，其中帕罗西汀、舍曲林和氟西汀疗效较佳。

## 五、预 防

PTSD 一般在精神创伤性事件发生后数天至 6 个月内发病，病程至少持续 1 个月以上，可长达数月或数年，个别甚至达数十年之久。若在创伤事件发生后能通过一些心理评定工具初步评定个体的心理健康状况，将有助于筛选出 PTSD 的高危人群，从而针对性地对高危人群提供有效的干预措施。常用于 PTSD 的心理评估工具包括：PTSS-14 问卷，创伤后应激障碍筛查量表平民版（PCL-C）。

（宋 莉  程祝强）

## 参 考 文 献

1. 王祥瑞主编. 当代麻醉学. 上海：上海科技出版社，2013

2. 邓小明主编. 现代麻醉学. 第 4 版，北京：人民卫生出版社，2013.

3. Miller. Miller's Anesthesia, 8th edition.

4. Cottrell JE. Smith DS. Anesthesia and neurosurgery. 3rd ed. louis：Mosby，1994，625-660.

5. Dijkstra JB，Jolles J. Postoperative cognitive dysfunction versus complaints：a discrepancy in long-term findings. Neuropsychol Rev，2002，12（1）：1-14.

6. Ancelin ML，De Roquefeuil G，Ritchie K. Anesthesia and postoperative cognitive dysfunction in the elderly：a review of clinical and epidemiological observations. Rev

Epidemiol Sante Publique, 2000, 48 (5): 459-472.

7. Winawer N. Postoperative delirium. Med Clin North Am, 2001, 85 (5): 1229-1239.

8. Ancelin ML, de Roquefeuil G, Ledesert B, et al. Exposure to anaesthetic agents, cognitive functioning and depressive symptomatology in the elderly. Br J Psychiatry, 2001, 178: 360-366.

9. Androsova G, Krause R, Winterer G, Schneider R. Biomarkers of postoperative delirium and cognitive dysfunction. Front Aging Neurosci, 2015, 7: 112.

10. Moller JT, Cluitmans P, Rasmussen LS, Houx P, Rasmussen H, Canet J, Rabbitt P, Jolles J, Larsen K, Hanning CD, Langeron O, Johnson T, Lauven PM, Kristensen PA, Biedler A, van Beem H, Fraidakis O, Silverstein JH, Beneken JE, Gravenstein JS. Long-term postoperative cognitive dysfunction in the elderly ISPOCD1 study. ISPOCD investigators. International Study of Post-Operative Cognitive Dysfunction. Lancet, 1998, 351 (9106): 857-861.

11. Patel N, Minhas JS, Chung EM. Risk Factors Associated with Cognitive Decline after Cardiac Surgery: A Systematic Review. Cardiovasc Psychiatry Neurol, 2015, 2015: 370-612.

12. Drews T, Franck M, Radtke FM, Weiss B, Krampe H, Brockhaus WR, Winterer G, Spies CD. Postoperative delirium is an independent risk factor for posttraumatic stress disorder in the elderly patient: a prospective observational study. Eur J Anaesthesiol, 2015, 32 (3): 147-151.

13. Feder A, Parides MK, Murrough JW, Perez AM, Morgan JE, Saxena S, Kirkwood K, Aan Het Rot M, Lapidus KA, Wan LB, Iosifescu D, Charney DS. Efficacy of intravenous ketamine for treatment of chronic

posttraumatic stress disorder: a randomized clinical trial. JAMA Psychiatry, 2014, 71 (6): 681-688.

14. Jonker WR, Hanumanthiah D, O'Sullivan EP, Cook TM, Pandit JJ; 5th National Audit Project (NAP5) of the Royal College of Anaesthetists; Association of Anaesthetists of Great Britain and Ireland; College of Anaesthetists of Ireland. A national survey (NAP5-Ireland baseline) to estimate an annual incidence of accidental awareness during general anaesthesia in Ireland. Anaesthesia, 2014, 69 (9): 969-976.

15. Drews T, Franck M, Radtke FM, Weiss B, Krampe H, Brockhaus WR, Winterer G, Spies CD. Postoperative delirium is an independent risk factor for posttraumatic stress disorder in the elderly patient: a prospective observational study. Eur J Anaesthesiol, 2015, 32 (3): 1451-1471.

16. 曹丹凤, 陈倩倩, 王君芝. 经体外循环心脏手术患者创伤后应激障碍症状及相关因素研究, 护理研究, 2013, 27 (5): 1175-1178.

17. 何永梅, 沈彩虹, 何铃萍. 严重创伤患者的术中知晓与创伤后应激障碍及护理干预, 西南国防医药, 2012, 22 (2): 190-192.

18. 黄莉. 中知晓所致创伤后应激障碍的护理分析, 中国当代医药, 2013, 20 (15): 161-162.

# 索引